临床常见病护理实践

于爱荣　等◎主编

长江出版传媒　湖北科学技术出版社

图书在版编目(CIP)数据

临床常见病护理实践/于爱荣等主编. -- 武汉：
湖北科学技术出版社，2022.7
ISBN 978-7-5706-2117-0

Ⅰ．①临… Ⅱ．①于… Ⅲ．①常见病-护理 Ⅳ.①R47

中国版本图书馆CIP数据核字(2022)第122999号

责任编辑：许可　　　　　　　　　　　　　　　　　封面设计：胡博

出版发行:湖北科学技术出版社　　　　　　　　电话:027-87679426
地　　址:武汉市雄楚大街268号　　　　　　　　邮编:430070
　　　　（湖北出版文化城B座13-14层）
网　　址:http://www.hbstp.com.cn

印　　刷:山东道克图文快印有限公司　　　　　邮编:250000

787mm×1092mm　　1/16　　　　　　11印张　　　255千字
2022年7月第1版　　　　　　　　　　2022年7月第1次印刷
　　　　　　　　　　　　　　　　　　　定价：88.00元

《临床常见病护理实践》
编委会

主　编

于爱荣	泰安市中心医院
姬洪艳	临朐县人民医院
赵丽丽	临朐县人民医院
郭红艳	武警烟台特勤疗养中心
刘文慧	潍坊市昌乐齐城中医院
康秀萍	昌乐县宝城街道卫生院

副主编

王海燕	诸城市口腔医院
李　莉	阳信县中医医院
卞春凤	乐陵市中医院
乔春燕	山东省立第三医院
王　梅	淄博市桓台县索镇耿桥卫生院

前　言

　　随着 21 世纪基础医学和临床医学日新月异地快速发展和人们对健康需求的不断改变，护理学有了新的内涵，护理已经成为医学领域中的一项重要学科。随着护理概念的更新，护理模式已转变为身心整体护理。尤其人们对健康定义的认识加深，护理内容、护理范畴也在相应地延伸和拓宽。因此，护理人员的知识结构和解决实际问题的能力必须进行转变。

　　全书系统地阐述了几种临床常见疾病的护理，从治疗到预防，从单一的护理到整体的护理，以及对护理临床相关技术等做了具体介绍，知识新颖，时代感强，内容丰富，切合实用。本书在编写中坚持以素质教育为基础、以能力训练为本位的指导思想，侧重护理内容的知识和能力结构，精选又精选，以护理学基础的基本理论、基本知识、基本技能为主导，密切联系临床实际，并结合当前国内临床护理的要求，可以帮助医护人员和在校师生提高学习能力。

　　由于全书内容多而广，加之编者水平有限，本书不足之处在所难免，诚请广大读者不吝指教，谢谢。

编　者

目　录

第一章　急诊科疾病护理

第一节　概　述

急诊护理的重点是处理急性病的发病最初阶段和对危重病抢救全过程的护理工作。对急诊患者迅速、准确、有效地实施急诊护理措施,不仅能使患者的生命转危为安,为患者进行进一步全面治疗赢得时间,同时也为患者的康复打下了基础,在急诊抢救过程中护理质量的提高对于保证抢救的顺利进行、防止和减少并发症、降低死亡率、提高抢救成功率,具有极其重要的意义。

急诊护理的要点有 3 个方面。①预检分诊:详细了解病情,迅速做出判断;②急诊抢救:立即采取有效救护措施,维持患者生命;③病情观察与监护:充分估计到可能发生的病情变化,密切监察病情,做好应急准备。

急诊救护的范围是心搏骤停、休克、急性创伤、重要脏器衰竭、意外事故、各种危象、严重水电解质紊乱、酸碱失衡、各专科危重急诊。

一、预检分诊

危重急诊必须护送到指定救护地点,一边予以紧急处理,一边立即通知有关医护人员进行抢救,做到先抢救后挂号。

检诊时对病员做到 5 个方面的内容。①看:精神、神态、步态、面色、表情等;②问:主要病史和接触史;症状和相关症状;听取主诉;③查:根据不同病史查体温、脉搏、呼吸、血压、瞳孔和必要的初步体格检查及化验,并在病历卡上做有关记录;④安排就诊:根据预检印象进行分科挂号,安排患者到有关科室就诊;⑤登记:一般患者先登记后诊治,紧急情况危及生命者如严重创伤、各种意外等先抢救后登记。登记内容包括姓名、性别、年龄、工作单位和住址、就诊时间和初步诊断。

预检分诊要点:①应由态度和蔼、具有高度责任心和丰富临床经验的护士担任预检工作;②检诊者应熟悉急诊范围,对各种常见急诊症状有鉴别诊断能力,扼要了解病情,重点观察体征,进行必要检查,迅速做出判断,按轻重缓急分科处置;③遇有成批伤病员时,应立即通知有关科主任及医教部,组织抢救工作;对烈性传染病等按传染病报告制度及时汇报;涉及刑事、民事纠纷的伤病员应向公安,保卫部门报告。

(一)急诊范围

急诊范围主要包括 15 类。①突发高热:体温超过 38.5 ℃;②急性外伤:如脑外伤、骨折、脱臼、撕裂伤、软组织挫伤、烧伤等在 24 h 内未经治疗者;③急性腹痛:如阑尾炎、胃及十二指肠穿孔、肠梗阻、胆道感染、尿路结石发作、嵌顿性疝、宫外孕、临产等;④急性大出血:如外伤性出血、咯血、吐血、便血、妇科出血、鼻出血、可疑内出血等;⑤急性心力衰竭、心律失常、心动过速、心动过缓、心肌梗死；⑥晕厥、昏迷、休克、抽搐、高血压、急性肢体运动障碍及瘫痪；⑦窒息、面色青紫、呼吸困难、中暑、溺水、触电、濒死、假死；⑧耳道、鼻道、咽部、眼内、气管、支气管及食道中有异物者；⑨急性感染：如中耳炎、乳腺炎、丹毒、蜂窝织炎等，体温超过 38℃；⑩急性过敏性疾病、严重哮喘、急性喉炎等；⑪各种急性中毒（含食物中毒）；⑫急性尿潴留、泌尿系统严重感染、眼观或镜观血尿；⑬眼睛急性疼痛、红肿、突然视力障碍、急性青光眼、电光性眼炎、眼外伤、角膜溃疡等；⑭烈性传染病可疑者；⑮发病突然、症状剧烈、发病后迅速恶化者。

(二)常见急诊首诊分科标准

1.腹痛

急性腹痛是急腹症的主要表现，腹痛部位一般明确，常有明显压痛，反跳痛和肌紧张，腹式呼吸受限等。包括内、外、妇、儿、传染各科多种疾病。

(1)内科急腹症：①先发热后腹痛或开始腹痛即出现"热"；②腹痛较缓，位置不明确，按压腹部或经呕吐、排便、排气后，疼痛有所好转；③可有压痛，但较轻微，位置不固定，无明显腹膜刺激征，扪不到包块或肿物；④腹式呼吸正常，或发病时就出现呼吸增快。

(2)外科急腹症：①腹痛是首要症状，发作时无体温升高，随后才有发热；②腹痛突然、剧烈、进展快，改变体位疼痛缓解不明显，部位明确恒定，拒按；③有明显腹膜刺激征；④腹部触及包块或肿物；⑤腹式呼吸明显抑制或消失；⑥白细胞常增加。

常见急性炎症：急性穿孔、急性梗阻、急性绞窄、腹腔内出血等急腹症及腹痛剧烈伴发热或黄疸均为外科范围。

(3)妇产科急腹症：①腹痛伴阴道出血；②腹痛，有停经史，伴有出血，低血压休克倾向者。

(4)传染科急腹症腹痛伴腹泻。

2.头痛

头痛指颅内外各种性质的疼痛症状。主要有血管性头痛、脑血管病性头痛、颅内压力改变性头痛、头面部神经痛、癫痫性头痛，以及颅脑外伤、颅内感染、五官疾病、颅骨及椎骨病变、全身性及中毒性疾病、精神情绪改变等引起的头痛。

(1)内科：头痛伴发热或高血压、结核性、化脓性脑膜炎。

(2)外科：颅脑外伤、颅内占位。

(3)传染科：流脑、乙脑。

(4)神经科：头痛剧烈不发热、血压不高、病毒性、真菌性脑炎。

(5)耳鼻喉科：耳源性脑炎、急性上颌窦炎、急性鼻窦炎、急性中耳炎等伴发的头痛。

3.眩晕

眩晕指机体对于空间关系的定向感觉障碍。表现为旋转、摇晃、移动、倾斜或头昏、头胀、头重脚轻等，常伴随有眼球震颤、听觉障碍、颅内压增高等体征。

(1)耳鼻喉科：眩晕伴有耳鸣、恶心、呕吐、视物旋转、听力下降等由耳鼻喉科诊治。

(2)神经科：除耳鼻喉科的眩晕外均属神经科诊治。

4.外伤

根据受伤部位及伤情划分就诊科室。

(1)骨科：①四肢、脊椎骨折、骨盆骨折；②四肢大面积或严重软组织损伤；③手外伤。

(2)眼科:眼、眉部外伤。

(3)口腔科:口腔、颌面部外伤。

(4)耳鼻喉科:耳、鼻部外伤。

(5)普外科:除上述情况者。

5.消化道出血

因炎症、机械、血管、肿瘤等因素及全身疾病或消化系统邻近组织病变所致消化系统出血,表现为呕血、黑便或便血等症状,出血量大时出现休克征象。

(1)内科:①胃、十二指肠溃疡出血;②食道静脉曲张破裂出血(有肝炎、肝硬化病史者);③全身性疾病引起出血。

(2)外科:①急性外伤引起出血;②有肝硬化、门脉高压(做过手术者);③有胃、十二指肠或肠癌手术者;④明确肝癌者;⑤肝、胆道感染出血者。

6.昏迷

昏迷指各种原因引起的意识障碍,患者呼之不应,各种反射减弱或消失,严重者生命体征常有改变。

(1)内科:CO 中毒昏迷、有机磷中毒昏迷、安眠药及其他口服药物中毒昏迷、糖尿病昏迷、高渗性高血糖非酮症性昏迷、低血糖昏迷、肝硬化肝昏迷、尿毒症昏迷、中暑昏迷等。

(2)外科:有外伤史或电击伤史昏迷、颅内肿瘤昏迷者。

(3)神经科:有癫痫史或原因不明之昏迷、脑血管意外、脑梗死。

(4)妇产科:妊娠期昏迷(除外心、肝、肾病史)。

(5)传染科:流脑、乙脑等疑有传染病昏迷者、急性肝病昏迷。

7.泌尿系统疾病

(1)外科:血尿、急性尿潴留无明显内科、神经科原发病者、急性损伤、肾绞痛、急性淋病。

(2)妇科:尿潴留为产后或妊娠期者。

(3)内科:除上述情况的泌尿系疾病。

8.过敏性疾病

(1)内科有过敏症状而无皮疹者。

(2)皮肤科有过敏症状并有皮疹者。

9.脑血管意外

(1)内科:①风心病脑栓塞者;②陈旧性脑血管疾病病情稳定出现肺部感染者。

(2)神经科:脑出血、脑血管痉挛、脑梗死、急性脑血管病合并肺部感染者。

10.破伤风病

(1)骨科:破伤风病有骨折者。

(2)外科:破伤风病无骨折者。

(3)小儿科:新生儿破伤风。

11.便血

(1)外科:便鲜血无痢疾样症状。

(2)传染科:便血伴有痢疾样症状。

12.其他

(1)溺水、自缢由内科处置。

(2)刎颈有气管伤者由耳鼻喉科处置;有血管损伤、食管伤者由外科处置。

(3)肢体瘫痪:非脑血管意外、无外伤史者由神经科诊治。

(4)恶性肿瘤晚期:行过手术者由手术科室首诊;未行手术者,按原发病部位划分科室。

(5)化脓性扁桃体炎由耳鼻喉科首诊。

二、急诊抢救

急诊科是抢救急诊危重患者的重要阵地。其救治对象多为突发性急危患者,病种复杂,病情多变,若不及时救护,稍有延误便会影响治疗结果,甚至危及患者生命。急诊抢救以"急"为中心,对病情紧急的患者及时诊治、处理,对生命受到威胁的患者应立即组织人力、物力,按科学的抢救程序进行及时、有效的抢救。

(一)急诊抢救护理常规

1.正确分诊

正确分诊是争取时间,获得抢救成功的第1关。急诊分诊工作一般在预检室进行。由有一定临床经验的急诊科护士(师)担任预检分诊工作。预检分诊中要区别急诊与急救。一般急诊按一看、二问、三检查、四分诊原则进行检诊。护士应详细了解病史和体征,根据需要测试体温、脉搏、呼吸、血压、瞳孔、神志等,并根据需要进行血、尿、粪常规化验。综合分析病情,迅速做出判断,检诊后分科挂号,按轻重缓急依次安排就诊;发现危重患者给予急救,立即送入抢救室,边检诊边护送,简单扼要了解病史,围绕重点进行体检,根据病情立即组织人力、物力实施抢救。要求做到先抢救后挂号。遇有传染病或可疑传染病应分到隔离室或传染科就诊。急诊预检分诊正确率应在96%以上。

预检护士应主动出迎救护车,尽快对重危患者预检分诊,有条件的急诊科应设导医服务;开展以患者为中心达到高效、畅通、规范的救护。

2.严密观察病情

细致的病情观察,可以为早期确诊提供依据;又可以及时发现严重并发症的征象;还可以在患者发生病情急骤变化时,为抢救患者生命赢得宝贵时间。观察护士应具备丰富的专业知识、高度的责任心和观察入微的注意力,才能及时发现和掌握情况,做出正确的判断和应答。观察的内容主要有意识状态、生命体征、局部症状、急诊用药反应、心理状况等方面,要求正确掌握观察方法、密切观察病情变化,随时做好应急准备。对应用各种监护仪进行观察抢救的患者,要严密观察监护仪的示波结果,注意机器的运转是否正常,若发生故障应首先观察和处理患者,保证患者抢救工作的连续性,然后再查明故障原因进行排除。对患者的观察应是连续的过程,应不分昼夜地进行,并要做好观察记录。完成好交接班。

3.积极配合抢救

正确及时实施救护措施和执行治疗计划是赢得抢救成功的保证。参加抢救的护理人员必须具有高度的责任观念,精湛的操作技术,牢固的专业理论、良好的工作作风和健康的身体素质。在抢救患者过程中,患者病情危急,用药复杂,抢救措施甚多。护士除了应熟练掌握急救技能熟悉急救仪器,药品的使用外,还应注意以下几点。

(1)及时实施预见性救护措施:当患者病情凶险,护士在医生未到达前即应对病情有初步的判断和了解,并立即给予正确的护理处理。如气管插管、面罩给氧、建立静脉通道、采取血标本、备血、插管洗胃等;一般在抢救室应设置有常见急症的救护程序或救护流程图或抢救预案,以指导抢救工作顺利开展。

(2)协调抢救工作:抢救中应组织严密,分工明确,医护密切配合。对涉及多专科的抢救患者,护士要及时与有关科室取得联系,并做好配合工作。如有需要临床辅助科检查的项目,应尽早通知,及时取样检查,尽快获得结果。需要手术者,应立即行术前准备,并通知手术室。

(3)正确执行医嘱:认真执行医嘱,严格"三查七对"。对抢救过程中的口头医嘱,在执行前先复诵一遍,经医生认可后再操作,并及时记录。可按听、问、看、补等顺序进行(即听清医嘱、再问一遍、看清药名、及时补记)。抢救中所用药物的空袋(瓶)或安瓿留下,待抢救结束核实后方可弃之。

(4)管理好抢救现场:抢救室内保持空气新鲜,抢救物品必须做到"四定"。抢救患者时注意维持秩序,使抢救工作忙而不乱,抢救结束后,及时清理和补充。

(5)加强护理和记录:在抢救过程中不可忽视基础护理和心理护理。对清醒者必须给予鼓励和解释,争取患者的合作。要及时清除污物,保持呼吸道通畅,保护好皮肤,预防各种并发症。并要做好详细完整的抢救记录,重大抢救专人负责,记录后签全名。

(二)严重多发伤的救护

严重多发伤多由车祸、高处坠落、地震、工伤事故、爆炸伤、火器伤等所致。严重多发伤员创伤范围广泛,失血量较大,生理紊乱严重,伤情变化快,抢救开始几分钟的处置正确与否可能会关系到伤员的存亡,故抢救人员必须争分夺秒对伤情做出快速判断,并采取有效急救措施,在救护过程中,复苏、伤情判断和紧急处理三者同时进行,为挽救患者生命必须抓紧时间。

1.临床特点

(1)所有严重多发伤都伴有一系列复杂的全身反应,相互影响,使创伤反应持久、显著,随时危及患者生命。

(2)受伤范围广,伤势重,伤情变化迅速,并发症多,致残率高,感染机会多。

(3)创伤出血量大,休克发生率高,可重叠存在低血容量性休克与心源性休克,早期易发生低氧血症。

(4)易漏诊,伤员的表面可见组织的毁损常掩盖了内脏损伤,开放伤掩盖了闭合伤伤情或浅表伤掩盖深部创伤,延误了及时诊断。

(5)有些需多科室抢救的伤员,要避免因强调分而治之或相互推诿致使一些严重的多发伤伤员失去抢救机会。

2.抢救

高效、快速的救护是为严重多发伤的濒死伤员赢得抢救时机的关键。

(1)重视现场和转运途中的急救。尽量缩短院前救护时间,以最快速度、最短的时间将伤员送到能进行确定性救治的医院。在急救现场及转运途中应尽早、不间断地实施有效的救护措施。

(2)充分了解受伤经过,分析受伤机制。全面考虑,分清主次,掌握抢救程序,危急者先进行抢救,做到早期确诊,及时处置。

(3)判断生命体征。迅速判断有无危及生命的紧急情况,并优先处理威胁伤员生命的伤情。如影响循环或呼吸系统的伤情应优先处理。合并有脑、腹或胸部伤并均处于紧急情况时,应分别同时给予适当处理。休克者尽快给予抗休克治疗。

(4)及时掌握有无多系统损伤的问题,迅速对伤员进行全面有重点的检查。可用"CRASH-PLAN"挤压伤计划的字母顺序检诊。为防止抢救过程的漏诊,急救措施实施后还应重复检诊。一旦发现多系统损伤应抓住救治时机,采用确定性救治方案,如怀疑有腹腔脏器伤时应反复进行床旁 B 超和腹腔诊断性穿刺,在抗休克的同时做好术前准备工作。

(5)预先制订治疗计划和抢救分工法(表 1-1)。

表 1-1　急诊护士抢救配合分工制度

配合人员数	主要任务	抢救程序
1	根据基本生命支持及高级生命支持,有条不紊地按计划进行。根据伤情判断选择相应的救护措施	建立静脉通道、备血,保持呼吸道通畅,给氧、皮试、导尿,采用监测手段遵医嘱进行各种治疗和护理
2	甲:负责循环系统及记录	甲:建立静脉通道、备血、皮试;负责抢救记录工作
	乙:负责呼吸系统及联络	乙:保证呼吸道通畅、给氧;负责对外联络
3	甲:负责循环系统,进行各种治疗	甲:建立两个以上静脉通道、备血、采集化验标本;协助实施止血措施、配合进行各种检查;执行所有口头医嘱
	乙:负责呼吸系统,观察病情及抢救记录	乙:清除呼吸道梗阻、保持其通畅,吸痰、给氧、人工呼吸、气管插管或切开;观察生命体征;完整记录抢救记录单
	丙:负责对外联络,保证物资供应	丙:术前准备工作,如剃头、备血、皮试等;对外联络、提血、补充急救药品及物品

(6)规范的救护程序——VIPC 顺序。

V——Ventilation:保持患者呼吸通畅和充分给氧,纠正低氧血症。必要时可采用气管插管、环甲膜穿刺、气管切开术等方法保持气道通畅,采用呼吸机辅助呼吸。

I——Infusion:立即扩充血容量,输液输血,改善微循环,及时、有效地恢复循环血量。采用迅速建立有效静脉通道,遵循早期、快速、足量补充容量的原则扩容,输入液体总量按失血量 2～3 倍的液体输入,并尽早应用全血。早期患者除颅脑伤外应强调扩容的速率,可借助输液泵快速补液。成人 30 min 内可输入平衡液 2000～3000 mL。

P——Pulsation:对心泵功能监测。监测心电变化及血流动力学变化情况。及时发现和纠正心源性休克。

C——Control bleeding:紧急控制出血。对外出血伤口敷料加压包扎、钳夹止血、止血带结扎等方法,对疑有内出血患者应警惕脑、胸、腹三腔损伤性大出血,可行胸、腹腔穿刺或腹腔灌洗以确诊并制订止血措施,必要时行紧急开颅、开胸、开腹探查或选用动脉内阻塞止血法。

3.救护要点

(1)具备对紧急手术的判断能力:对严重颅脑伤,一侧或两侧瞳孔散大者;胸腹腔内大出血,肝脾破裂,经抢救后血压不升或升后复降者;心脏外伤,心脏压塞者;骨盆粉碎性骨折,腹膜后血肿增大;伴有多发伤不能搬动,重度休克需要紧急手术止血者等进行初步判断,做好现场手术准备工作。

（2）能熟练配合各种急诊手术：抢救性外科手术的原则是首先抢救生命，其次保全功能。一般根据损伤确定手术顺序，常为胸、腹、颅脑、泌尿、四肢外伤，若两处损伤均危及患者生命时，可分组同时进行手术。

（3）掌握并熟练运用急救技术：在抢救过程中，伤情估计和抢救工作同时进行。如判断呼吸功能不全者应立即采取保持呼吸道通畅的措施，改善缺氧状态。当患者出现反常呼吸时，应立即行气管插管和人工呼吸，有张力性气胸者立即做胸腔闭式引流术。对严重出血性休克患者应迅速止血（有明显外出血可压迫出血的近心端）、扩容（快速建立 2 个以上有效通道）、吸氧、留置导尿、适时应用抗休克裤等措施。

（4）密切观察病情变化：可采用一看、二摸、三听、四问的方法，尽快了解患者的主要生命体征情况；并通过视、触、叩、听做出全身伤情的估计，根据细小变化特征，做出预见性的救护措施。如患者出现口渴、脸色苍白伴腹部受伤时应立即建立静脉通道、给氧、做好腹腔穿刺准备，必要时导尿，做好术前准备。

（5）对严重多发伤应按抢救预案有计划地进行抢救，每次治疗、检查、救护措施都应有计划地进行，尽量减少搬动患者次数。

（6）抢救或手术后监测与护理：严重多发伤经急诊抢救或手术处理后，应进入 EICU，对呼吸、循环、肝、肺、肾功能进行全面系统的连续监测，以防病情恶化及可能发生的并发症，为机体的修复进行综合治疗。

（三）大批急诊患者抢救的护理

在平时或战时都会遇到大批的抢救患者。如集体食物中毒、瓦斯爆炸、塌方、煤气中毒、交通事故、地震、灾害等突发事件，需在短时间内接受大量的救护任务。无论是在战场、创伤或意外事故现场，或是在急诊科室处理成批患者，对成批伤员的紧急救护，都是非常重要的。

1.临床特点

（1）由于突发事件发生后，造成大批伤员或病员，加上救护人员、围观者等，造成抢救场所人员众多且杂乱。因此维持良好的救护秩序是保证抢救顺利进行的条件之一。

（2）意外事故所造成的伤病员病情复杂。不少伤病员病情危重、变化迅速、进展快，短时间内可危及生命。

（3）成批患者的病情常轻重不一。某些伤病表面看起来较严重（如患者有明显外出血、患者大声呻吟或叫喊等），易引起医护人员的重视，而不声不响的伤病员（有的病情危重或休克、反应淡漠），或早期尚未充分暴露症状的患者不被重视而延误抢救。

2.救护成批患者的抢救

关键是有完整的救治系统，权威性的指挥组织，具有相当救护能力的救护人员。首先要组织好抢救人员，分类分组，明确分工，统一指挥，密切配合，有条不紊地进行现场及急诊科室的救护工作。

（1）建立急救网络：做到组织、人员、技术、思想、物质"五落实"。随时做好在接到救护信号后迅速奔赴事故现场或救治地点开展救护工作的准备。

（2）救护人员到达现场或救治地点后，应根据伤病员的伤情及人数多少分成若干救护小组进行工作。如预检分诊组、复苏组、轻伤组、转运组等。各组应指定一名负责人。

（3）预检成批伤员时,应由有经验的救护人员根据病员的生命体征及伤病情,准确迅速将伤病员按轻重缓急分组分类进行救护和处置。根据伤病员病情的轻重,决定抢救的先后次序并通知医疗机构做全面救治的准备。对危及生命的伤病员应就地抢救,等平稳后转送。对轻病员也须仔细观察一定时间后才能离开。

3.急诊科（室）的抢救

（1）接到成批抢救信息后,边向上级领导汇报,边做好各种抢救准备工作(包括人员、物品、场地等),并由专人统一指挥抢救。

（2）迅速协调各科室人员参加抢救工作。如手术室做好手术准备,检验科、血库、药房、放射科等辅助科室做好保障工作,担架员做好运送工作,科领导负责组织、指挥维持救护秩序等工作。

（3）若大批外伤者,各类病员分类入室进行抢救和处置,其救护原则同严重多发伤的救护原则。

（4）急诊科（室）救护人员必须分工明确,协同作战,忙而不乱、快速准确地开展救护工作。并严密观察每个伤病员的全身反应,避免误漏诊。

（四）一般创伤的救护

1.闭合性损伤的救护

应检查深部组织或脏器有无损伤。对皮下血肿,可压迫包扎,伤后数小时内不可热敷,24 h后可以热敷;早期血肿也可穿刺抽吸后加压包扎,切忌切开引流,以防继发感染。

2.开放性损伤的救护

（1）擦伤:去掉擦伤表面异物,可用软刷刷洗后再用生理盐水冲洗,最后用1%氯已定消毒液冲洗,表层涂以红汞,必要时可采用暴露方法。

（2）刺伤及穿通伤:去除异物及坏死组织,只作清创,不进行缝合。

（3）切割伤、撕裂伤及挫伤:根据污染程度、损伤种类、部位及伤后经历时间来决定清创术后伤口一期缝合的适应证(伤后 6 h 内可行一期缝合;被人或动物咬伤的伤口原则上不进行一期缝合)。

（4）伤口一期缝合处理的步骤:初步止血(一般压迫止血);剃毛和冲洗伤口(剃去伤口周围毛发,创口用无菌纱布以肥皂和生理盐水洗刷或冲洗);暴露创面,常规消毒,局部麻醉,以无菌镊子去除异物,检查伤口深度、宽度及有无肌腱、血管或神经损伤;创面经氯已定液消毒和冲洗后,用手术刀、剪刀或镊子将坏死组织、异物清除,修整创缘(面部、眼睑、口唇、手、指、阴茎等要少去组织),缝合皮肤(缝合时不留死腔,皮缘应紧密对合,皮肤缺损大时,可游离植皮或作皮瓣移植,缝合前对明显的出血点应结扎止血);无菌纱布包扎固定伤口,四肢创伤者,应抬高患肢以减轻肿胀和疼痛。

（5）开放伤术后处理及拆线:若留置引流管(条),应在术后 24～48 h 内去掉。术后 2～3 d检查伤口。拆线时间应根据愈合情况,全身状态及局部因素来确定。一般面部伤口拆线时间为缝合后 3～5 d,头皮、躯干、手指等伤口为 7～14 d,足趾伤口为 10～14 d。

（6）抗生素和破伤风抗毒素的应用:常规破伤风抗毒素 1500 IU(皮试阴性后)肌内注射。

伤口污染严重、被人或动物咬伤和可疑有异物残留时,可用抗生素预防感染。

(五)烧伤的救护

1.急救处理

去除致伤因素、处理严重合并伤(症)、镇静止痛、保护创面、补充液体及迅速护送。

(1)新鲜烧伤者,应立即使之离开火源并脱去衣服;若20%以下Ⅰ～Ⅱ度烧伤,可用自来水冷敷烧伤皮肤,口服含盐饮料等。

(2)头面部烧伤者,应保持呼吸道通畅,疑有吸入性烧伤或呼吸道烧伤时尽快行气管插管或环甲膜穿刺(切开)或气管切开术等。

(3)烧伤面积大于20%者,应立即建立静脉通道、备血、留置导尿管。

(4)烧伤体表以干净大单或消毒敷料覆盖创面后护送。所有烧伤患者均常规注射破伤风抗毒素。

2.严重程度的估计

(1)烧伤面积的估计:大面积烧伤的计算用新九分表,小面积烧伤可用手掌法计算(患者手指并拢,每手掌面积相当于体表面积的1%)。

(2)烧伤深度的估计:一般采用三度四分法来估计,即Ⅰ度、Ⅱ度(分浅Ⅱ度和深Ⅱ度)和Ⅲ度烧伤。

(3)烧伤严重程度分为4类。①轻度烧伤:总面积在10%以下的Ⅱ度烧伤;②中度烧伤:总面积在11%～30%,或Ⅲ度烧伤面积在10%以下;③重度烧伤:总面积在31%～50%或Ⅲ度烧伤面积在10%～20%,或面积虽不足30%但有下列情况之一者——全身病情较重或已有休克者;有复合伤、合并伤或化学中毒者;中重度吸入性烧伤;④特重烧伤:总面积在50%以上或Ⅲ度烧伤在20%以上者。

3.休克的防治

(1)液体疗法。一般胶体和晶体溶液的比例为1:(1～2)。补液量可用下式计算:

伤后第1个24 h补液量(mL):Ⅱ、Ⅲ度烧伤面积(%)×体重(kg)×1.5 mL(胶体液和电解质液)+2000～3000 mL(基础水分)。

胶体液和电解质溶液的分配,一般为1:2;如果Ⅱ度烧伤面积超过70%或Ⅲ度烧伤面积超过50%者,可按1:1补给。估计补液总量的半量应在烧后6～8 h内补给,伤后第2和第3个8 h各补给总量的1/4量。

伤后第2个24 h补液量:胶体液和电解质量按第1个24 h实际补液量的半量补充,基础水分量不变。

(2)留置导尿、测定中心静脉压、根据患者尿量、血压、脉搏、脉压、末梢循环状态及中心静脉压来调整输液量。

4.烧伤局部创面清创处理

剃除毛发、肥皂水清洗创面周围的正常皮肤,用无菌水或消毒液冲洗创面,用棉花或纱布轻拭污垢或异物,切忌洗刷或擦洗。浅Ⅱ度完整水泡皮予以保留,已脱落或深度创面上的水泡皮均予以清除。吸干创面后可选用1%磺胺嘧啶银霜等抗感染药物涂于患处,酌情予以包扎或暴露。酸碱烧伤均应用大量清水冲洗创面,持续冲洗时间不少于半小时,创面是否需用中和剂处置应视创面情况而定，最好采用暴露疗法。

第二节　急性一氧化碳中毒

在生产和生活中，含碳的物质不完全燃烧产生 CO，人吸入过量 CO 后可发生急性 CO 中毒。

一、病因和发病机制

(一)病因

CO 为无色、无味的气体，对空气气体相对密度 0.967，几乎不溶于水。在工业生产中，合成光气、甲醇等需 CO 作为原料；炼钢、炼焦、矿井爆破、瓦斯爆炸等可产生大量 CO，若发生泄漏或通风不良极易发生急性 CO 中毒。在失火现场、室内启动内燃机车或内燃机车通过隧道时排出的尾气，均可使空气中的 CO 达到有害的浓度。在日常生活中，因使用煤炉、燃气热水器及煤气泄漏所发生的急性 CO 中毒，是生活性中毒最常见的原因。

(二)发病机制

CO 经呼吸道吸入后，迅速经肺弥散入血，与 Hb 结合成稳定的碳氧血红蛋白（HbCO）。CO 与 Hb 的亲和力较 O_2 大 200～300 倍，HbCO 的解离度仅为氧合血红蛋白（HbO_2）的 1/3 600。HbCO 不能携带 O_2 致低氧血症，还能使 HbO_2 的解离曲线左移，阻碍 O_2 在组织中的释放造成组织缺氧。另外，CO 可与肌球蛋白结合，影响细胞内氧的弥散，损害线粒体功能；还可与线粒体中的细胞色素结合，抑制细胞呼吸。总之，CO 中毒时阻断了氧的吸收、运输和利用，使机体处于严重缺氧状态。

二、临床表现

(一)急性中毒

CO 中毒的临床表现与血液中 HbCO 浓度有密切关系，同时也与患者的健康状态如有无心脑血管疾病，以及中毒时体力活动等有关。发病多突然，按中毒的程度分为 3 级。

1.轻度中毒

患者有剧烈头痛、头晕、心悸、乏力、恶心、呕吐、视物不清、感觉迟钝、嗜睡、意识模糊、幻觉、谵妄、惊厥等，口唇黏膜呈樱桃红色。若脱离中毒环境吸入新鲜空气或氧疗，症状很快消失。

2.中度中毒

患者出现呼吸困难、昏迷，瞳孔对光反射和角膜反射迟钝，腱反射减弱，生命体征可有轻度变化。经氧疗后可以恢复正常且无明显迟发性脑病。

3.重度中毒

患者呈深昏迷状态或呈去大脑皮质状态。受压部位的皮肤可出现大水疱和红肿；受压肢体肌肉可出现压迫性肌肉坏死（横纹肌溶解症），常有脑水肿、肺水肿、呼吸衰竭、心肌损害、心律失常、休克、急性肾衰竭等并发症。死亡率高，幸存者可有不同程度的迟发性脑病。

（二）迟发性脑病

重度中毒患者在意识障碍恢复后，有3%～30%的经2～60 d的"假愈期"，出现迟发性脑病症状，表现为下列之一：①精神意识障碍：痴呆木僵、谵妄状态或去大脑皮质状态等。②锥体外系症状：震颤麻痹综合征等。③锥体系症状：偏瘫等。④大脑局灶性功能障碍：失语、失明或继发性癫痫等。⑤周围神经症状：感觉或运动功能障碍。

三、辅助检查

血液HbCO测定是诊断急性CO中毒的标志物，但采血要早，因脱离现场数小时后血液HbCO即可降至正常。最好用分光镜检查法，不仅有确诊价值，对临床分型亦有重要参考价值。正常血液HbCO含量可达5%～10%，一般轻度中毒为10%～20%，中度中毒为30%～40%，重度中毒为50%以上。紧急时或条件不具备时亦可用加碱法（简易法）：取患者1～2滴血液，用3～4 mL蒸馏水稀释后加10%氢氧化钠1～2滴混匀，观察颜色变化，正常血液呈绿色；若HbCO浓度达50%以上时，颜色无变化，仍呈淡红色。

四、诊断和鉴别诊断

（一）诊断

根据CO接触史，突然出现的中枢神经系统症状如头痛、头晕、意识障碍，皮肤黏膜呈樱桃红色等即可做出诊断。职业性中毒多为意外事故，群体性发病，接触史比较明确；疑生活性中毒者应询问发病时的周围环境，如炉火烟囱有无通风不良及同室其他人员的情况等。血液HbCO测定可助确诊。

（二）鉴别诊断

CO中毒需与脑血管意外、脑外伤及其他毒物中毒所致的意识障碍相鉴别。根据接触史、皮肤黏膜呈樱桃红色等鉴别不难。必要时测定血液HbCO。

五、治疗

在中毒现场要立即将患者转移至空气新鲜处，保持呼吸道通畅。临床上治疗急性CO中毒，主要措施是积极纠正缺氧和防治脑水肿。

（一）纠正缺氧

氧疗是抢救CO中毒最主要的措施。吸氧能促进血液HbCO的解离，加速CO的排出；亦可增加血液中的物理溶解氧。对昏迷或有昏迷史，以及HbCO>25%、出现明显心血管系统症状的患者，应给予高压氧治疗。高压氧治疗不仅可缩短病程，降低病死率，而且可减少或防止迟发性脑病的发生。

（二）防治脑水肿

CO中毒后2～4 h即可出现脑水肿，24～48 h达高峰。应及早应用脱水剂、利尿剂和糖皮质激素等，以防治脑水肿，促进脑血液循环。一般2～3d后，可逐渐减量至停药。

（三）对症支持治疗

有惊厥者，应积极应用抗惊厥药，如地西泮等，防止惊厥加重缺氧导致病情恶化。高热者应进行物理降温或采用冬眠疗法，注意寻找高热的原因并采取相应的治疗措施。应用改善脑组织代谢的药物，如能量合剂、脑活素等，促进脑细胞的恢复。CO中毒昏迷者。经抢救苏醒后，应绝对卧床休息，加强护理，并密切观察2周，及时发现并治疗迟发性脑病。

六、护理要点

(一)一般护理

第一,将患者放至空气流通处,高流量吸氧或行高压氧治疗。昏迷或烦躁患者应加强保护措施,以免发生坠床、骨折等。

第二,昏迷患者取侧卧位或平卧头偏向一侧,及时清除口腔内分泌物,保持呼吸道通畅,加强皮肤护理,定时翻身、按摩,预防褥疮的发生。

第三,昏迷者暂禁饮食,通过静脉补充营养,必要时鼻饲。神志清醒后鼓励患者进食,多饮水。

(二)病情观察与护理

第一,严密观察患者的体温、脉搏、呼吸、血压、尿量,并填写特别记录单,以便及时采取救治措施。高热者可采用物理降温。

第二,发现昏迷的患者,可按昏迷进行护理,注意安全及保持呼吸道的通畅,防止坠床、窒息及吸入性肺炎。昏迷患者清醒后仍需注意观察,以便及时发现再度出现昏迷的先兆症状,予以及早防治。

第三,注意神经系统的表现及皮肤、肢体受压部位损害情况,如有无急性痴呆性木僵、癫痫、失语、肢体瘫痪、惊厥、震颤麻痹、皮肤水泡、筋膜间隔综合征等。

(三)对症护理

第一,重度中毒患者伴有抽搐、呕吐时,应将患者头偏向一侧,及时清除口腔内呕吐物,防止吸入气管。抽搐发作时,应将缠有纱布的压舌板放于上、下臼齿之间,防止舌咬伤,并记录抽搐发作的次数、持续时间、间隔时间等,遵医嘱给予镇静剂,并观察疗效。

第二,由于缺氧患者表现有呼吸困难、胸闷,严重者可出现呼吸衰竭。应严密观察呼吸速率、节律、深浅度的变化,保持呼吸道通畅,正确给氧,必要时行气管插管、呼吸机辅助呼吸,遵医嘱应用呼吸兴奋剂。

七、健康教育

大力加强 CO 中毒的基本知识和防护措施的宣传。工矿车间应认真执行安全操作规程,注意个人防护,普及急救知识。车间定期测定空气中一氧化碳的浓度,检修煤气管道。冬季,及时向居民宣传取暖时不能将煤炉或炭火放在密闭的卧室中;厨房的烟囱必须通畅;装有煤气管道的房间不能做卧室;用煤气热水器者,切勿将其安装在浴室内,不要用燃烧煤气来取暖。接触 CO 的人若有头晕、头痛,要立即离开所在环境,以免中毒加深。

第三节　百草枯中毒

一、定义

百草枯(paraquat,PQ)又名克芜踪,属于吡啶类除草剂,国内商品为 20% 百草枯溶液,是目前我国农村使用比较广泛的、毒性最大的除草剂之一,国外报道中毒病死率为 64%,国内有报道病死率高达 95%。

百草枯可经皮肤、呼吸道、消化道吸收,吸收后通过血液循环几乎分布于所有的组织器官,肺中浓度最高,肺纤维化常在第5天发生,2～3周达到高峰,患者最终因肺纤维化呼吸窘迫综合征死亡。中毒机制与超氧离子的产生有关,急性中毒主要以肺水肿、肺出血、肺纤维化和肝、肾损害为主要表现。吸收后主要蓄积于肺组织,被肺泡Ⅰ、Ⅱ型细胞主动摄取和转运,经线粒体还原酶Ⅱ、细胞色素C还原酶催化,产生超氧化物阴离子(O_2)、羟自由基(OH^-)过氧化氢(H_2O_2)等,引起细胞膜脂质过氧化,造成细胞破坏,导致多系统损害。

二、护理评估

(1)评估神志、面色、呼吸、氧饱和度。

(2)询问服用毒物名称、剂量、时间,服毒前后是否饮酒,是否在当地医院洗胃或采取其他抢救措施。

(3)了解患者的生活史、过去史、近期精神状况等。

(4)查看药液是否溅在皮肤上或双眼上。

(5)局部皮肤有否擦伤。

(6)评估患者有无洗胃的禁忌证。

(7)体位、饮食、活动、睡眠状况。

(8)皮肤颜色、尿量、尿色。

(9)心理状况:有无紧张、焦虑等心理反应。

(10)家庭支持和经济状况。

(11)实验室检查:血常规、电解质、肝功、肾功。

(12)辅助检查:胸片、CT。

(13)用药的效果及不良反应。

三、护理问题/关键点

舌、口及咽部烧灼疼痛;咳嗽;进行性呼吸困难;发绀;少尿;黄疸;恐惧。

四、护理措施

无心跳呼吸立即给予心肺脑复苏及进一步生命支持;有心跳呼吸,清除口鼻分泌物,保持呼吸道通畅;昏迷患者去枕平卧位,头偏向一侧,并给予持续心电监护、血压、氧饱和度监测。

立即洗胃:患者来院后立即洗胃,洗胃时洗胃液体温度要适宜,适宜温度即可避免促进毒物吸收,又可避免因温度低而使患者发生寒战等不良反应,注入量200～300 mL/次为宜,若注水量>500 mL,会促进胃内容物进入肠道,影响洗胃效果。

清除体内尚未吸收的毒物,在尽早洗胃的基础上,口服20%甘露醇导泻,口服活性炭吸附毒物。

开通静脉通路,根据患者情况给予胃黏膜保护剂、保肝药物,给予抗氧化剂(维生素C)及抗生素等。尽早应用激素、抗自由基药物,尽早应用大剂量激素可预防肺纤维化的形成。激素应早期、足量、全程。

密切观察病情变化:百草枯中毒后密切观察患者意识状态、瞳孔、心率、心律、血压、脉搏、呼吸、血氧饱和度等情况,发现异常及时报告医生,积极抢救。准确记录尿量,必要时留置尿管,观察尿液性状、颜色,有无肉眼血尿、茶色尿,有无少尿、无尿症状出现。观察呕吐物及大便颜色、性状及量,以判断有无消化道出血,还要防止呕吐物误吸入呼吸道引起窒息。特别注意有无肺损害现象,因百草枯对机体各个组织器官有严重损害,尤以肺损害为主。应密切观察呼吸的频率、节律,有无胸闷、咳嗽及进行性呼吸困难,有无呼吸道梗阻及咯血等。

口腔护理:百草枯具有腐蚀性,口服 2～3 d 可出现口腔黏膜、咽喉部糜烂溃疡,舌体、扁桃体肥大疼痛,黏膜脱落易继发感染。在护理过程中要特别注意保持口腔清洁,可用生理盐水及利多卡因溶液交替含漱,随时保持口腔清洁,减少因分泌物渗出引起的粘连、出血、感染。出现腹部疼痛、消化道出血,给予止血药物,并仔细观察大便的颜色、次数和量。

呼吸道护理:由于肺是百草枯毒性作用的靶器官,进入人体的百草枯被组织细胞摄取后在肺内产生氧自由基,造成细胞膜脂质氧化,破坏细胞结构,引起细胞肿胀、变性、坏死,进而导致肺内出血、肺水肿、透明膜变性或纤维细胞增生。肺纤维化多在中毒后 5～9 d 内发生,2 周或 3 周达高峰。因此,应保持呼吸道通畅,鼓励患者深呼吸,用力咳嗽,积极进行肺功能锻炼,定期进行胸部 X 线检查,发现异常及时处理。

肾功能的监测:百草枯中毒可造成肾小管急性坏死,导致不同程度的肾功能损害。百草枯中毒 1～3 d 即可出现肾功能损害,在中毒 12 h,患者即可出现蛋白尿及血尿,甚至出现肾衰竭。尿量是反映肾功能情况最直接的指标,严格记录 24 h 尿量,观察尿量及有无尿频、尿急、尿痛等膀胱刺激症状;根据尿量调整输液量及输液速度,发现少尿或多尿,要及时报告医生,定期做生化、肾功能、尿常规化验。

饮食护理:禁食期过后鼓励患者饮食,早期如牛奶、米汤等,逐渐加入鸡蛋、瘦肉等高蛋白、高维生素、高碳水化合物类食品,如因咽喉部疼痛不能进食时,可于进食前给予利多卡因稀释后含漱,以减轻疼痛,必要时给予鼻饲,以保证营养供给。

基础护理:患者入院后立即脱去污染衣物并清洗皮肤,有呕吐者,随时更换衣服及床单,给患者创造一个整洁、舒适的环境;同时加强营养支持,按医嘱要求完成当日补液量及输入各种药物。

心理护理:服药中毒后给患者造成的身心痛苦及预后的担忧使之产生焦虑、恐惧心理,护理人员应同情、理解患者,给患者讲解治疗措施对抢救生命的重要性,加强心理疏导、安慰。多给予劝导、鼓励,尽可能满足患者的合理要求,帮助患者度过情绪的低谷,使其能积极配合治疗与护理。

五、护理评价

(1)患者生命体征是否稳定。

(2)洗胃是否彻底。

(3)患者有无并发症发生。

六、健康教育

(1)向患者和家属讲解此病的疗程,让患者和家属积极配合治疗。

(2)普及防毒知识,讲解口服百草枯的毒性和危害性。

(3)定期随访,了解患者的活动能力和生存质量。

第四节 急性有机磷农药中毒

有机磷杀虫药(OPI)仍是当今农业生产使用最多的农药,品种达百余种,广泛用于杀灭农作物害虫,对人畜均有毒性。大多呈油状或结晶状,通常在酸性环境中稳定,遇碱则易分解,色泽由淡黄至棕色,稍具挥发性且有蒜味。一般难溶于水,也不易溶于多种有机溶剂。但敌百虫例外,不仅溶于水,且在碱性溶液中变为毒性更大的敌敌畏。

一、病因和发病机制

(一)病因

1.生产性中毒

工作人员在生产过程中发生泄漏、在产品出料和包装或在事故的抢修过程中,有机磷污染口罩、衣服或破损的手套等,被吸入或经皮肤吸收发生中毒。

2.使用性中毒

在使用过程中发生的中毒主要是工作人员喷施有机磷时,操作不当致药液污染皮肤或被吸入而发生中毒;亦可因在配制过程中用手直接接触原液发生中毒。

3.生活性中毒

日常生活中发生的中毒主要是由于误服、自服;亦可见于饮用被污染的水或食入被污染的食品;偶见于滥用有机磷治疗头虱等皮肤病者。

(二)毒物的吸收和代谢

有机磷经胃肠道、呼吸道和肺、皮肤和黏膜吸收。吸收后迅速分布于全身各组织器官,在脂肪组织中储存。代谢主要在肝脏内进行,一般过程为先氧化后水解,氧化后的产物毒性大多增强,水解后则多被解毒,如对硫磷经肝细胞微粒体的氧化酶系统氧化为对氧磷后,对胆碱酯酶的抑制能力增加 300 倍,然后经水解降低毒性。有机磷排泄较快,一般吸收后 6~12 h 血浓度达高峰,经肾由尿排出,48 h 完全排出体外,体内无蓄积。

(三)发病机制

有机磷在机体内通过抑制很多酶的活性而发生毒性作用,但主要是通过亲电子性的磷与胆碱酯酶结合,形成磷酰化胆碱酯酶,抑制 ChE 活性,特别是乙酰胆碱酯酶(AChE)的活性,使 AChE 失去分解乙酰胆碱的能力,乙酰胆碱在生理效应部位积蓄,产生一系列胆碱能神经过度兴奋的表现。

二、临床表现

(一)胆碱能危象

有机磷中毒的潜伏期视毒物的品种、摄入途径和吸收剂量而异,口服中毒最短,可在 10 min左右发病;经皮肤和呼吸道摄入者较长,一般 2~6 h。

1.毒蕈碱样症状

是因 M-受体兴奋性增高引起的平滑肌痉挛和腺体分泌增加,类似于毒蕈碱中毒。表现为恶心、呕吐、腹痛、腹泻、大小便失禁、多汗、流涎、瞳孔缩小、心率减慢、支气管痉挛和分泌物增多等,严重者出现肺水肿。

2.烟碱样症状

是因 N-受体兴奋性增高引起的横纹肌过度兴奋,类似烟碱中毒。表现为包括面、眼睑、舌在内的全身横纹肌肌张力增强、肌纤维震颤、肌束颤动,甚至全身抽搐。而后发生肌力减退和瘫痪,甚至呼吸肌麻痹致呼吸衰竭死亡。

3.中枢神经系统症状

主要是因中枢神经系统乙酰胆碱蓄积导致中枢神经系统功能紊乱。表现有头晕、头痛、软弱无力、共济失调、意识模糊甚至昏迷等。

有机磷中毒的病情分级以临床表现为主。①轻度中毒:出现轻度中枢神经系统和毒蕈碱样症状。②中度中毒:除有轻度中毒表现外,伴有肌颤、大汗淋漓。③重度中毒:有昏迷、抽搐、肺水肿、呼吸肌麻痹等发生者。

(二)局部损害

敌敌畏、敌百虫、对硫磷、内吸磷等接触皮肤可引起过敏性皮炎,并可出现水疱和剥脱性皮炎。有机磷滴入眼部可引起结膜充血和瞳孔缩小。

(三)中间肌无力综合征

因发生在胆碱能危象控制之后,迟发性神经病变发生之前而命名,多发生在急性中毒后24~96 h,发生率在 7% 左右。表现为在神志清醒的情况下出现颈、上肢和呼吸肌麻痹,可有眼睑下垂、面瘫、声音嘶哑等脑神经受累的表现。常迅速发展为呼吸衰竭致死。

(四)迟发性周围神经病变

少数患者在胆碱能危象控制后 2~4 周,出现肢体麻木、刺痛、对称性手套或袜套样感觉异常,伴肢体萎缩无力,重者出现轻瘫或全瘫,一般下肢重于上肢。多在 6~12 个月恢复。

三、辅助检查

全血 ChE 活力测定是诊断有机磷中毒的特异性指标,对病情判断、疗效判断和预后估计均有重要价值。以正常人全血 ChE 活力值作为 100%,全血 ChE 活力值在 50%~70% 为轻度中毒;30%~50% 为中度中毒;30% 以下为重度中毒。但此酶的活力下降程度并不与病情轻重完全平行,对有机磷中毒的分级应以临床表现为主,全血 ChE 的活力测定作为参考。

四、诊断和鉴别诊断

(一)诊断

根据接触史,临床典型表现如呼出气中有蒜味、大汗淋漓、肌纤维颤动、瞳孔针尖样缩小等,一般即可做出诊断。如测定全血 ChE 活力降低,更可确诊。

(二)鉴别诊断

有机磷中毒需与拟除虫菊类及杀虫脒等其他的常用农药中毒相鉴别,除有机磷外,其他常用的农药中毒呼出气和口腔中无蒜味、全血 ChE 活力正常等可资鉴别。其他如中暑、急性胃肠炎、脑炎等疾病,与有机磷中毒鉴别一般不困难。

五、治疗

(一)迅速清除毒物

在生产和使用中发生的中毒要立即离开现场,脱去污染的衣服,用肥皂水或清水彻底清洗污染的皮肤、毛发和指甲,注意不要用温水或酒精擦洗,以免促进毒物的吸收。眼内被污染者要用清水冲洗干净。口服中毒者用清水、2%碳酸氢钠溶液(敌百虫中毒禁用)或 1:5000 高锰酸钾溶液(对硫磷禁用)反复洗胃,直至洗清为止,然后再用硫酸钠 20~40 g 溶于 20 mL 水中一次口服导泻,亦可用甘露醇或硫酸镁导泻。

(二)促进已吸收毒物的排出

在积极补充液体和电解质的同时,使用利尿剂(如呋塞米)以促进有机磷的排泄。血液净化技术在治疗重度有机磷中毒中具有显著疗效。可选用血液灌流加血液透析,早期反复应用可有效清除血液中和蓄积于组织内释放入血的有机磷,提高治愈率。

(三)特效解毒药的应用

1.抗胆碱药

即阿托品和莨菪碱类药,能与胆碱争夺胆碱能受体,有效阻断毒蕈碱作用和解除呼吸中枢抑制,但对烟碱样症状无效。阿托品的,用药至毒蕈碱样症状缓解,或临床出现瞳孔较前明显扩大、皮肤干燥、颜面潮红、心率加快等"阿托品化"时,再逐渐延长用药间隔时间或减少用药剂量,直至停药;若用药过程中出现瞳孔扩大、神志模糊、烦躁不安、抽搐、昏迷等,则提示阿托品中毒,应停用。山莨菪碱在解除平滑肌痉挛、减少分泌物等方面优于阿托品且无大脑兴奋作用,推荐使用。

2.胆碱酯酶复活剂

即肟类化合物,能使被抑制的 ChE 恢复活性,对减轻或消除烟碱样作用较为明显,但不能使老化的 ChE 恢复活性。中毒 24 h 后,磷酰化的 ChE 老化率达 97%,故宜早用;已复活的 ChE 可被组织释放的有机磷再次抑制,故宜重复使用。常用的 ChE 复活剂有氯解磷定(PAM—Cl)、碘解磷定(PAM—I)及解磷注射液等,用法见表 1-2。

表 1-2 有机磷杀虫剂中毒解毒剂的用法

药名	轻度中毒	中度中毒	重度中毒
阿托品	1.0~2.0 mg 肌内注射,必要时1~2 h后重复1次	2.0~4.0 mg 肌内注射或静脉注射,10~20 min 重复1次	5~10 mg 肌内注射或静脉注射,以后每5~10 min 3~5 mg
PAM—Cl	0.25~0.5g 肌内注射必要时2 h后重复1次	0.5~0.75g 肌内注射或静脉注射,1~2 h后重复1次,以后每2 h重复1次	0.75~1.0g 肌内注射或静脉滴注,0.5 h可重复1次,以后每2 h重复1次
PAM—I	0.5g 缓慢静脉注射,必要时2 h重复1次	0.5~1.0g 缓慢静脉注射,1~2 h后重复或静脉滴注维持	1.0~2.0g 缓慢静脉注射,0.5 h后可重复1次,以后0.5 g/h静脉注射或静脉滴注
解磷注射液	0.5~1 支肌内注射	1~2 支肌内注射或静脉注射,1 h后重复1次	2~3 支肌内注射或静脉注射,1 h后重复1~2 支

(四)对症治疗

有机磷中毒的主要死亡原因是肺水肿、呼吸肌麻痹、呼吸中枢衰竭、脑水肿等。对症治疗应以维持心肺功能为重点,保持呼吸道通畅,做好心电监护,一旦出现呼吸衰竭,应予以辅助呼吸,直至自主呼吸稳定;脑水肿者,及时应用脱水剂和糖皮质激素。对重度中毒者,症状消失后至少要观察 3~7 d。

六、护理要点

(一)一般护理

(1)立即脱去患者污染的衣服并保存。

(2)大量清水或肥皂水冲洗污染皮肤,特别注意毛发、指甲部位。禁用热水或酒精擦洗。腿部污染可用2％碳酸氢钠溶液、生理盐水或清水连续冲洗。

(3)口服中毒者要立即用清水、2％碳酸氢钠(敌百虫忌用)或1：5000高锰酸钾(硫酸忌用)反复洗胃,直至清洗后无大蒜气味为止。

(4)患者躁动不安,精神运动兴奋时,要及时安好床栏,或用束带等安全保护措施。患者尿失禁时,应留置导尿,按时排放尿液,冲洗膀胱,以防止尿路感染。

(5)对大小便失禁者,要及时更换污染物,保持患者清洁和床铺清洁干燥。

(6)为患者及时更换体位,按时翻身,按摩受压部位。

(7)及时为患者清除呼吸道分泌物,防止患者发生误吸。

(8)患者情绪稳定后,选择适当时机讲解有机磷类农药的作用,鼓励患者树立信心,认识其危害性,使患者提高自身认识。

(二)病情观察与护理

(1)密切观察呼吸情况,及时纠正缺氧。有机磷中毒所致呼吸困难较常见,在抢救过程中应严密观察呼吸情况,若发现痰量增多,应及时吸痰。若发现辅助呼吸肌收缩、呼吸不规则、呼吸表浅等呼吸衰竭先兆征象;患者出现咳嗽、胸闷、咯大量泡沫样痰时,提示有急性肺水肿。均应立即报告医生并按医嘱做好抢救准备,协助医生进行气管内插管或气管切开,用正压人工辅助呼吸,有条件的可选用同步压力控制型呼吸器维持有效呼吸。使用呼吸器进行人工辅助呼吸时,必须有专人在床旁监护,以保持高流量氧气吸入,纠正缺氧。

(2)注意观察血压变化,中毒早期,患者血压多有升高;而到中毒晚期血压则下降,甚至发生休克。恢复期患者血压升高是反跳的先兆。重度中毒患者血压下降是危险征象。因此,应密切观察血压的变化,发现异常,应通知医生,并按医嘱采取相应的措施。

(3)注意观察有无喷射样呕吐、头痛、惊厥、抽搐等脑水肿征象,发现后及时报告医生,并按医嘱用20％甘露醇液200～400 mL快速静脉滴注或呋塞米40～60 mg溶于25％葡萄糖液中静脉推注。必要时可重复使用。

(4)注意观察瞳孔变化,多数患者中毒后即出现意识障碍,瞳孔缩小为其特征之一。因此,应注意如瞳孔扩大表示阿托品用量已足,瞳孔再度缩小是病情反复的征象,应通知医生并按医嘱采取治疗措施。

(5)及时测量体温,注意观察体温变化。有机磷农药中毒患者,由于中毒后肌肉震颤和强力收缩而致产热增加,大量使用阿托品可引起散热障碍及可能继发感染,体温升高是常见的。当体温高达38.5 ℃以上时,应给予物理降温,同时应检查瞳孔、肺部啰音、皮肤、神志等变化,以了解是否阿托品化。如已阿托品化,则应报告医生按医嘱减少阿托品用量。若有感染征象,则应按医嘱给予抗感染治疗。

(6)应注意观察有无尿潴留,若有尿潴留则需安置保留导尿管,到患者清醒后即刻拔除。注意呕吐物、粪便的性质和量,必要时留取标本,若发现有出血征象,应报告医生并按医嘱采取相应措施。若出现昏迷,则应按昏迷患者进行护理。

(7)要注意观察药物不良反应及"反跳"现象,使用阿托品过程中应及时、准确记录用药时间、剂量及效果。严格交接班,严密观察有机磷反跳现象,及时处理。

(8)详细记录出入量,对频繁呕吐或腹泻引起脱水及电解质紊乱者,应及时送验血标本,按医嘱给予补液,严重者应做好输血准备。

(9)对恢复期患者的护理绝对不能放松,尤其是病情观察更应细致。如发现流涎增多、胸闷、冷汗、呼吸困难、瞳孔缩小等"反跳"的早期征象,应立即通知医生并做好抢救准备。对易发生反跳的乐果、氧化乐果、久效磷、敌敌畏等农药中毒的恢复期护理,不能少于7日。最近有人认为恢复期观察应以流涎情况为重点,这可避免有的患者瞳孔变化不准确和正常出汗误诊为反跳的弊端。

(三)对症护理

除按中毒的一般护理外,还需针对以下临床表现进行护理。

(1)急性有机磷中毒一旦发生呼吸肌麻痹,多在较短时间内发生呼吸停止,故依病情在继续解毒治疗的基础上,早期气管插管或气管切开,给予呼吸机辅助通气,有助于改善患者的预后。机械通气后应加强呼吸道管理,防止痰栓窒息,定时监测血气分析,保证呼吸机正常运转。加强气道湿化,补充足够的血容量,及时吸痰,按时翻身、拍背,以助排痰。

(2)重度中毒患者会出现休克、脑水肿,甚至心搏骤停,应连接生命体征监护仪密切观察,如有异常及时通知医师作相应处理。

(3)达到阿托品化后患者表现为烦躁、谵语,应加强保护措施,专人看护,固定好各管道,保证其通畅,防止滑脱,禁止用力约束患者的肢体,以免造成骨折。

七、健康教育

普及预防有机磷农药中毒的有关知识,向生产者、使用者特别是农民要广泛宣传各类有机磷农药都可通过皮肤、呼吸道、胃肠道吸收体内,进入体内可致中毒。喷洒农药时应遵守操作规程,加强个人防护,穿长袖衣裤及鞋袜,戴口罩、帽子及手套,下工后用碱水或肥皂洗净手和脸,方能进食、抽烟,污染衣物及时洗净。农药盛具要专用,严禁装食品、牲口饲料等。

生产和加工有机磷化合物的工厂,生产设备应密闭化,并经常进行检修,防止外溢有机磷化合物。工人应定期体检,测定血胆碱酯酶活力,慢性中毒者,全血胆碱酯酶活力尚在60%以下,不宜恢复工作。

患者出院时应向家属交代,患者需要在家休息2~3周,按时服药不可单独外出,以防发生迟发性神经症。急性中毒除个别出现迟发性神经症外,一般无后遗症。

因自杀致中毒者出院时,患者已学会如何应对应激原的方法,争取社会支持极重要。

第五节 中 暑

一、中暑的病因、发病机制与分类

中暑,广义上它类似于热病,泛指高温高湿环境对人体的损伤。按严重程度递增顺序可细分为热昏厥、热痉挛、热衰竭和热射病(也就是狭义的中暑)。其他还有先兆中暑、轻症中暑等概念,因较含糊或与许多夏季感染性疾病的早期表现难以鉴别,仅用热昏厥、热痉挛、热衰竭和热射病等诊断已可描述各种中暑类型,故本节不做介绍。

民间喜欢将暑天发生的大部分疾病往中暑上套,事实上很多仅为病毒或细菌感染的早期表现(如感冒、胃肠炎等),需注意鉴别。同时民间还盛传中暑不能静脉补液的谬论,需注意与患者沟通解释。2010 年 7 月,"中暑"已被列入了国家法定职业病目录。

(一)病因及发病机制

下丘脑通过调节渴感、肌张力、血管张力、汗腺来平衡产热与散热。

1.散热受限

散热机制有 3 种:出汗、传导对流、辐射。辐射为通过红外线散射,正常时占散热的 65%,其与传导对流方式相比优点在于基本不耗能,但在高温环境下失效。而出汗在正常时占散热的 20%,在高温环境下则成为主要散热方式,但需消耗水、电解质与能量,并在高湿环境性能下降,100% 相对湿度时完全失效。

(1)环境因素:高温高湿环境。一般温度大于 32 ℃或湿度大于 70% 就有可能发生。

(2)自身体温调节功能下降:①自身出汗功能下降。肥胖、皮肤病如痂皮过厚、汗腺缺乏、皮肤血供不足、脱水、低血压、心脏病导致的心排血量下降如充血性心力衰竭导致皮肤水肿散热不良及老年人或体弱者等。②抑制出汗。酗酒、抗胆碱能药如阿托品等、抗精神病药物、三环抗抑郁药、抗组胺药、单胺氧化酶抑制剂、缩血管药和 β 受阻滞剂等。③脱水。饮水不足、利尿剂、泻药等。④电解质补充不足。

2.产热过多

产热过多,强体力活动时多见于青壮年或健康人,或药物如苯环利定、麦角酸二乙酰胺、苯异丙胺、叮卡因、麻黄素类和碳酸锂等的使用。

3.脱水、电解质紊乱

伤员中暑时因大量出汗、呼吸道水分蒸发和摄入水分不足造成大量失水,同时电解质丢失。但是往往丢水大于丢钠造成高渗性脱水。不同类型的脱水之间也可相互转化,如若伤员单纯补充饮用淡水会导致低渗性脱水。

(二)不同的中暑类型

1.热昏厥

脑血供不足。皮肤血管扩张及血容量不足导致突然低血压,脑及全身血供不足而意识丧失,多为体力活动后。此时皮肤湿冷,脉弱。收缩压低于 13.3 kPa(100 mmHg)。

2.热痉挛

低钠血症。为大量出汗而脱水、电解质损失,血液浓缩,然后单纯饮淡水导致稀释性低钠血症,引起骨骼肌缓慢的、痛性痉挛、颤搐,一般持续 1~3 min。由于体温调节、口渴机制正常,此时血容量尚未明显不足,生命体征一般尚稳定,如体温多正常或稍升高,皮肤多湿冷。

3.热衰竭

脱水、电解质缺乏。脱水、电解质缺乏造成发热、头晕、恶心、头痛、极度乏力,但体温调节系统尚能工作,治疗不及时会转变为热射病。与热射病在表现上的主要区别在于没有严重的中枢神经系统紊乱。此时口渴明显,肛温＞37.8 ℃,皮肤湿,大量出汗,脉细速,可有轻度的中枢神经症状(头痛、乏力、焦虑、感觉错乱、歇斯底里),高通气(为了排出热量)而导致呼吸性碱中毒。其他症状还有恶心、呕吐、头晕、眼花、低血压等及热晕厥及热痉挛的症状。治疗关键是补液。

4.热射病

体温调节功能失调。为在热衰竭基础上再进一步发展,体温调节功能失调而引起的高热及中枢神经系统症状在内的一系列症状体征,在热衰竭的症状基础上会有典型的热射病三联症:超高热,标志性特点,肛温＞41 ℃。意识改变是标志性特点,神志恍惚并继发突发的癫痫、谵妄或昏迷;无汗,在早期可能有汗,但很快会进展到无汗。除以上 3 点外还有以下表现:血压先升后降,高通气导致呼吸性碱中毒,伴随心、肝、凝血、肾等损伤。热射病可分为两型:经典型(classic),以上症状在数天时间内慢慢递增,多见于湿热环境或老年、慢性病伤员,此型无汗;劳累型(exertional),以上症状可迅速发生,多为青壮年,伴有体力活动,但可能还会继续出汗。治疗关键是降温补液并处理并发症。

二、现场评估与救护

第一,了解病史、查体,了解发病原因。①环境:包括环境温度与湿度、通风情况、持续时间、动作强度、身体状况及个体适应力等。②症状:如口干、乏力、恶心、呕吐、头晕、眼花、神志恍惚等。③查体:测量生命体征,如肛温、脉搏和血压等。

第二,评估体温:接诊可能为中暑的伤员后首先评估体温,如体温是否 39 ℃以上。

(1)若否,并考虑可能为热晕厥时。通过平卧位、降温、补充水分(肠内,必要时静脉)可恢复,必要时需观察监护以发现某些潜在的疾病。

体位治疗:平卧位,可将腿抬高,保证脑血供。

(2)若否,并考虑可能为热痉挛时。通过阴凉处休息、补充含电解质及糖分的饮料可恢复,在恢复工作前一般需休息 1～3 d 并持续补充含钠饮料直到症状完全缓解。同时可通过被动伸展运动、冰敷或按摩来缓解痉挛。

口服补液方法:神志清醒时,饮用冷的含电解质及糖分的饮料(稀释的果汁、牛奶、市场上卖的运动饮料或稀盐汤等)来补充。

(3)若是,则可能为热衰竭或热射病。

第三,评估意识状态:若意识改变,可能为热射病,否则为热衰竭。

第四,若为热衰竭,马上开始静脉补液。

补液方法:严重时需要静脉输液来补充等张盐水,0.9％生理盐水、5％葡萄糖或林格液均可。2～4 h内可补充 1000～2000 mL 液体;并根据病情判断脱水的类型,判断后续补液种类。严重的低钠血症可静脉滴注最高 3％的高张盐水。有横纹肌溶解风险时可加用甘露醇或碱化尿液,监测出入量,留置导尿管,维持尿量 50 mL/h 以上,来预防肾衰竭。神志清醒时也可口服补液。

第五,若为热射病,在气道管理、维持呼吸、维持循环的基础上马上降温到 39 ℃(蒸发降温),处理并发症。

(1)评估气道、保持呼吸道通畅,维持呼吸:注意气道的开放,必要时气管插管;置鼻胃管,可用于神志不清时补液及预防误吸。给氧,高流量给氧如 100％氧气吸入直到体温降到 39 ℃。

(2)降温方法:脱离湿热环境,防止病情加重。置于凉快、通风的地点(室内、树荫下);松开去除衣物,尽量多地暴露皮肤。①蒸发法降温:用冷水(15 ℃)喷到全身,并用大功率风扇对着伤员吹。其他方法还有腋窝、颈部、腹股沟、腘窝等浅表动脉处放置降温物品如冰袋等,以及冷水洗胃或灌肠,但效果不及蒸发法。有条件地使用降温毯,必要时可将身体下巴以下或仅四肢浸入冷水,直到体温降到 39 ℃就停止浸泡。这对降温非常有效,但很可能会导致低血压及寒战。②寒战的控制:氯丙嗪 25～50 mg 静脉注射或静脉滴注,或地西泮 5～10 mg 静脉注射,减少产热,注意血压呼吸监护。目标是迅速(1 h 内)控制体温。

非甾体类解热镇痛药应禁用(如阿司匹林、吲哚美辛、对乙酰氨基酚等),因中暑时 NSIAD 类药已无法通过控制体温调节中枢来达到降温效果,反而会延误其他有效治疗措施的使用。但可考虑使用糖皮质激素。

(3)补液方法:参见热衰竭。但在神志障碍时口服补液要慎用,防止误吸。

三、进一步评估与救护

(一)辅助检查

辅助检查主要用来了解电解质及评估脏器损伤。血电解质(热痉挛:低钠;热射病:高钠、低钠、低钾、低钙、低磷均可能)、肾功能(肌酐、尿素氮升高,高尿酸)、血气分析(呼碱、代酸、乳酸酸中毒)、尿常规(比重)、血常规(白细胞增多、血小板减少)、心肌酶学、转氨酶、出凝血时间(PT 延长,DIC)、心电图(心肌缺血,ST-T 改变),必要时血培养。评估肾衰竭、心力衰竭、呼吸窘迫、低血压、血液浓缩、电解质平衡、凝血异常的可能。

(二)评估脱水的类型

根据病情判断是等渗、高渗还是低渗性脱水。中暑时多为高渗性脱水,但若伤员单纯饮用淡水会导致低渗性脱水。

(三)鉴别是否为药物或其他疾病引

比如恶性综合征,如抗精神病药物引起的高热、强直及昏迷;恶性高热,如麻醉药引起;血清素综合征,如选择性 5 羟色胺再吸收抑制剂与单胺氧化酶抑制剂合用引起;抗胆碱能药、三环抗抑郁药、抗组胺药、吸毒、甲亢毒症、持续长时间的癫痫、感染性疾病引起的发热。

(四)注意病情进展

热衰竭伤员体温进一步升高并出汗,停止时会转为热射病。

(五)各种并发症的处理

呼吸衰竭如低氧、气道阻力增加时若考虑 ARDS,需呼吸机 PEEP 模式支持人工呼吸。监测血容量及心源性休克的可能,血流动力学监测如必要时漂浮导管测肺动脉楔压、中心静脉压等,低血压、心力衰竭时补液、使用血管活性药物如多巴酚丁胺。持续的昏迷癫痫需进一步查头颅 CT、腰穿、气管插管、呼吸机支持。凝血异常如紫癜、鼻出血、呕血或 DIC 等,监测出凝血血小板等,考虑输注血小板及凝血因子,若考虑 DIC 早期给予肝素。少尿、无尿、肌酐升高、肌红蛋白尿等肾衰竭表现:补液维持足够尿量,必要时透析治疗。

若在急性期得到恰当及时治疗,没有意识障碍或血清酶学升高的伤员多数能在 1～2 d 内恢复。

四、健康教育

最重要的是预防。教育公众,中暑是可预防的。避免长时间暴露于湿热环境,使用遮阳设备,多休息。在进入湿热环境前及期间多饮含电解质及糖分的冷饮如稀释的果汁、市场上卖的运动饮料或1‰稀盐汤、非碳酸饮料来补充水分电解质。特别是告知一些老年人不要过分限制食盐摄入。避免含咖啡因的饮料,因其会兴奋导致产热增多。教育高危人群:体力劳动者、运动员、老年、幼儿、孕妇、肥胖、糖尿病、酗酒、心脏病等及使用吩噻嗪类、抗胆碱能类等药时的人都是高危人群,不要穿厚重紧身衣物,认识中暑的早期症状体征。告知中暑伤员,曾经中暑过,以后也容易中暑,如对热过敏,起码4周内避免再暴露。在暑天不能把儿童单独留在车内。

第六节　淹　溺

一、疾病概论

淹溺(drowning)又称溺水,是指人淹没于水中,水和水中污泥、杂草堵塞呼吸道或反射性喉、支气管痉挛引起通气障碍而窒息。如跌入粪池、污水池和化学物品池中,可引起皮肤和黏膜损伤及全身中毒。

(一)病因及发病机制

1.病因

淹溺最常见的原因是溺水,造成淹溺的主要因素包括以下几点。

(1)游泳时或意外事件时落入水中,可发生淹溺。如游泳中换气过度,体内 CO_2 排出过多,引起呼吸性碱中毒,导致手足抽搐;疲劳过度、水温过低等原因可引起腓肠肌痉挛而发生淹溺。

(2)水下作业时潜水用具发生故障,发生潜水病,或潜水时间过长、过度疲劳,而使体内血氧饱和度过低,引起意识障碍而发生淹溺。

(3)人不慎跌入粪池、污水池、化学物质储存池中,造成淹溺,并引起皮肤和黏膜损伤及全身中毒。

2.发病机制

(1)人淹没于水中,多因紧张、惊恐、寒冷等因素的强烈刺激,反射性地引起喉头和支气管痉挛,声门紧闭,造成缺氧。

(2)由于缺氧,淹溺者被迫进行深呼吸。吸入的水愈多,肺顺应下降愈明显,最终出现呼吸衰竭,产生低氧血症、高碳酸血症及呼吸性酸中毒,并可伴有代谢性酸中毒。低氧血症及组织缺氧最终导致肺水肿甚至脑水肿。

(3)如呼吸道吸入淡水,水可迅速经肺泡被吸收入血液循环,使血容量增加,血液稀释而发生血、电解质平衡失常,红细胞破裂引起血管内溶血,血钾浓度增高,血钠、血钙、血氯浓度降低,血浆蛋白减少。如海水进入呼吸道和肺泡,引起血容量减少,造成血液浓缩,血钠、血氯、血钙、血镁浓度增加。高钙血症可引起心动过缓和传导阻滞,甚至心脏停搏;高镁血症可抑制中枢神经和周围神经,扩张血管,而血容量减少又使血压下降,动脉血氧分压降低,机体缺氧,引起脑水肿、代谢性酸中毒,最终导致心力衰竭、循环障碍。两者的病理特点比较见表1-3。

表1-3　淡水淹溺与海水淹溺病理特点比较

项目	淡水淹溺	海水淹溺
血液总量	增加	减少
血液渗透压	降低	增加
电解质变化	钾离子增加,钠、钙、镁减少	钠、钙、镁、氯增加
心室纤颤发生率	常见	少见
主要死因	急性肺水肿、脑水肿、心力衰竭、心室纤颤	急性肺水肿、脑水肿、心力衰竭

(二)临床表现

患者被救上岸后,主要表现有:①神志不清;②皮肤发绀、四肢冰冷;③呼吸、心跳微弱或已停止,血压测不到;④口旁、鼻内充满泡沫状液体;⑤胃扩张。

(三)救治原则

(1)立即清理口、鼻中的污泥、水草等杂物,保持呼吸道畅通。若呼吸道被水阻塞,要立即取俯卧位,头偏向一侧,腹下垫高,救护者用手按压其背部;或救护者一腿跪地一腿屈膝,将淹溺者腹部置于救护者屈膝的腿上,头部向下并偏向一侧,救护者用手按压其背部,可使呼吸道和胃部的积水倒出;也可将淹溺者扛在救护者的肩上,肩顶住淹溺者的腹部,上下抖动以达到排水的目的。注意排水时间不可过长,倒出口、咽、气管内的水分即可,以免延误抢救的时机。如为海水淹溺,高渗性液体使血浆渗入肺部,此时应取低头仰卧位,以利水分引流。

(2)呼吸、心脏停搏者立即行心肺脑复苏。

(3)输氧:几乎所有的患者都存在低氧血症。可吸入高浓度氧或进行高压氧治疗,如有条件可使用人工呼吸机。

(4)复温:如患者体温过低,根据情况做好体外或体内复温措施。

(5)维持水、电解质平衡:淡水淹溺者,适当限制入水量,并积极补充氯化钠溶液;海水淹溺者,因血容量低,不宜过分限制入水量,并注意补液,纠正低血容量;根据患者病情,酌情补充碳酸氢钠。以纠正代谢性酸中毒。

(6)防治并发症:如肾上腺糖皮质激素可防治肺水肿、脑水肿、ARDS及溶血等。如合并急性肾功能不全、心律失常、心功能不全、DIC等,应及时做出相应处理。

二、护理评估

(一)病史

淹溺最常见于儿童、青少年。应详细了解淹水的时间、水温、被救起的方式、现场处理情况等。

(二)身心状况

1.症状与体征

患者常有意识障碍,牙关紧闭,呼吸、心脏搏动微弱或停止。皮肤黏膜苍白或发绀,四肢发冷,口腔、鼻腔内可充满泡沫、泥沙、水草等,上腹部膨胀、隆起伴胃扩张。复苏过程中可出现各种心律失常、心力衰竭、急性呼吸窘迫综合征、脑水肿、DIC 及急性肾衰竭等,病程中常合并肺部感染。淹溺发生在寒冷水中,可出现低温综合征。

2.心理与社会

患者苏醒后,常可出现焦虑、恐惧、失眠,甚至出现短时记忆丧失。

(三)辅助检查

1.血常规

淡水淹溺者可出现血红蛋白下降。

2.血气分析

可出现低氧血症、高碳酸血症、呼吸性酸中毒合并代谢性酸中毒。

3.电解质

淡水淹溺者可出现血清钠、血清氯降低,血清钾增高;海水淹溺者,血清钠、血清氯、血清镁、血清钙可增高。

4.胸部 X 线检查

可见肺不张或肺水肿,肺野可见大片絮状炎性渗出物。

三、护理诊断

(一)液体量过多

液体量过多与淹溺者吸入的水可迅速经肺泡进入血液循环,使血容量增加有关。

(二)意识障碍

意识障碍与低氧血症、脑组织缺氧、肺水肿、脑水肿有关。

(三)潜在并发症:心脏停搏

心脏停搏与心肌严重缺氧、电解质紊乱、心律失常有关。

四、护理目标

(1)清除患者体内过多体液,恢复正常呼吸。

(2)患者意识清楚,反应正常,生活自理。

(3)患者未发生心脏停搏,或心脏停搏经心肺脑复苏后恢复正常。

五、护理措施

(一)一般护理

(1)迅速清除呼吸道异物。

(2)吸氧:对于心肺复苏有效者,给予高流量氧气吸入。

(3)迅速建立静脉通道,并保持输液畅通。

(4)加强基础护理:对昏迷患者要注意皮肤护理,定时翻身,以预防压疮;呼吸道分泌物较多者,应吸痰、翻身、叩背,以利排痰;定时清洁口腔。可留置胃管,用于胃肠减压和防止呕吐。

(二)急救护理

(1)立即行心肺脑复苏,直至出现自主呼吸和心律。如心脏搏动、呼吸未恢复者,继续行人工呼吸和胸外心脏按压,边转运边抢救。

(2)注意患者的神志变化,昏迷患者要观察瞳孔的大小、对光反射,注意有无散大、固定。

(3)监测每小时尿量。出入水量相差过多时应通知医师,便于及时发现肾脏损害和心力衰竭。

(4)严密观察生命体征的变化。随时采取应急措施,做好观察记录。

(5)对于神志已经清醒,肺部检查正常,但还存在缺氧、酸中毒或低温者,应注意保温,并继续留在观察室,以防止病情反复和恶化。对于淹溺的危重患者,呼吸、心脏搏动没有恢复或已恢复但不稳定者,应送重症监护治疗病房(ICU)抢救。对于心电监护的心律、血压、血氧饱和度的变化随时通知医师,及时处理。

(6)对复苏成功者,要观察24～48 h,防止患者出现病情反复。

(三)心理护理

患者清醒后,精神可能受到极大刺激和创伤,甚至留下遗忘症、惊恐等精神症状。针对患者的具体情况,护士应针对患者的具体情况,给予患者精心的心理护理。培养患者的自理能力,使心理重新康复。

六、护理评价

(1)患者肺水肿消退,呼吸频率、节律正常,低氧血症被纠正。

(2)患者神志清楚,思维敏捷,恐怖心理消除。

(3)未发生心脏停搏,或经复苏术后心律恢复正常,生命体征平稳。

第二章　心内科疾病护理

第一节　原发性高血压

原发性高血压的病因复杂,不是单个因素引起,与遗传有密切关系,是环境因素与遗传相互作用的结果。要诊断高血压,必须根据患者与血压对照规定的高血压标准,在未服降压药的情况下,测两次或两次以上非同日多次重复的血压所得的平均值为依据,偶然测得一次血压增高不能诊断为高血压,必须重复和进一步观察。测得高血压时。要做相应的检查以排除继发性高血压,若患者是继发性高血压,未明确病因即当成原发性高血压而长期给予降压治疗,不但疗效差,而且原发性疾病严重发作常可危及生命。

一、一般表现

原发性高血压通常起病缓慢,早期常无症状,可以多年自觉良好而偶于体格检查时发现血压升高,少数患者则在发生心、脑、肾等并发症后才被发现。高血压患者可有头痛、眩晕、气急、疲劳、心悸、耳鸣等症状,但并不一定与血压水平成正比。往往是在患者得知患有高血压后才注意到。

高血压病初期只是在精神紧张、情绪波动后血压暂时升高,随后可恢复正常,以后血压升高逐渐趋于明显而持久,但一天之内白昼与夜间血压水平仍可有明显的差异。

高血压病后期的临床表现常与心、脑、肾功能不全或器官并发症有关。

二、实验室检查

为了原发性高血压的诊断、了解靶器官(主要指心、脑、肾、血管)的功能状态并指导正确选择药物治疗,必须进行下列实验室检查:血、尿常规、肾功能、血尿酸、脂质、糖、电解质、心电图、胸部 X 线和眼底检查。早期患者上述检查可无特殊异常,后期高血压患者可出现尿蛋白增多及尿常规异常,肾功能减退,胸部 X 线可见主动脉弓迂曲延长、左室增大,心电图可见左心室肥大劳损。部分患者可伴有血清总胆固醇、甘油三酯、低密度脂蛋白胆固醇的增高和高密度脂蛋白胆固醇的降低,亦常有血糖或尿酸水平增高。目前认为,上述生化异常可能与原发性高血压的发病机制有一定的内在联系。

眼底检查有助于对高血压严重程度的了解,眼底分级法标准如下:Ⅰ级,视网膜动脉变细、反光增强;Ⅱ级,视网膜动脉狭窄、动静脉交叉压迫;Ⅲ级,上述血管病变基础上有眼底出血、棉絮状渗出;Ⅳ级,上述基础上出现视神经盘水肿。大多数患者仅为Ⅰ、Ⅱ级变化。

动态血压监测(ABPM)与通常血压测量不同,动态血压监测是由仪器自动定时测量血压,可每隔 15～30 min 自动测压(时间间隔可调节),连续 24 h 或更长。可测定白昼与夜间各时间段血压的平均值和离散度,能较敏感、客观地反映实际血压水平。

正常人血压呈明显的昼夜波动,动态血压曲线呈双峰一谷,即夜间血压最低,清晨起床活动后血压迅速升高,在上午 6～10 时及下午 4～8 时各有一高峰,继之缓慢下降。中、轻度高血压患者血压昼夜波动曲线与正常类似,但血压水平较高。早晨血压升高可伴有血儿茶酚胺浓度升高,血小板聚集增加及纤溶活性增高会变化,可能与早晨较多发生心脑血管急性事件有关。

血压变异性和血压昼夜节律与靶器官损害及预后有较密切的关系,即伴明显靶器官损害或严重高血压患者其血压的昼夜节律可消失。

目前尚无统一的动态血压正常值,但可参照采用以下正常上限标准:24 h 平均血压值<17.33/10.66 kPa,白昼均值<18/11.33 kPa,夜间<16.66/10 kPa。夜间血压均值比白昼降低大于 10%,如降低不及 10%,可认为血压昼夜节律消失。

动态血压监测可用于:诊断"白大衣性高血压",即在诊所内血压升高,而诊所外血压正常;判断高血压的严重程度,了解其血压变异性和血压昼夜节律;指导降压治疗和评价降压药物疗效;诊断发作性高血压或低血压。

三、原发性高血压危险度的分层

原发性高血压的严重程度并不单纯与血压升高的水平有关,必须结合患者总的心血管疾病危险因素及合并的靶器官损害做全面的评价,治疗目标及预后判断也必须以此为基础。心血管疾病危险因素包括吸烟、高脂血症、糖尿病、年龄>60 岁、男性或绝经后女性、心血管疾病家族史(发病年龄女性<65 岁,男性<55 岁)。靶器官损害及合并的临床疾病包括心脏疾病(左心室肥大、心绞痛、心肌梗死、既往曾接受冠状动脉旁路手术、心力衰竭),脑血管疾病(脑卒中或短暂性脑缺血发作),肾脏疾病(蛋白尿或血肌酐升高),周围动脉疾病,高血压视网膜病变(大于等于Ⅲ级)。危险度的分层是把血压水平和危险因素及合并的器官受损情况相结合分为低、中、高和极高危险组。治疗时不仅要考虑降压,还要考虑危险因素及靶器官损害的预防及逆转。

低度危险组:高血压 1 级,不伴有上列危险因素,治疗以改善生活方式为主,如 6 个月后无效,再给药物治疗。

中度危险组:高血压 1 级伴 1～2 个危险因素或高血压 2 级不伴有或伴有不超过 2 个危险因素者。治疗除改善生活方式外,给予药物治疗。

高度危险组:高血压 1～2 级伴至少 3 个危险因素者,必须药物治疗。

极高危险组:高血压 3 级或高血压 1～2 级伴靶器官损害及相关的临床疾病者(包括糖尿病),必须尽快给予强化治疗。

四、临床类型

原发性高血压大多起病及进展均缓慢,病程可长达十余年至数十年,症状轻微,逐渐导致靶器官损害。但少数患者可表现为急进重危,或具特殊表现而构成不同的临床类型。

(一)高血压急症

高血压急症是指高血压患者血压显著的或急剧的升高[收缩压>26.66 kPa(200 mmHg),舒张压>17.33 kPa(130 mmHg)],常同时伴有心、脑、肾及视网膜等靶器官功能损害的一种严重危及生命的临床综合征,其舒张压>18.67～20 kPa 和(或)收缩压>29.33 kPa,无论有无症状,也应视为高血压急症。高血压急症包括高血压脑病、高血压危象、急进型高血压、恶性高血压,高血压合并颅内出血、急性冠状动脉功能不全、急性左心衰竭、主动脉夹层血肿以及子痫、嗜铬细胞瘤危象等。

(二)恶性高血压

1％～5％的中、重度高血压患者可发展为恶性高血压,其发病机制尚不清楚,可能与不及时治疗或治疗不当有关。病理上以肾小动脉纤维样坏死为突出特征。临床特点:①发病较急骤;多见于中、青年;②血压显著升高,舒张压持续＞17.33 kPa;③头痛、视力模糊、眼底出血、渗出和乳头水肿;④肾脏损害突出,表现为持续蛋白尿、血尿及管型尿,并可伴肾功能不全;⑤进展迅速,如不给予及时治疗,预后不佳,可死于肾衰竭、脑卒中或心力衰竭。

(三)高血压危重症

1.高血压危象

在高血压病程中,患者由于周围血管阻力的突然上升,血压明显升高,出现头痛、烦躁、眩晕、恶心、呕吐、心悸、气急及视力模糊等症状。伴靶器官病变者可出现心绞痛、肺水肿或高血压脑病。血压以收缩压显著升高为主,也可伴舒张压升高。发作一般历时短暂、控制血压后病情可迅速好转;但易复发。危象发作时交感神经活动亢进,血中儿茶酚胺升高。

2.高血压脑病

高血压脑病是指在高血压病程中发生急性脑血液循环障碍,引起脑水肿和颅内压增高而产生的临床征象。发生机制可能为过高的血压突破了脑血管的自身调节机制,导致脑灌注过多,液体渗入脑血管周围组织,引起脑水肿。临床表现有严重头痛、呕吐、神志改变,较轻者可仅有烦躁、意识模糊,严重者可发生抽搐、昏迷。

(四)急进型高血压

急进型高血压占高血压患者的1％～8％,多见于年轻人,男性居多。临床特点:①收缩压,舒张压均持续升高,舒张压常持续≥17.3 kPa(130 mmHg),很少有波动;②症状多而明显进行性加重,有一些患者高血压是缓慢病程,但后突然迅速发展,血压显著升高;③出现严重的内脏器官的损害,常在1～2年内发生心、脑、肾损害和视网膜病变,出现脑卒中、心肌梗死、心力衰竭、尿毒症及视网膜病变(眼底Ⅲ级以上改变)。

(五)缓进型高血压

这种类型占95％以上,临床上又称之为良性高血压。因其起病隐匿,病情发展缓慢,病程较长,可达数十年,多见于中老年人。临床表现:①早期可无任何明显症状,仅有轻度头痛或不适,休息之后可自行缓解。偶测血压时才发现高血压;②逐渐发展,患者表现为头痛、头晕、失眠、乏力、记忆力减退症状,血压也随着病情发展逐步升高并趋向持续性,波动幅度也随之减小并伴随着心、脑、肾等器官的器质性损害。

此型高血压病由于病程长,早期症状不明显所以患者容易忽视其治疗,思想上不重视,不能坚持服药,最终造成不可逆的器官损害,危及生命。

(六)老年人高血压

年龄超过60岁达高血压诊断标准者即为老年人高血压。临床特点:①半数以上以收缩压为主;即单纯收缩期高血压(收缩压＞18.66 kPa;舒张压＜12 kPa),此与老年人大动脉弹性减退、顺应性下降有关,使脉压增大。流行病资料显示,单纯收缩压的升高也是心血管病致死的重要危险因素。②部分老年人高血压是由中年原发性高血压延续而来,属收缩压和舒张压均增高的混合型。③老年人高血压患者心、脑、肾器官常有不同程度损害,靶器官并发症如脑卒中、心力衰竭、心肌梗死和肾功能不全较为常见。④老年人压力感受路敏感性减退;对血压的调节功能降低、易造成血压波动及直立性低血压,尤其在使用降压药物治疗时要密切观察。老年人选用高血压药物时宜选用平和、缓慢的制剂,如利尿剂和长效钙拮抗剂及 ACEI 等;常规给予抗凝剂治疗;定期测量血压以予调整剂量。

(七)难治性高血压

难治性高血压又称顽固性或有抵抗性的高血压。临床特点:①治疗前血压≥24/15.32 kPa,经过充分的、合理的、联合应用三种药物(包括利尿剂),血压仍不能降至 21.33/7.5 kPa 以下;②治疗前血压<24/15.33 kPa,而适当的三联药物治疗仍不能达到<18.66/12 kPa,则被认为是难治性高血压;③对于老年单纯收缩期高血压,如治疗前收缩压>26.66 kPa,经三联治疗,收缩压不能降至 22.66 kPa 以下,或治疗前收缩压 21.33~26.66 kPa,而治疗后不能降至 21.33 kPa 以下及至少低 1.33 kPa,亦称为难治性高血压。充分合理的治疗应包括至少三种不同药理作用的药物,包括利尿剂并加之以下两种:β 阻断剂,直接的血管扩张药,钙拮抗剂或血管紧张素转化酶抑制剂。应当说明的是,并不是所有严重的高血压都是难治性高血压,也不是难治性高血压都是严重高血压。

诊断难治性高血压应排除假性高血压及白大衣高血压,并排除继发性高血压,如嗜铬细胞瘤、原发性醛固酮增生症、肾血管性高血压等;中年或老年患者过去有效的治疗以后变得无效,则强烈提示肾动脉硬化及狭窄,肾动脉造影可确定诊断肾血管再建术可能是降低血压的唯一有效方法。

难治性高血压的主要原因可能有以下几种。①患者的依从性不好即患者没有按医生的医嘱服药,这可能是最主要的原因。依从性不好的原因可能药物方案复杂或服药次数频繁,患者未认识到控制好血压的重要性,药物费用及不良反应等。②患者食盐量过高(>5 g/d),或继续饮酒,体重控制不理想。应特别注意来自加工食品中的盐,如咸菜、罐头、腊肉、香肠、酱油、酱制品、咸鱼、成豆制品等,应劝说患者戒烟、减肥,肥胖者减少热量摄入量。③医生不愿使用利尿药或使用多种作用机制相同的药物。④药物相互作用,如阿司匹林或非甾体消炎药因抑制前列腺素合成而干扰高血压的控制,拟交感胺类可使血压升高,麻黄素、口服避孕药、雄性激素、过多的甲状腺素、糖皮质激素等可使血压升高或加剧原先的高血压;考来烯胺可妨碍抗高血压药物的经肠道吸收。三环类抗忧郁药,苯异丙胺、抗组织胺、单胺氧化酶抑制剂及可卡因干扰胍乙啶的药理作用。

(八)儿童高血压

关于儿童高血压的诊断标准尚未统一。如 WHO 规定:13 岁以上正常上限为 18.66/12 kPa,13 岁以下则为 18/11.33 kPa。《实用儿科学》中规定:8 岁以下舒张压>10.66 kPa,8 岁以上>12 kPa;或收缩压>16 kPa 与舒张压>10.66 kPa 为高血压。儿童血压测量方法与成年人有所不同。①舒张压以 Korotkoff 第四音为难。②根据美国心脏病协会规定,使用袖带的宽度为:1 岁以下为 2.5,1~4 岁 5~6 cm,5~8 岁 8~9 cm,成人 12.5 cm,否则将会低估或高估血压的高度。诊断儿童高血压应十分慎重,特别是轻度高血压者应加强随访。

一经确诊为儿童高血压后,首先除外继发性高血压。继发性高血压中最常见的病因是肾脏疾病,其次是肾动脉血栓、肾动脉狭窄、先天性肾动脉异常、主动脉缩窄、嗜铬细胞瘤等。

临床特点:①5%的患者有高血压的家族史;②早期一般无明显症状,部分患者可有头痛,尤在剧烈运动时易发生;③超体重肥胖者达50%;④平素心动过速,心前区搏动明显,呈现高动力循环状态;⑤尿儿茶酚胺水平升高,尿缓激肽水平降低,血浆肾素活性轻度升高,交感神经活性增高;⑥对高血压的耐受力强,一般不引起心、肾、脑及眼底的损害。

(九)青少年高血压

青少年时期高血压的研究已越来越被人们重视。大量调查发现,青少年原发性高血压起源于儿童期,并认为青少年高血压与成人高血压及并发症有密切关系,同儿童期高血压病因相似,常见于继发性高血压,在青春期继发性高血压病例中,肾脏疾病仍然是主要的病因。大量的调查发现青少年血压与年龄有直接相关,青少年高血压诊断标准在不同时间(每次间隔3个月以上)3次测量坐位血压,收缩压和(或)舒张压高于95百分位以上可诊断为高血压(表2-1)。

表 2-1　我国青少年年龄血压百分位值表

年龄	男性/P95	女性/P95
1~12	128/81	119/82
13~15	133/84	124/81
16~18	136/89	127/82

(十)精神紧张性高血压

交感神经系统在发病中起着重要作用。交感神经系统活性增强可导致:①血浆容量减少,血小板聚集,因而易诱发血栓形成;②激活肾素-血管紧张素系统,再加上儿茶酚胺的作用,引起左室肥厚的血管肥厚,肥厚的血管更易引起血管痉挛;③副交感神经系统活性较低和交感神经系统活性增强,是易引起心律失常,心动过速的因素;④降低骨骼肌对胰岛素的敏感性,其主要机制为:在紧急情况下,交感神经系统活性增高引起血管收缩,导致运输至肌肉的葡萄糖减少;去甲肾上腺素刺激β受体也可引起胰岛素耐受,持续的交感神经系统还可以造成肌肉纤维类型由胰岛素耐受性慢收缩纤维转变成胰岛素耐受性快收缩纤维,这些变化可致血浆胰岛素浓度水平升高,并促进动脉粥样硬化。

(十一)白大衣性高血压

白大衣性高血压(WCH)是指在诊疗单位内血压升高,但在诊疗单位外血压正常。有人估计,在高血压患者中,有20%~30%的为白大衣高血压,故近年来提出患者自我血压监测(HBPM)。HBPM有下列好处:①能更全面更准确地反应患者的血压;②没有"白大衣效应";③提高患者服药治疗和改变生活方式的顺从性;④无观察者的偏倚现象。自测血压可使用水银柱血压计,亦可使用动态血压监测(ABPM)的方法进行判断。有人认为"白大衣高血压"也应予以重视,它可能是早期高血压的表现之一。我国目前的参考诊断标准为WCH患者诊室收缩压>21.33 kPa和(或)舒张压>12 kPa并且白昼动态血压收缩压<18 kPa,舒张压<10.66 kPa,这还需要经过临床的验证和评价。

"白大衣性高血压"多见于女性、年轻人、体型瘦及诊所血压升高、病程较短者。在这类患者中,规律性的、反复出现的应激方式,如上班不会引起血压升高。ABPM 有助于诊断"白大衣性高血压"。其确切的自然史与预后还不很清楚。

(十二)应激状态

偏快的心率是处于应激状态的一个标志,心动过速是交感神经活性增高的一个可靠指标,同时也是心血管病死亡率的一个独立危险因素。心率增快与血压升高、胆固醇升高、三酰甘油、血球压积升高、体重指数升高、胰岛素抵抗、血糖升高、高密度脂蛋白-胆固醇降低等密切相关。

(十三)夜间高血压

24 h 动态血压监测发现部分患者的血压正常节律消失,夜间收缩压或舒张压的降低小于日间血压平均值的 10%,甚至夜间血压反高于日间血压。夜间高血压常见于某些继发性高血压(如嗜铬细胞瘤、原发性醛固酮增多症、肾性高血压)、恶性高血压和合并心肌梗死、脑卒中的原发性高血压。夜间高血压的产生机制与神经内分泌正常节律障碍、夜间上呼吸道阻塞、换气过低和睡眠觉醒有关,其主要症状是响而不规则的打鼾、夜间呼吸暂停及日间疲乏和嗜睡。这种患者常伴有超重,易发生脑卒中、心肌梗死、心律失常和猝死。

(十四)肥胖型高血压

肥胖者易患高血压,其发病因素是多方面的,伴随的危险因素越多,则预后越差。本型高血压患者心、肾、脑、肺功能均较无肥胖者更易受损害,且合并糖尿病、高脂血症、高尿酸血症者多,患冠心病、心力衰竭、肾功能障碍者明显增加。

(十五)夜间低血压性高血压

夜间低血压性高血压是指日间为高血压(特别是老年收缩期性高血压),夜间血压过度降低,即夜间较日间血压低超过 20%。其发病机制与血压调节异常、血压节律改变有关。该型高血压易发生腔隙性脑梗死,可能与夜间脑供血不足、高凝状态有关。治疗应注意避免睡前使用降压药(尤其是能使夜间血压明显降低的药物)。

(十六)顽固性高血压

顽固性高血压是指高血压患者服用 3 种以上的不同作用机制的全剂量降压药物,测量血压仍不能控制在 18.66/12.66 kPa 以下或舒张压(DBP)≥13.33 kPa,老年患者血压仍大于21.33/12 kPa,或收缩压(SBP)不能降至 18.66 kPa 以下。顽固性高血压的原因:①治疗不当,应采用不同机制的降压药物联合应用;②对药物的不能耐受,由于降压药物引起不良反应;而中断用药,常不服药或间断服药,造成顺应性差;③继发性高血压,当患者血压明显升高并对多种治疗药物呈抵抗状态的,应考虑排除继发因素,常见肾动脉狭窄、肾动脉粥样斑块形成、肾上腺疾病等;④精神因素,工作繁忙造成白天血压升高,夜间睡眠时血压正常;⑤过度摄钠,尤其对高血压人群中,约占 50% 的盐敏感性高血压,例如老年患者和肾功能减退者,盐摄入量过高更易发生顽固性高血压,而低钠饮食可改善其对药物的抵抗性。

五、护理评估

(一)病史

应注意询问患者有无高血压家族史、个性特征、职业、人际关系、环境中有无引发本病的应激因素,生活与饮食习惯,烟酒嗜好,有无肥胖、心脏病、肾脏病、糖尿病、高脂血症、痛风、支气管哮喘等病史及用药情况。

(二)身体状况

高血压病根据起病和病情进展缓急分为缓进型和急进型两类,前者多见,后者占高血压病的1%～5%。

1.一般表现

缓进型原发性高血压起病隐匿,病程进展缓慢,早期多无症状,偶在体格检查时发现血压升高,少数患者在发生心、脑、肾等并发症后才被发现。高血压患者可在精神紧张、情绪激动或劳累后有头晕、头痛、眼花、耳鸣、失眠、乏力、注意力不集中等症状,但症状与血压增高程度并不一定一致。

患者血压随季节、昼夜、情绪等因素有较大波动,表现为冬季较夏季高、清晨较夜间高、激动时较平静时高等特点。体检时可听到主动脉瓣区第二心音亢进、主动脉瓣区收缩期杂音,少数患者在颈部或腹部可听到血管杂音。长期持续高血压可有左心室肥厚。

高血压病早期血压仅暂时升高,去除原因和休息后可恢复,称为波动性高血压阶段。随病情进展,血压呈持久增高,并有脏器受损表现。

2.并发症

主要表现为心、脑、肾等重要器官发生器质性损害和功能性障碍。

(1)心脏:血压长期升高,增加了左心室的负担。左室因代偿而心肌肥厚,继而扩张,形成高血压性心脏病。在心功能代偿期,除有劳累性心悸外,其他症状不明显。心功能失代偿时,则表现为心力衰竭。由于高血压后期可并发动脉粥样硬化,故部分患者可并发冠心病,发生心绞痛、心肌梗死。

(2)脑:重要的脑血管病变表现有4种。①一时性(间歇性)脑血管痉挛可使脑组织缺血,产生头痛、一时性失语、失明、肢体活动不灵或偏瘫。可持续数分钟至数日,一般在24 h内恢复。②脑出血:一般在紧张的体力或脑力劳动时容易发生,例如情绪激动、搬重物等时突然发生。其临床表现因出血部位不同而异,最常见的部位在脑基底节豆状核,故常损及内囊,又称内囊出血。其主要表现为突然摔倒,迅速昏迷,头、眼转向出血病灶的同侧,出血病灶对侧的"三偏"症状,即偏瘫、偏身感觉障碍和同侧偏盲。呼吸深沉而有鼾声,大小便失禁。瘫痪肢体开始完全弛缓,腱反射常引不出。数日后瘫痪肢体肌张力增高,反射亢进,出现病理反射。③脑动脉血栓形成:多在休息睡眠时发生,常先有头晕、失语、肢体麻木等症状,然后逐渐发生偏瘫,一般无昏迷。随病情进展,可发生昏迷甚至死亡。上述脑血管病变的表现,祖国医学统称为"中风"或"卒中",现代医学统称为"脑血管意外"。④高血压脑病:是指脑小动脉发生持久而严重的痉挛、脑循环发生急性障碍,导致脑水肿和颅内压增高,可发生于急进型或严重的缓进型高血压病患者。表现血压持续升高,常超过26.7/16.0 kPa(200/120 mmHg),剧烈头痛、恶心、呕吐、眩晕、抽搐、视力模糊、意识障碍直至昏迷。发作可短至数分钟,长者可达数小时或数日。

(3)肾的表现:长期高血压可致肾小动脉硬化,当肾功能代偿时,临床上无明显肾功能不全表现。当肾功能转入失代偿期时,可出现多尿、夜尿增多、口渴、多饮,提示肾浓缩功能减低,尿比重固定在1.010左右,称为等渗尿。当肾功能衰退时,可发展为尿毒症,血中肌酐、尿素氮增高。

(4)眼底视网膜血管改变:目前我国采用 Keith-Wegener 4 级眼底分级法。Ⅰ级,视网膜动脉变细;Ⅱ级,视网膜动脉狭窄,动脉交叉压迫;Ⅲ级,眼底出血或棉絮状渗出;Ⅳ级,视神经盘水肿。眼底的改变可反映高血压的严重程度。

3.急进型高血压病

急进型高血压占高血压病的 1% 左右,可由缓进型突然转变而来,也可起病即为急进型。多见于青年和中年。基本的临床表现与缓进型高血压病相似,但各种症状更为突出,具有病情严重、发展迅速、肾功能急剧恶化和视网膜病变(眼底出血、渗出、乳头水肿)等特点。血压显著增高,舒张压持续在17.3~18.6 kPa(130~140 mmHg)或更高,常于数月或 1~2 年出现严重的心、脑、肾损害,最后常为尿毒症死亡,也可死于急性脑血管疾病或心力衰竭。经治疗后,少数病情亦可转稳定。

高血压危象:是指短期内血压急剧升高的严重临床表现。它是在高血压的基础上,交感神经亢进致周围小动脉强烈痉挛,这是血压进一步升高的结果,常表现为剧烈头痛、神志改变、恶心、呕吐、心悸、呼吸困难等。收缩压可高达 34.7kPa(260 mmHg),舒张压 16 kPa(120 mmHg)以上。

(三)实验室及其他检查

1.尿常规检查

尿常规可阴性或有少量蛋白和红细胞,急进型高血压患者尿中常有大量蛋白、红细胞和管型,肾功能减退时尿比重降低,尿浓缩和稀释功能减退,血中肌酐和尿素氮增高。

2.X 线检查

轻者主动脉迂曲延长或扩张,并发高血压性心脏病时,左心室增大,心脏呈靴型改变。

3.超声波检查

心脏受累时,二维超声显示:早期左室壁搏动增强,第Ⅱ期多见室间隔肥厚,继则左心室肥厚;左心房轻度扩大;超声多普勒于二尖瓣上可测出舒张期血流速度减慢,舒张末期速度增快。

4.心电图和心向量图检查

心脏受累的患者又可见左心室增厚或兼有劳损,P 波可增宽或有切凹,P 环振幅增大,特别终末向后电力更为明显。偶有心房颤动或其他心律失常。

5.血浆肾素活性和血管紧张素Ⅱ浓度测定

二者可增高,正常或降低。

6.血浆心钠素浓度测定

心钠素浓度降低。

六、护理目标

(1)头痛减轻或消失。

(2)焦虑减轻或消失。

(3)血压维持在正常水平,未发生意外伤害。

(4)能建立良好的生活方式,合理膳食。

七、护理措施

(一)一般护理

头痛、眩晕、视力模糊的患者应卧床休息,抬高床头,保证充足的睡眠。指导患者使用放松技术,如缓慢呼吸、心理训练、音乐治疗等,避免精神紧张、情绪激动和焦虑,保持情绪平稳。保持病室安静,减少声光刺激和探视,护理操作动作要轻巧并集中进行,少打扰患者。对因焦虑而影响睡眠的患者遵医嘱应用镇静剂。

有氧运动可降压减肥、改善脏器功能、提高活动耐力、减轻胰岛素抵抗,指导轻症患者选择适当的运动,如慢跑、健身操、骑自行车、游泳等(避免竞技性、力量型的运动),一般每周 3～5次,每次30～40 min,出现头晕、心慌、气短、极度疲乏等症状时应立即停止运动。

合理膳食,每天摄钠量不超过 6g,减少热量、胆固醇、脂肪摄入,适当增加蛋白质,多吃蔬菜、水果,摄入足量的钾、镁、钙,避免过饱,戒烟酒及刺激性的饮料,可以降低血压,减轻体重,防止高血脂和动脉硬化,防止便秘,减轻心脏负荷。

(二)病情观察与护理

注意神志、血压、心率、尿量、呼吸频率等生命体征的变化,每天定时测量并记录血压。血压有持续升高时,密切注意有无剧烈头痛、呕吐、心动过速、抽搐等高血压脑病和高血压危象的征象。出现上述现象时应给予氧气吸入,建立静脉通路,通知病危,准备各种抢救物品及急救药物,详细书写特别护理记录单;配合医生采取紧急抢救措施,快速降压、制止抽搐,以防脑血管疾病的发生。

注意用药及观察:高血压患者服药后应注意观察服药反应,并根据病情轻重、血压的变化决定用药剂量与次数,详细做好记录。若有心、脑、肾严重并发症,则药物降压不宜过快,否则供血不足易发生危险。血压变化大时,要立即报告医师予以及时处理。要告诉患者按时服药及观察,忌乱用药或随意增减剂量与擅自停药。用降压药期间要经常测量血压并做好记录,以提供治疗参考,注意起床动作要缓慢,防止直立性低血压引起摔倒。用利尿剂降压时注意记出入量,排尿多的患者应注意补充含钾高的食物和饮料,如玉米面、海带、蘑菇、枣、桃、香蕉、橘子汁等。用普萘洛尔要逐渐减量、停药,避免突然停用引起心绞痛发作。

患者如出现肢体麻木,活动欠灵敏或言语含糊不清时,应警惕高血压并发脑血管疾病。对已有高血压心脏病者,要注意有无呼吸困难、水肿等心力衰竭表现;同时检查有无心律失常的发生。观察尿量及尿的化验变化,以发现肾脏是否受累。发现上述并发症时,要协助医生相应的治疗及做好护理工作。

高血压急症时,应迅速准确按医嘱给予降压药、脱水剂及镇痉药物,注意观察药物疗效及不良反应,严格按药物剂量调节滴速,以免血压骤降引起意外。

出现脑血管意外、心力衰竭、肾衰竭者,给予相应抢救配合。

八、健康教育

(1)向患者提供有关本病的治疗知识,注意休息和睡眠,避免劳累。

(2)同患者共同讨论改变生活方式的重要性,低盐、低脂、低胆固醇、低热量饮食,禁烟、酒及刺激性饮料。肥胖者节制饮食。

(3)教会患者进行自我心理平衡调整,自我控制活动量,保持良好的情绪,掌握劳逸适度,懂得愤怒会使舒张压升高,恐惧焦虑会使收缩压升高的道理,并竭力避免之。

(4)定期、准确、及时服药,定期复查。

(5)保持排便通畅,规律的性生活,避免婚外性行为。

(6)教会患者怎样测量血压及记录。让患者掌握药物的作用及不良反应,告诉患者不能突然停药。

(7)指导患者适当地进行运动,可增加患者的健康感觉和松弛紧张的情绪,增高 HDL-C。推荐作渐进式的有氧运动,如散步、慢跑,也可打太极拳,避免举高重物及做等长运动(如举重、哑铃)。

第二节 心 绞 痛

心绞痛是冠状动脉供血不足,心肌急剧的、暂时的缺血与缺氧所引起的临床综合征。其特点为阵发性的前胸压榨性疼痛感觉,主要位于胸骨后部,可放射至心前区和左上肢,常发生于劳动或情绪激动时,持续数分钟,休息或用硝酸酯制剂后消失。

一、病因和发病机制

本病多见于男性,多数患者在 40 岁以上,劳累、情绪激动、饱食、受寒、阴雨天气、急性循环衰竭等为常见诱因。除冠状动脉粥样硬化外,本病还可由主动脉瓣狭窄或关闭不全、梅毒性主动脉炎、肥厚型心肌病、先天性冠状动脉畸形、风湿性冠状动脉炎等引起。

对心脏予以机械性刺激并不引起疼痛,但心肌缺血与缺氧则引起疼痛。当冠状动脉的供血与心肌的需求之间发生矛盾,冠状动脉血流量不能满足心肌代谢的需要,引起心肌急剧的、暂时的缺血与缺氧时,即产生心绞痛。

心肌耗氧的多少由心肌张力、心肌收缩强度和心率所决定。心肌张力=左室收缩压(动脉收缩压)×心室半径。心肌收缩强度和心室半径经常不变,因此常用"心率×收缩压"(即二重乘积)作为估计心肌氧耗的指标。心肌能量的产生要求大量的氧气供应,心肌细胞摄取血液氧含量的 65%～75%,而身体其他组织则仅摄取 10%～25%,因此心肌平时对血液中氧的吸收已接近于最大量,需氧量增加时已难以从血液中更多地摄取氧,只能依靠增加冠状动脉的血流量来提供。在正常情况下,冠状循环有很大的储备力,其血流量可增加到休息时的 6～7 倍。缺氧时,冠状动脉也扩张,能使其流量增加 4～5 倍。动脉粥样硬化而致冠状动脉狭窄或部分分支闭塞时,其扩张性减弱,血流量减少,且对心肌的供血量相对地比较稳定。心肌的血液供给如减低到尚能应付心脏平时的需要,则休息时可无症状。一旦心脏负荷突然增加,如劳累、激动、左心衰竭等,使心肌张力增加(心腔容积增加、心室舒张末期压力增高)、心肌收缩力增加(收缩压增高、心室压力曲线量大压力随时间变化率增加)和心率增快等而致心肌氧耗量增加时,心肌对血液的需求增加;或当冠状动脉发生痉挛(如吸烟过度或神经体液调节障碍)时,冠状动脉血流量进一步减少;或在突然发生循环血流量减少的情况下(如休克、极度心动过速等),心肌血液供求之间的矛盾加深,心肌血液供给不足,遂引起心绞痛。严重贫血的患者,在心肌供血量虽未减少的情况下,可由于红细胞减少,血液携氧量不足而引起心绞痛。

在多数情况下,劳累诱发的心绞痛常在同一"心率×收缩压"值的水平上发生。

产生疼痛的直接因素,可能是在缺血缺氧的情况下,心肌内积聚过多的代谢产物,如乳酸、丙酮酸、磷酸等酸性物质;或类似激肽的多肽类物质,刺激心脏内自主神经的传入纤维末梢,经第1～5胸交感神经节和相应的脊髓段,传至大脑,产生疼痛的感觉。这种痛觉反应在与自主神经进入水平相同脊髓的脊神经所分布的皮肤区域,即胸骨后及两臂的前内侧与小指,尤其是在左侧,而多不在心脏解剖位置处。有人认为,在缺血区内富有神经供应的冠状血管的异常牵拉和收缩,可以直接产生疼痛冲动。

病理解剖检查显示心绞痛的患者,至少有一支冠状动脉的主支管腔显著狭窄达横切面的75%以上。有侧支循环形成者,则冠状动脉的主支有更严重的阻塞才会发生心绞痛。另一方面,冠状动脉造影发现5%～10%的心绞痛患者,其冠状动脉的主要分支无明显病变,提示这些患者的心肌血供和氧供不足,可能是冠状动脉痉挛、冠状循环的小动脉病变、血红蛋白和氧的离解异常、交感神经过度活动、儿茶酚胺分泌过多或心肌代谢异常等所致。

患者在心绞痛发作之前,常有血压增高、心率增快、肺动脉压增高和肺毛细血管压增高的变化,反映心脏和肺的顺应性减低,发作时可有左心室收缩力和收缩速度降低、喷血速度减慢、左心室收缩压下降、心搏量和心排血量降低、左心室舒张末期压和血容量增加等左心衰竭的病理生理变化。左心室壁可呈收缩不协调或部分心室壁有收缩减弱的现象。

二、临床表现

(一)症状

1.典型发作

突然发生的胸骨后上、中段可波及心前区压榨性、闷胀性或窒息性疼痛,可放射至左肩、左上肢前内侧及无名指和小指。重者有濒死的恐惧感和冷汗,往往迫使患者停止活动。疼痛历时1～5 min,很少超过15 min,休息或含化硝酸甘油多在1～3 min(很少超过5 min)缓解。

2.不典型发作

(1)疼痛部位可出现在上腹部、颈部、下颌、左肩胛部或右前胸等。

(2)疼痛轻微或无疼痛,而出现胸部闷感、胸骨后灼烧感等,称心绞痛的相当症状。上述症状亦应为发作型,休息或含化硝酸甘油可缓解。

心前区刺痛,手指能明确指出疼痛部位,以及持续性疼痛或胸闷,多不是心绞痛。

(二)体征

平时一般无异常体征。心绞痛发作时可出现心率增快、血压增高、表情焦虑、出汗,有时出现第四或第三心音奔马律,可有暂时性心尖区收缩期杂音(乳头肌功能不全)。

(三)心绞痛严重程度的分级

根据加拿大心血管学会分类分为4级。①Ⅰ级:一般体力活动(如步行和登楼)不受限,仅在强、快或长时间劳力时发生心绞痛。②Ⅱ级:一般体力活动轻度受限。快步、饭后、寒冷或刮风中、精神应激或醒后数小时内步行或登楼;步行两个街区以上、登楼一层以上和爬山,均引起心绞痛。③Ⅲ级:一般体力活动明显受限,步行1～2个街区,登楼一层引起心绞痛。④Ⅳ级:一切体力活动都引起不适,静息时可发生心绞痛。

三、分型

(一)劳累性心绞痛

由活动和其他可引起心肌耗氧增加的情况而诱发,可分为以下几点。

1.稳定型劳累性心绞痛特点

(1)病程>1个月。

(2)胸痛发作与心肌耗氧量增加多有固定关系,即心绞痛阈值相对不变。

(3)诱发心绞痛的劳力强度相对固定,并可重复。

(4)胸痛发作在劳力当时,被迫停止活动,症状可缓解。

(5)心电图运动试验多呈阳性。

此型冠状动脉固定狭窄度超过管径70%,多支病变居多,冠状动脉动力性阻塞多不明显,粥样斑块无急剧增大或破裂出血,故临床病情较稳定。

2.初发型劳力性心绞痛特点

(1)病程<1个月。

(2)年龄较轻。

(3)男性居多。

(4)临床症状差异大。①轻型:中等度劳力时偶发。②重型:轻微用力或休息时频发;梗死前心绞痛为回顾性诊断。

此型单支冠状动脉病变多,侧支循环少,因冠状动脉痉挛或粥样硬化进展迅速,斑块破裂出血,血小板聚集,甚至有血栓形成,导致病情不稳定。

3.恶化型劳累性心绞痛特点

(1)心绞痛发作次数、持续时间、疼痛程度在短期内突然加重。

(2)活动耐量较以前明显降低。

(3)日常生活中轻微活动均可诱发,甚至安静睡眠时也可发作。

(4)休息或用硝酸甘油对缓解疼痛作用差。

(5)发作时心电图有明显的缺血性 ST-T 改变。

(6)血清心肌酶正常。

此型多属多支冠状动脉严重粥样硬化,并存在左主干病变,病情突然恶化可能因斑块脂质浸润急剧增大或破裂或出血,血小板凝聚血栓形成,使官腔狭窄明显加重,致活动耐量降低。

(二)自发性心绞痛

心绞痛发作与心肌耗氧量增加无明显关系,而与冠状动脉血流储备量减少有关,可单独发生或与劳累性心绞痛并存。与劳累性心绞痛相比,疼痛持续时间一般较长,程度较重,且不易为硝酸甘油所缓解。包括以下4种。

1.卧位型心绞痛特点

(1)有较长的劳累性心绞痛史。

(2)平卧时发作,多在午夜前,即入睡1~2 h发作。

(3)发作时需坐起甚至需站立。

(4)疼痛较剧烈,持续时间较长。

(5)发作时 ST 段下降显著。

(6)预后差,可发展为急性心肌梗死或发生严重心律失常而死亡。

此型发生机制尚有争论,可能与夜梦、夜间血压降低或发生未被察觉的左心室衰竭,以致狭窄的冠状动脉远端心肌灌注不足;或平卧时静脉回流增加,心脏工作量增加,需氧增加等有关。

2.变异型心绞痛特点

(1)发病年龄较轻。

(2)发作与劳累或情绪多无关。

(3)易于午夜到凌晨时发作。

(4)几乎在同一时刻呈周期性发作。

(5)疼痛较重,历时较长。

(6)发作时心电图示有关导联的 ST 段抬高,与之相对应的导联则 ST 段可压低。

(7)含化硝酸甘油可使疼痛迅速缓解,抬高的 ST 段随之恢复。

(8)血清心肌酶正常。

本型心绞痛是由于在冠状动脉狭窄的基础上,该支血管发生痉挛,引起一片心肌缺血所致。冠状动脉造影正常的患者,也可由于该动脉痉挛而引起。冠状动脉痉挛可能与 α 肾上腺素能受体受到刺激有关,患者后期易发生心肌梗死。

3.中间综合征

中间综合征亦称急性冠状动脉功能不全,具有以下 3 个特点。

(1)心绞痛发作持续时间长,可达 30 min 至 1 h 以上。

(2)常在休息或睡眠中发作。

(3)心电图、放射性核素和血清学检查无心肌坏死的表现。本型心绞痛其性质介于心绞痛与心肌梗死之间,常是心肌梗死的前奏。

4.梗死后心绞痛

梗死后心绞痛是急性心肌梗死发生后 1 个月内(不久或数周)又出现的心绞痛。由于供血的冠状动脉阻塞发生心肌梗死,但心肌尚未完全坏死,一部分未坏死的心肌处于严重缺血状态下又发生疼痛,有随时再发生梗死的可能。

(三)混合性心绞痛

混合性心绞痛有 2 个特点。

第一,劳累性与自发性心绞痛并存,若兼有大支冠状动脉痉挛,除劳累性心绞痛外可并存变异型心绞痛;若兼有中等大冠脉收缩则劳累性心绞痛可在通常能耐受的劳动强度以下发生。

第二,心绞痛阈值可变性大,临床表现为在当天不同时间、当年不同季节的心绞痛阈值有明显变化,如伴有 ST 段压低的心绞痛患者运动能力的昼夜变化,或一天中首次劳累性发作的心绞痛。劳累性心绞痛患者遇冷诱发及餐后发作的心绞痛多属此型。

此类心绞痛为一支或多支冠脉有临界固定狭窄病变限制了最大冠脉储备力,同时有冠脉痉挛收缩的动力性阻塞使血流减少,故心肌耗氧量增加与心肌供氧量减少两个因素均可诱发心绞痛。

近年"不稳定型心绞痛"一词在临床上被广泛应用,指介于稳定型劳累性心绞痛与急性心肌梗死和猝死之间的中间状态。它包括了除稳定型劳累性心绞痛外的上述所有类型的心绞痛,还包括冠状动脉成形术后心绞痛、冠状动脉旁路术后心绞痛等新近提出的心绞痛类型。其病理基础是在原有病变基础上发生冠状动脉内膜下出血、粥样硬化斑块破裂、血小板或纤维蛋白凝集、形成血栓、冠状动脉痉挛等。

四、辅助检查

(一)心电图

1.静息时心电图

心绞痛不发作时,约半数患者在正常范围,也可有非特异性 ST-T 异常或陈旧性心肌梗死图形,有时有房室或束支传导阻滞、期间收缩等。

2.心绞痛发作时心电图

绝大多数患者可出现暂时性心肌缺血引起的 ST 段移位,有时 T 波倒置者发作时变直立(伪改善),心内膜下心肌缺血的 ST 段水平或下斜压低≥1 mm,变异性心绞痛发作时,ST 段抬高≥2 mm(变异型心绞痛);T 波低平或倒置。可出现各种心律失常。

3.心电图负荷试验

用于心电图正常或可疑时。有双倍二级梯运动试验(master 试验)、活动平板运动试验、蹬车试验潘生丁试验、心房调搏和异丙肾上腺素静脉滴注试验等。

4.动态心电图

24 h 持续记录心电图 ST-T 改变,以证实胸痛时有无心电图缺血改变及无痛性禁忌缺血发作。

(二)放射性核素检查

1.^{201}铊(^{201}Tl)心肌显像或兼作负荷(运动)试验

休息时铊显像所示灌注缺损主要见于心肌梗死后瘢痕部位。而缺血心肌常在心脏负荷后显示灌注缺损,并在休息后复查出现缺损区再灌注现象。近年用^{99m}Tc-MIBI 做心肌灌注显像(静息或负荷)取得良好效果。

2.放射性核素心腔造影

静脉内注射焦磷酸亚锡被细胞吸附后,再注射^{201}TI,即可使红细胞被标记上放射性核素,得到心腔内血池显影。可测定左心室射血分数及显示室壁局部运动障碍。

(三)超声心动图

二维超声心动图可检出部分冠状动脉左主干病变,结合运动试验可观察到心室壁节段性运动异常,有助于心肌缺血的诊断,静息状态下心脏图像阴性,尚可通过负荷试验确定,近年三维、经食管、血管内和心内超声检查增加了其诊断的阳性率和准确性。

(四)心脏 X 线检查

无异常发现或见心影增大、肺充血等。

(五)冠状动脉造影

可直接观察冠状动脉解剖及病变程度与范围是确诊冠心病的金标准。但它是一种有一定危险的有创检查,不宜作为常规诊断手段。其主要指征如下。

（1）胸痛疑似心绞痛不能确诊者。

（2）内科治疗无效的心绞痛,需明确冠状病变情况而考虑手术者。

(六)激发试验

为诊断冠脉痉挛,常用冷加压、过度换气及麦角新碱作激发试验,前两种试验较安全,但敏感性差,麦角新碱可引起冠脉剧烈收缩,仅适用于造影时冠脉正常或固定狭窄病变小于50%的可疑冠脉痉挛患者。

五、诊断要点

根据典型的发作特点和体征,含用硝酸甘油后缓解,结合年龄和存在冠心病易患因素,除外其他原因所致的心绞痛,一般即可建立诊断。下列几方面有助于临床上判别心绞痛。

(一)性质

心绞痛应是压榨紧缩、压迫窒息、沉重闷胀性疼痛,而非刀割样尖锐痛或抓痛、短促的针刺样或触电样痛或昼夜不停的胸闷感觉。其实也并非"绞痛",在少数患者可为烧灼感、紧张感或呼吸短促伴有咽喉或气管上方紧窄感。疼痛或不适感开始时较轻,逐渐增剧,然后逐渐消失,很少因为体位改变或呼吸运动所影响。

(二)部位

疼痛或不适处常位于胸骨机器附近,也可发生在上腹部至咽部之间的任何水平处,但极少在咽部以上。有时可位于左肩或左臂,偶尔也可位于右臂、下颌、下颈椎、上胸椎、左肩胛骨间或肩胛骨上区,然而位于左腋下或左胸下者很少。对于疼痛或不适感分布的范围,患者常需用整个手掌或拳头来指示,仅用一手指的指端来指示者极少。

(三)时限

为1~15 min,多数3~5 min,偶有达30 min的(中间综合征除外)。疼痛持续仅数秒钟或不适感(多为闷感)持续整天或数天者均不似心绞痛。

(四)诱发因素

以体力劳累为主,其次为情绪激动,再次为寒冷环境、进冷饮及身体其他部位的疼痛。在体力活动后而不是在体力活动的当时发生的不适感,不似心绞痛。体力活动再加情绪激动,则更易诱发,自发性心绞痛可在无任何明显诱因下发生。

(五)硝酸甘油的效应

舌下含用硝酸甘油片如有效,心绞痛应于1~2 min内缓解(也有需5 min的,要考虑到患者可能对时间的估计不够准确),对卧位型的心绞痛,硝酸甘油可能无效。在评定硝酸甘油的效应时,还要注意患者所用的药物是否已经失效或接近失效。

(六)心电图

发作时心电图检查可见以R波为主的导联中,ST段压低,T波平坦或倒置(变异型心绞痛者则有关导联ST段抬高),发作过后数分钟内逐渐恢复。心电图无改变的患者可考虑做负荷试验。发作不典型者,诊断要依靠观察硝酸甘油的疗效和发作时心电图的改变;如仍不能确诊,可多次复查心电图、心电图负荷试验或24 h动态心电图连续监测,如心电图出现阳性变化或负荷试验诱致心绞痛发作时也可确诊。

六、鉴别诊断

(一)X 综合征

目前临床上被称为 X 综合征的有 2 种情况:一是 1973 年 Kemp 所提出的原因未明的心绞痛;二是 1988 年 Keaven 所提出的与胰岛素抵抗有关的代谢失常。心绞痛需与 Kemp 的 X 综合征相鉴别。X 综合征目前被认为是小的冠状动脉舒缩功能障碍所致,以反复发作劳累性心绞痛为主要表现,疼痛亦可在休息时发生,发作时或负荷后心电图可示心肌缺血表现、核素心肌灌注可示灌注缺损、超声心动图可示节段性室壁运动异常。但本病多见于女性,冠心病的易患因素不明显,疼痛症状不甚典型,冠状动脉造影阴性,左心室无肥厚表现,麦角新碱试验阴性,治疗反应不稳定而预后良好则与冠心病心绞痛不同。

(二)心脏神经官能症

多发于青年或更年期的女性患者,心前区刺痛或经常性胸闷,与体力活动无关,常伴心悸及叹息样呼吸,手足麻木等。过度换气或自主神经功能紊乱时可有 T 波低平或倒置,但心电图普萘洛尔试验或氯化钾试验时 T 波多能恢复正常。

(三)急性心肌梗死

急性心肌梗死疼痛部位与心绞痛相仿,但程度更剧烈,持续时间多在半小时以上,硝酸甘油不能缓解。常伴有休克、心律失常及心力衰竭;心电图面向梗死部位的导联 ST 段抬高,常有异常 Q 波;血清心肌酶增高。

(四)其他心血管病

如主动脉夹层形成、主动脉窦瘤破裂、主动脉瓣病变、肥厚型心肌病、急性心包炎等。

(五)颈胸疾患

如颈椎病、胸椎病、肋软骨炎、肩关节周围炎、胸肌劳损、肋间神经痛、带状疱疹等。

(六)消化系统疾病

如食管裂孔疝、贲门痉挛、胃及十二指肠溃疡、急性胰腺炎、急性胆囊炎及胆石症等。

七、治疗

预防本病主要是防止动脉粥样硬化的发生和发展。治疗原则是改善冠状动脉的供血和减轻心肌的耗氧,同时治疗动脉粥样硬化。

(一)发作时的治疗

1.休息

发作时立刻休息,一般患者在停止活动后症状即可消除。

2.药物治疗

较重的发作,可使用作用快的硝酸酯制剂。这类药物除扩张冠状动脉、降低其阻力、增加其血流量外,还通过对周围血管具有扩张作用,减少静脉回心血量,降低心室容量、心腔内压、心排血量和血压,减低心脏前后负荷和心肌的需氧量,从而缓解心绞痛。

(1)硝酸甘油:可用 0.3~0.6 mg 片剂,置于舌下含化,使其迅速为唾液所溶解而吸收,1~2 min 即开始起作用,约半小时后作用消失,对约 92% 的患者有效,其中 76% 的在 3 min 内见效。延迟见效或完全无效时提示患者并非患冠心病或患严重的冠心病,也可能所含的药物已失效或未溶解,如属后者可嘱患者轻轻嚼碎之继续含化。长期反复应用可由于产生耐药性而效力减低,停用 10d 以上,可恢复有效性。近年还有喷雾剂和胶囊制剂,能达到更迅速起效的目的。不良反应有头昏、头胀痛、头部跳动感、面红、心悸等,偶尔有血压下降,因此第一次用药时,患者宜取平卧位,必要时吸氧。

(2)硝酸异山梨酯(消心痛):可用 5～20 mg,舌下含化,2～5 min 见效,作用维持 2～3 h。或用喷雾剂喷到口腔两侧黏膜上,每次 1.25 mg,1 min 见效。

(3)亚硝酸异戊酯:为极易气化的液体,盛于小安瓿内,每安瓿 0.2 mL,用时以小手帕包裹敲碎,立即盖于鼻部吸入。作用快而短,在 10～15 s 开始,几分钟即消失。本药作用与硝酸甘油相同,其降低血压的作用更明显,有引起晕厥的可能,目前临床多不推荐使用。同类制剂还有亚硝酸辛酯。

在应用上述药物的同时,可考虑用镇静药。

(二)缓解期的治疗

宜尽量避免各种确知足以诱致发作的因素。调节饮食,特别是一次进食不应过饱,禁绝烟酒。调整日常生活与工作量;减轻精神负担;保持适当的体力活动,但以不致发生疼痛症状为度;有血脂质异常者积极调整血脂;一般不需卧床休息。在初次发作(初发型)或发作增多、加重(恶化型)或卧位型、变异型、中间综合征、梗死后心绞痛等,疑为心肌梗死前奏的患者,应予休息一段时间。

使用作用持久的抗心绞痛药物,应防止心绞痛发作,单独选用、交替应用或联合应用下列作用持久的药物。

1.硝酸酯制剂

(1)硝酸异山梨酯。①硝酸异山梨酯:口服后半小时起作用,持续 12 h,常用量为10～20 mg/4～6 h,初服时常有头痛反应,可将单剂改为 5 mg,以后逐渐加量。②单硝酸异山梨酯(异乐定):口服后吸收完全,解离缓慢,药效达 8 h,常用量为 20～40 mg/8～12 h。近年倾向于应用缓释制剂减少服药次数,硝酸异山梨酯的缓释制剂 1 次口服作用持续 8 h,可用20～60 mg/8 h;单硝酸异山梨酯的缓释制剂用量为50 mg,每天 1～2 次。

(2)戊四硝酯制剂。①硝酸甘油缓释制剂:口服后使硝酸甘油部分药物得以逃逸肝脏代谢,进入体循环而发挥其药理作用。一般服后半小时起作用,时间可长达 8～12 h,常用剂量为2.5 mg,每天2～3 次。②硝酸甘油软膏和贴片制剂:前者为 2％软膏,均匀涂于皮肤上,每次直径2～5cm,涂药 60～90 min 起作用,维持 4～6 h;后者每贴含药 20 mg,贴于皮肤上后 1 h 起作用,维持 12～24 h。胸前或上臂皮肤为最合适于涂或贴药的部位,以预防夜间心绞痛。

患青光眼、颅内压增高、低血压或休克者不宜选用本类药物。

2.β肾上腺素能受体阻滞剂(β受体阻滞剂)

β受体有 $β_1$ 和 $β_2$ 两个亚型。心肌组织中$β_1$ 受体占主导地位而支气管和血管平滑肌中以$β_2$ 受体为主。所有 β 受体阻滞剂对两型 β 受体都能抑制,但对心脏有些制剂有选择性作用。它们具有阻断拟交感胺类对心率和心收缩力受体的刺激作用,减慢心率,降低血压,减低心肌收缩力和氧耗量,从而缓解心绞痛的发作。此外,还减低运动时血流动力的反应,使在同一运动量水平上心肌耗氧量减少;使不缺血的心肌区小动脉(阻力血管)缩小,从而使更多的血液通过极度扩张的侧支循环(输送血管)流入缺血区。国外学者建议用量要大。不良反应有心室射血时间延长和心脏容积增加,这虽可能使心肌缺血加重或引起心力衰竭,但其使心肌耗氧量减少的作用远超过其不良反应。常用制剂以下 10 种。

(1)普萘洛尔(心得安):每天 3～4 次,开始时每次 10 mg,逐步增加剂量,达每天 80～200 mg;其缓释制剂用 160 mg,1 次/d。

(2)氧烯洛尔(心得平):每天 3～4 次,每次 20～40 mg。

(3)阿普洛尔(心得舒):每天 2～3 次,每次 25～50 mg。

(4)吲哚洛尔(心得静):每天 3～4 次,每次 5 mg,逐步增至 60 mg/d。

(5)索他洛尔(心得怡):每天 2～3 次,每次 20 mg,逐步增至 200 mg/d。

(6)美托洛尔(美多心安):每天 2 次,每次 25～50 mg;其缓释制剂用 100～200 mg,1 次/d。

(7)阿替洛尔(氨酰心安):每天 2 次,每次 12.5～25 mg。

(8)醋丁洛尔(醋丁酰心安):每天 200～400 mg,分 2～3 次服。

(9)纳多洛尔(康加多尔):每天 1 次,每次 40～80 mg。

(10)噻吗洛尔(噻吗心安):每天 2 次,每次 5～15 mg。

本类药物有引起心动过缓、降低血压、抑制心肌收缩力、引起支气管痉挛等作用,长期应用有些可以引起血脂增高,故选用药物时和用药过程中要加以注意和观察。新的一代制剂中赛利洛尔具有心脏选择性 β_1 受体阻滞作用,同时部分的激动 β_2 受体。其减缓心率的作用较轻,甚至可使夜间心率增快;有轻度兴奋心脏的作用;有轻度扩张支气管平滑肌的作用;使血胆固醇、低密度脂蛋白和甘油三酯降低而高密度脂蛋白胆固醇增高;使纤维蛋白降低而纤维蛋白原增高;长期应用对血糖无影响,因而更适用于老年冠心患者。剂量为 200～400 mg,每天 1 次。我国患者对降受体阻滞剂的耐受性较差宜用低剂量。

β 受体阻滞剂可与硝酸酯合用,但要注意:①β 受体阻滞剂可与硝酸酯有协同作用,因而剂量应偏小,开始剂量尤其要注意减小,以免引起直立性低血压等不良反应;②停用 β 受体阻滞剂时应逐步减量,如突然停用有诱发心肌梗死的可能;③心功能不全,支气管哮喘及心动过缓者不宜用。由于其有减慢心律的不良反应,因而限制了剂量的加大。

3.钙通道阻滞剂亦称钙拮抗剂

此类药物抑制钙离子进入细胞内,也抑制心肌细胞兴奋,收缩耦联中钙离子的利用。因而抑制心肌收缩,减少心肌耗氧;扩张冠状动脉,解除冠状动脉痉挛,改善心内膜下心肌的血供;扩张周围血管,降低动脉压,减轻心脏负荷;还降低血液黏度,抗血小板聚集,改善心肌的微循环。常用制剂以下 3 种。

(1)苯烷胺衍生物。最常用的是维拉帕米(异搏定)80～120 mg,每天 3 次;其缓释制剂 240～480 mg,每天 1 次。不良反应有头晕、恶心、呕吐、便秘、心动过缓、PR 间期延长、血压下降等。

(2)二氢吡啶衍生物。①硝苯地平(心痛定):40～80 mg,每 4～8 h 1 次口服;舌下含用 3～5 min 后起效;其缓释制剂用量为 240 mg,每天 1 次。②氨氯地平(络活喜):5～10 mg,每天 1 次。③尼卡地平:10～30 mg,每天 3～4 次。④尼索地平:10～20 mg,每天 2～3 次。⑤非洛地平(波依定):5～20 mg,每天 1 次。⑥伊拉地平:2.5～10 mg,每 12 h 1 次。

本类药物的不良反应有头痛、头晕、乏力、面部潮红、血压下降、心率增快、下肢水肿等,也可有胃肠道反应。

（3）苯噻氮唑衍生物。最常用的是地尔硫䓬（恬尔心、合心爽），30～60 mg，每天 3 次，其缓释制剂用量为 45～90 mg，每天 2 次。

不良反应有头痛、头晕、皮肤潮红、下肢水肿、心率减慢、血压下降、胃肠道不适等。

以钙通道阻滞剂治疗变异型心绞痛的疗效最好。本类药可与硝酸酯同服，其中二氢吡啶衍生物类如硝苯地平尚可与 β 受体阻滞剂同服，但维拉帕米和地尔硫䓬与 β 受体阻滞剂合用时则有过度抑制心脏的危险。停用本类药时也宜逐渐减量然后停服，以免发生冠状动脉痉挛。

4.冠状动脉扩张剂

冠状动脉扩张剂为能扩张冠状动脉的血管扩张剂，从理论上说将能增加冠状动脉的血流，改善心肌的血供，缓解心绞痛。但由于冠心病时冠状动脉病变情况复杂，有些血管扩张剂如双嘧达莫，可能扩张无病变或轻度病变的动脉较扩张重度病变的动脉远为显著，减少侧支循环的血流量，引起所谓"冠状动脉窃血"，增加了正常心肌的供血量，使缺血心肌的供血量反而更减少，因而不再用于治疗心绞痛。目前仍用的有以下几种。

（1）吗多明：1～2 mg，每天 2～3 次，不良反应有头痛、面红、胃肠道不适等。

（2）胺碘酮：100～200 mg，每天 3 次，也用于治疗快速心律失常，不良反应有胃肠道不适、药疹、角膜色素沉着、心动过缓、甲状腺功能障碍等。

（3）乙氧黄酮：30～60 mg，每天 2～3 次。

（4）卡波罗孟：75～150 mg，每天 3 次。

（5）奥昔非君：8～16 mg，每天 3～4 次。

（6）氨茶碱：100～200 mg，每天 3～4 次。

（7）罂粟碱：30～60 mg，每天 3 次。

（三）中医中药治疗

根据祖国医学辨证论治，采用治标和治本两法。所谓治标，主要在疼痛期应用，以"通"为主的方法，有活血、化瘀、理气、通阳、化痰等法；所谓治本，一般在缓解期应用，以调整阴阳、脏腑、气血为主，有补阳、滋阴、补气血、调理脏腑等法。其中以"活血化瘀"法（常用丹参、红花、川芎、蒲黄、郁金等）和"芳香温通"法（常用苏合香丸、苏冰滴丸、宽胸丸、保心丸、麝香保心丸等）最为常用。此外，针刺或穴位按摩治疗也有一定疗效。

（四）其他药物和非药物治疗

右旋糖酐 40 或羟乙基淀粉注射液：250～500 mL/d，静脉滴注 14～30 d 为一疗程，作用为改善微循环的灌流，可能改善心肌的血流灌注，可用于心绞痛的频繁发作。高压氧治疗增加全身的氧供应，可使顽固的心绞痛得到改善，但疗效不易巩固。体外反搏治疗可能增加冠状动脉的血供，也可考虑应用。兼有早期心力衰竭者，治疗心绞痛的同时宜用快速作用的洋地黄类制剂。鉴于不稳定型心绞痛的病理基础是在原有冠状动脉粥样硬化病变上发生冠状动脉内膜下出血、斑块破裂、血小板或纤维蛋白凝集形成血栓，近年对之采用抗凝血、溶血栓和抗血小板药物治疗，收到较好的效果。

（五）冠状动脉介入性治疗

1.经皮冠状动脉腔内成形术（PTCA）

为用带球囊的心导管经周围动脉送到冠状动脉，在导引钢丝的引导下进入狭窄部位，向球囊内注入造影剂使之扩张,在有指征的患者中可收到与外科手术治疗同样的效果。过去认为理想的指征有以下几点。

(1)心绞痛病程小于 1 年,药物治疗效果不佳,患者失健。

(2)1 支冠状动脉病变,且病变在近端、无钙化或痉挛。

(3)有心肌缺血的客观证据。

(4)患者有较好的左心室功能和侧支循环。无法行 PTCA 或施行本术如不成功需作紧急主动脉-冠状动脉旁路移植手术。

近年随着技术的改进,经验的累积,手术指征已扩展到:①治疗多支或单支多发病变;②治疗近期完全闭塞的病变,包括发病 6 h 内的急性心肌梗死;③治疗病情初步稳定 2~3 周后的不稳定型心绞痛;④治疗主动脉-冠状动脉旁路移植术后血管狭窄。无血供保护的左冠状动脉主干病变为用本手术治疗的禁忌。本手术即时成功率在 90% 左右,但术后 3~6 个月内,25%~35% 的患者可再发生狭窄。

2.冠状动脉内支架安置术(ISI)

以不锈钢、钴合金或钽等金属和高分子聚合物制成的筛网状、含槽的管状和环绕状的支架,通过心导管置入冠状动脉,由于支架自行扩张或借球囊膨胀作用使其扩张,支撑在血管壁上,从而维持血管内血流畅通。用于以下 5 种情况。

(1)改善 PTCA 的疗效,降低再狭窄的发生率,尤其适于 PTCA 扩张效果不理想者。

(2)PTCA 术时由于冠状动脉内膜撕脱、血管弹性而回缩、冠状动脉痉挛或血栓形成而出现急性血管闭塞者。

(3)慢性病变冠状动脉近于完全阻塞者。

(4)旁路移植血管段狭窄者。

(5)急性心肌梗死者。术后使用抗血小板治疗预防支架内血栓形成,目前认为新一代的抗血小板制剂-血小板 GP II b/III 受体阻滞剂有较好效果,可用 abciximab 静脉注射,0.25 mg/kg,然后静脉滴注10 μg/kg/h,共 12 h;或 eptifibatibe 静脉注射,180 μg/kg,然后,静脉滴注每分钟2 μg/kg,共 96 h;或tirofiban,静脉滴注每分钟 0.4 μg/kg,共 30 min,然后每分钟0.1 μg/kg,滴注 48 h。口服制剂有:xemilofiban:5~20 mg,每天 2 次。也可口服常用的抗血小板药物如阿司匹林、双嘧达莫、噻氯吡啶或较新的氯吡格雷等。

3.其他介入性治疗

尚有冠状动脉斑块旋切术、冠状动脉斑块旋切吸引术、冠状动脉斑块旋磨术、冠状动脉激光成形术等,这些在 PTCA 的基础上发展的方法,期望使冠状动脉再通更好,使再狭窄的发生率降低。近年还有用冠状动脉内超声、冠状动脉内放射治疗的介入性方法,其结果有待观察。

(六)运动锻炼疗法

谨慎安排进度适宜的运动锻炼有助于促进侧支循环的发展,提高体力活动的耐受量,改善症状。

(七)不稳定型心绞痛的处理

各种不稳定型心绞痛的患者均应住院卧床休息,在密切监护下,进行积极的内科治疗,尽快控制症状和防止发生心肌梗死。需取血测血清心肌酶和观察心电图变化以除外急性心肌梗死,并注意胸痛发作时的 ST 段改变。胸痛时可先含硝酸甘油 0.3～0.6 mg,如反复发作可舌下含硝酸异山梨酯 5～10 mg,每 2 h 1 次,必要时加大剂量,以收缩压不过于下降为度,症状缓解后改为口服。如无心力衰竭可加用 β 受体阻滞剂和/或钙通道阻滞剂,剂量可偏大些。胸痛严重而频繁或难以控制者,可静脉内滴注硝酸甘油,以 1 mg 溶于 5‰ 葡萄糖液 50～100 mL中,开始时 10～20 μg/min,需要时逐步增加至 100～200 μg/min;也可用硝酸异山梨酯 10 mg溶于 5‰ 葡萄糖 100 mL 中,以 30～100 μg/min 静脉滴注。对发作时 ST 段抬高或有其他证据提示其发作主要由冠状动脉痉挛引起者,宜用钙通道阻滞剂取代 β 受体阻滞剂。鉴于本型患者常有冠状动脉内粥样斑块破裂、血栓形成、血管痉挛以及血小板聚集等病变基础,近年主张用阿司匹林口服和肝素或低分子肝素皮下或静脉内注射以预防血栓形成。情况稳定后行选择性冠状动脉造影,考虑介入或手术治疗。

八、护理

(一)护理评估

1.病史

询问有无高血压、高脂血症、吸烟、糖尿病、肥胖等危险因素,及劳累、情绪激动、饱食、寒冷、吸烟、心动过速、休克等诱因。

2.身体状况

主要评估胸痛的特征,包括诱因、部位、性质、持续时间、缓解方式及心理感受等。典型心绞痛的特征为:①发作在劳力等诱因的当时;②疼痛部位在胸骨体上段或中段之后,可波及心前区约手掌大小范围,甚至横贯前胸,界限不清晰,常放射至左肩臂内侧达无名指和小指,或至颈、咽、下颌部;③疼痛性质为压迫、紧缩性闷痛或烧灼感,偶伴濒死感,迫使患者立即停止原来的活动,直至症状缓解;④疼痛一般持续 3～5 min,经休息或舌下含化硝酸甘油,几分钟内缓解,可数日或数周发作 1 次,或一日发作多次;⑤发作时多有紧张或恐惧,发作后有焦虑、多梦。

发作时体检常有心率加快、血压升高、面色苍白、冷汗,部分患者有暂时性心尖部收缩期杂音、舒张期奔马律、交替脉。

3.实验室及其他检查

(1)心电图检查:主要是在 R 波为主的导联上,ST 段和 T 波异常等。

(2)心电图负荷试验:通过增加心脏负荷及心肌氧耗量,激发心肌缺血性 ST-T 改变,有助于临床诊断和疗效评定等。常用的方法有:饱餐试验、双倍阶梯运动试验及次极量运动试验(蹬车运动试验、活动平板运动试验)等。

(3)动态心电图:可以连续 24 h 记录心电图,观察缺血时的 ST-T 改变,有助于诊断、观察药物治疗效果及有无心律失常。

(4)超声波检查:二维超声显示左主冠状动脉及分支管腔可能变窄,管壁不规则增厚及回声增强。心绞痛发作时或运动后局部心肌运动幅度减低或无运动及心功能减低。超声多普勒于二尖瓣上取样,可测出舒张早期血液速度减低,舒张末期流速增加,表示舒张早期心肌顺应性减低。

(5)X 线检查:冠心病患者在合并有高血压病或心功能不全时,可有心影扩大、主动脉弓屈曲延长;心衰重时,可合并肺充血改变;有陈旧心肌梗死合并室壁瘤时,X 线下可见心室反向搏动(记波摄影)。

(6)放射性核素检查:静脉注射^{201}铊,心肌缺血区不显像。^{201}铊运动试验以运动诱发心肌缺血,可使休息时无异常表现的冠心病患者呈现不显像的缺血区。

(7)冠状动脉造影:可发现中动脉粥样硬化引起的狭窄性病变及其确切部位、范围和程度,并能估计狭窄处远端的管腔情况。

(二)护理目标

(1)患者主诉胸痛次数减少,程度减轻。

(2)患者能够掌握活动规律并保持最佳活动水平,表现为活动后不出现心律失常和缺氧表现。心率、血压、呼吸维持在预定范围。

(3)患者能够运用有效的应对机制减轻或控制焦虑。

(4)患者能了解本病防治常识,说出所服用药物的名称、用法、作用和不良反应。

(5)无并发症发生。

(三)护理措施

1.一般护理

(1)患者应卧床休息,嘱患者避免突然用力的动作,饭后不宜进行体力活动,防止精神紧张、情绪激动、受寒、饱餐及吸烟酗酒,宜少量多餐,用清淡饮食,不宜进含动物脂肪及高胆固醇的食物。

对有恐惧和焦虑心理的患者,应向患者解释冠心病的性质,只要注意生活保健,坚持治疗,可以防止病情的发展;对情绪不稳者,可适当应用镇静剂。

(2)保持大小便通畅,做好皮肤及口腔的护理。

2.病情观察与护理

(1)不稳定型心绞痛患者应放监护室予以监护,密切观察病情和心电图变化,观察胸痛持续的时间、次数,并注意观察硝酸盐类等药物的不良反应。发现异常,及时报告医师,并协助相应的处理。

(2)患者心绞痛发作时,嘱其安静卧床休息,做心电图检查观察其 ST-T 的改变,并给予舌下含化硝酸甘油 0.6 mg,吸氧。对有频繁发作的心绞痛或属自发型心绞痛的患者,疼痛持续15～30 分钟仍未缓降,需提高警惕,用心电监护观察有无发展为心肌梗死。如有上述变化,应及时报告医生。

(四)健康教育

医务人员向患者及家属讲解有关疾病的病因及诱发因素,防止过度脑力劳动,适当参加体力活动;合理搭配饮食结构;肥胖者需限制饮食;戒烟酒。积极防治高血压、高脂血症和糖尿病。有上述疾病家族史的青年,应早期注意血压及血脂变化,争取早期发现,及时治疗。

心绞痛症状控制后,应坚持服药治疗。避免导致心绞痛发作的诱因。对不经常发作者,需鼓励做适当的体育锻炼,如散步、打太极拳等,这样有利于冠状动脉侧支循环的建立。随身携带硝酸甘油片或亚硝酸异戊酯等药物,以备心绞痛发作时自用。

出院时指导患者根据病情调整饮食结构,坚持医生、护士建议的合理化饮食。教会家属正确测量血压、脉搏、体温的方法。教会患者及家属识别与自身有关的诱发因素,如吸烟,情绪激动等。

患者出院带药,医生给患者提供有关的书面材料,指导患者正确用药。

叮嘱患者门诊随访知识。

第三节　急性心肌梗死

急性心肌梗死(acute myocardial infarction,AMI)是急性心肌缺血性坏死。是在冠状动脉病变的基础上,发生冠状动脉血供急剧减少或中断,使相应的心肌严重而持久地急性缺血所致。原因通常是在冠状动脉样硬化病变的基础上继发血栓形成。非动脉粥样硬化所导致的心肌梗死可由感染性心内膜炎、血栓脱落、主动脉夹层形成、动脉炎等引起。

本病在欧美常见,20 世纪 50 年代美国本病死亡率大于 300/10 万人口,20 世纪 70 年代以后降到小于 200/10 万人口。美国 35～84 岁人群中年发病率男性为 71‰,女性为 22‰;每年约有 80 万人发生心肌梗死,45 万人再梗死。在我国本病远不如欧美多见,70 年代和 80 年代北京、河北、哈尔滨、黑龙江、上海、广州等地年发病率仅为 0.2‰～0.6‰,其中以华北地区最高。

一、病因和发病机制

急性心肌梗死绝大多数(90％以上)是由于冠状动脉粥样硬化所致。由于冠状动脉有弥漫而广泛的粥样硬化病变,使管腔有大于 75％ 的狭窄,侧支循环尚未充分建立,在此基础上一旦由于管腔内血栓形成、劳力、情绪激动、休克、外科手术或血压剧升等诱因而导致血供进一步急剧减少或中断,使心肌严重而持久急性缺血达 1 h 以上,即可发生心肌梗死。

冠状动脉闭塞后约半小时,心肌开始坏死,1 h 后心肌凝固性坏死,心肌间质充血、水肿、炎性细胞浸润。以后坏死心肌逐渐溶解,形成肌溶灶,随后渐有肉芽组织形成,坏死组织约有1～2 周后开始吸收,逐渐纤维化,在 6～8 周形成瘢痕而愈合,即为陈旧性心肌梗死。坏死心肌波及心包可引起心包炎。心肌全层坏死,可产生心室壁破裂,游离壁破裂或室间隔穿孔,也可引起乳头肌断裂。若仅有心内膜下心肌坏死,在心室腔压力的冲击下,外膜下层向外膨出,形成室壁膨胀瘤,造成室壁运动障碍甚至矛盾运动,严重影响左心室射血功能。冠状动脉可有一支或几支闭塞而引起所供血区部位的梗死。

急性心肌梗死时,心脏收缩力减弱,顺应性减低,心肌收缩不协调,心排出量下降,严重时发生泵衰竭、心源性休克及各种心律失常,病死率高。

二、病理生理

主要出现左心室舒张和收缩功能障碍的一些血流动力学变化,其严重度和持续时间取决于梗死的部位、程度和范围。当心脏收缩力减弱、顺应性减低、心肌收缩不协调时,左心室压力曲线最大上升速度减低,左心室舒张末期压增高、舒张和收缩末期容量增多。射血分数减低,心搏血量和心排血量下降,心率增快或有心律失常,血压下降,静脉血氧含量降低。心室重构出现心壁厚度改变、心脏扩大和心力衰竭(先左心衰竭然后全心衰竭),可发生心源性休克。右心室梗死在心肌梗死患者中少见,其主要病理生理改变是右心衰竭的血流动力学变化,右心房压力增高,高于左心室舒张末期压,心排血量减低,血压下降。

急性心肌梗死引起的心力衰竭称为泵衰竭,按 Killip 分级法可分为:Ⅰ级尚无明显心力衰竭;Ⅱ级有左心衰竭,肺部啰音＜50%肺野;Ⅲ级有急性肺水肿,全肺闻及大、小、干、湿、啰音;Ⅳ级有心源性休克等不同程度或阶段的血流动力学变化。心源性休克是泵衰竭的严重阶段。但如兼有肺水肿和心源性休克则情况最严重。

三、临床表现

(一)病史

发病前常有明显诱因,如精神紧张、情绪激动、过度体力活动、饱餐、高脂饮食、糖尿病未控制、感染、手术、大出血、休克等。少数在睡眠中发病。约有半数以上的患者过去有高血压及心绞痛史。部分患者则无明确病史及先兆表现,首次发展即是急性心肌梗死。

(二)症状

1.先兆症状

急性心肌梗死多突然发病,少数患者起病症状轻微。1/2～2/3 的患者起病前 1～2 d 至 1～2 周或更长时间有先兆症状,其中最常见的是稳定型心绞痛转变为不稳定型;或既往无心绞痛,突然出现心绞痛,且发作频繁,程度较重,用硝酸甘油难以缓解,持续时间较长。伴恶心、呕吐、血压剧烈波动。心电图显示 ST 段一时性明显上升或降低,T 波倒置或增高。这些先兆症状如诊断及时,治疗得当,约半数以上患者可免于发生心肌梗死;即使发生,症状也较轻,预后较好。

2.胸痛

为最早出现而突出的症状。其性质和部位多与心绞痛相似,但常发生于安静或睡眠时,程度更为剧烈,呈难以忍受的压榨、窒息,甚至"濒死感",伴有大汗淋漓及烦躁不安。持续时间可长达 1～2 h 甚至 10 h 以上,或时重时轻达数天之久。用硝酸甘油无效,需用麻醉性镇痛药才能减轻。疼痛部位多在胸骨后,但范围较为广泛,常波及整个心前区,约 10%的病例波及剑突下及上腹部或颈、背部,偶尔到下颌、咽部及牙齿处。约 25%的病例无明显的疼痛,多见于老年、糖尿病(由于感觉迟钝)或神志不清患者,或有急性循环衰竭者,疼痛被其他严重症状所掩盖。15%～20%的病例在急性期无症状。

3.心律失常

见于 75%～95%的患者,多发生于起病后 1～2 d,而以 24 h 内最多见。经心电图观察可出现各种心律失常,可伴乏力、头晕、晕厥等症状,且为急性期引起死亡的主要原因之一。其中最严重的心律失常是室性异位心律(包括频发性期间收缩、阵发性心动过速和颤动)。频发(大于 5 次/min),多源,成对出现,或 R 波落在 T 波上的室性早搏可能为心室颤动的先兆。房室传导阻滞和束支传导阻滞也较多见,严重者可出现完全性房室传导阻滞。室上性心律失常则较少见,多发生于心力衰竭患者。前壁心肌梗死易发生室性心律失常,下壁(膈面)梗死易发生房室传导阻滞。

4.心力衰竭

主要是急性左心衰竭,发生率为 32%～48%,为心肌梗死后收缩力减弱或不协调所致,可出现呼吸困难、咳嗽、烦躁及发绀等症状。严重时两肺满布湿啰音,形成肺水肿,进一步则导致右心衰竭。右心室心肌梗死者可一开始就出现右心衰竭,并伴血压下降。

5.低血压和休克

仅于疼痛剧烈时血压下降,未必是休克。但如疼痛缓解而收缩压仍低于 10.7 kPa (80 mmHg),伴有烦躁不安、大汗淋漓、脉搏细快、尿量减少(小于 20 mL/h)、神志恍惚甚至晕厥时,则为休克,主要为心源性,由于心肌广泛坏死、心排血量急剧下降所致。而神经反射引起的血管扩张尚属次要,有些患者还有血容量不足的因素参与。

6.胃肠道症状

疼痛剧烈时,伴有频繁的恶心呕吐、上腹胀痛、肠胀气等,与迷走神经张力增高有关。

7.全身症状

主要是发热,一般在发病后 1～3 d 出现,体温 38 ℃左右,持续约 1 周。

(三)体征

①约半数患者心浊音界轻度至中度增大,有心力衰竭时较显著。②心率多增快,少数可减慢。③心尖区第一心音减弱,有时伴有第三或第四心音奔马律。④10%～20%的患者在病后 2～3 d 出现心包摩擦音,多数在几天内又消失,是坏死波及心包面引起的反应性纤维蛋白性心包炎所致。⑤心尖区可出现粗糙的收缩期杂音或收缩中晚期喀喇音,为二尖瓣乳头肌功能失调或断裂所致。⑥可听到各种心律失常的心音改变。⑦常见到血压下降到正常以下(病前高血压者血压可降至正常),且可能不再恢复到起病前水平。⑧还可伴有休克、心力衰竭的相应体征。

(四)并发症

心肌梗死除可并发心力衰竭及心律失常外,还可有下列并发症。

1.动脉栓塞

动脉栓塞主要为左室壁血栓脱落所引起。根据栓塞的部位,可能产生脑部或其他部位的相应症状,常在起病后 1～2 周发生。

2.心室壁瘤

梗死部位在心脏内压的作用下,显著膨出。心电图常示持久的 ST 段持续抬高。

3.心肌破裂

心肌破裂少见。常在发病 1 周内出现,患者常突然心力衰竭甚至休克造成死亡。

4.乳头肌功能不全

乳头肌功能不全的病变可分为坏死性与纤维性二种,在发生心肌梗死后,心尖区突然出现响亮的全收缩期杂音,第一心音减低。

5.心肌梗死后综合征

心肌梗死后综合征的发生率约为 10%,于心肌梗死后数周至数月内出现,可反复发生,表现为发热、胸痛、心包炎、胸膜炎或肺炎等症状、体征,可能为机体对坏死物质的过敏反应。

四、诊断要点

(一)诊断标准

诊断 AMI 必须至少具备以下标准中的 2 条。

(1)缺血性胸痛的临床病史,疼痛常持续 30 min 以上。

（2）心电图的特征性改变和动态演变。

（3）心肌坏死的血清心肌标志物浓度升高和动态变化。

（二）诊断步骤

对疑为 AMI 的患者，应争取在 10 min 内完成以下工作。

（1）临床检查（问清缺血性胸痛病史，如疼痛性质、部位、持续时间、缓解方式、伴随症状；查明心、肺、血管等的体征）。

（2）描记 18 导联心电图（常规 12 导联加 $V_7 \sim V_9$，$V_{3R} \sim V_{5R}$），并立即进行分析、判断。

（3）迅速进行简明的临床鉴别诊断后做出初步诊断（老年人突发原因不明的休克、心衰、上腹部疼痛伴胃肠道症状、严重心律失常或较重而持续性胸痛或胸闷，应慎重考虑有无本病的可能）。

（4）对病情做出基本评价并确定即刻处理方案。

（5）继之尽快进行相关的诊断性检查和监测，如血清心肌标志物浓度的检测，结合缺血性胸痛的临床病史、心电图的特征性改变，做出 AMI 的最终诊断。此外，尚应进行血常规、血脂、血糖、凝血时间、电解质等检测，二维超声心动图检查，床旁心电监护等。

（三）危险性评估

（1）伴下列任一项者，如高龄（＞70 岁）、既往有心肌梗死史、心房颤动、前壁心肌梗死、心源性休克、急性肺水肿或持续低血压等可确定为高危患者。

（2）病死率随心电图 ST 段抬高的导联数的增加而增加。

（3）血清心肌标志物浓度与心肌损害范围呈正相关，可助估计梗死面积和患者预后。

五、鉴别诊断

（一）不稳定型心绞痛

疼痛的性质、部位与心肌梗死相似，但发作持续时间短、次数频繁、含服硝酸甘油有效。心电图的改变及酶学检查是与心肌梗死鉴别的主要依据。

（二）急性肺动脉栓塞

大块的栓塞可引起胸痛、呼吸困难、咯血、休克，但多出现右心负荷急剧增加的表现如有心室增大，P_2 亢进、分裂和有心衰体征。无心肌梗死时的典型心电图改变和血清心肌酶的变化。

（三）主动脉夹层

该病也具有剧烈的胸痛，有时出现休克，其疼痛常为撕裂样，一开始即达高峰，多放射至背部、腹部、腰部及下肢。两上肢的血压和脉搏常不一致是本病的重要体征。可出现主动脉瓣关闭不全的体征，心电图和血清心肌酶学检查无 AMI 时的变化。X 线和超声检查可出现主动脉明显增宽。

（四）急腹症

急性胆囊炎、胆石症、急性坏死性胰腺炎、溃疡病穿孔等常出现上腹痛及休克的表现，但应有相应的腹部体征，心电图及影像、酶学检查有助于鉴别。

（五）急性心包炎

尤其是非特异性急性心包炎，也可出现严重胸痛、心电图 ST 段抬高，但该病发病前常有上呼吸道感染，呼吸和咳嗽时疼痛加重，早期即有心包摩擦音。无心电图的演变及酶学异常。

六、处理

(一)治疗原则

改善冠状动脉血液供给,减少心肌耗氧,保护心脏功能,挽救因缺血而濒死的心肌,防止梗死面积扩大,缩小心肌缺血范围,及时发现、处理、防治严重心律失常、泵衰竭和各种并发症,防止猝死。

(二)院前急救

流行病学调查发现,50%的患者发病后 1 h 在院外猝死,死因主要是可救治的心律失常。因此,院前急救的重点是尽可能缩短患者就诊延误的时间和院前检查、处理、转运所用的时间;尽量帮助患者安全、迅速地转送到医院;尽可能及时给予相关急救措施,如嘱患者停止任何主动性活动和运动,舌下含化硝酸甘油,高流量吸氧,镇静止痛(吗啡或哌替啶),必要时静脉注射或滴注利多卡因,或给予除颤治疗和心肺复苏;缓慢性心律失常给予阿托品肌内注射或静脉注射;及时将患者情况通知急救中心或医院,在严密观察、治疗下迅速将患者送至医院。

(三)住院治疗

急诊室医生应力争在 10～20 min 内完成病史、临床检数记录 18 导联心电图,尽快明确诊断。对 ST 段抬高者应在 30 min 内收住冠心病监护病房(CCU)并开始溶栓,或在 90 min 内开始行急诊 PTCA 治疗。

1.休息

患者应卧床休息,保持环境安静,减少探视,防止不良刺激。

2.监测

在冠心病监护室进行心电图、血压和呼吸的监测 5～7 d,必要时进行床旁血流动力学监测,以便于观察病情和指导治疗。

3.护理

第 1 周完全卧床,加强护理,对进食、洗漱、大小便、翻身等,都需要别人帮助。第 2 周可从床上坐起,第 3～4 周可逐步离床和室内缓步走动。但病重或有并发症者,卧床时间宜适当延长。食物以易消化的流质或半流质为主,病情稳定后逐渐改为软食。便秘 3 d 者可服轻泻剂或用甘油栓等,必须防止用力大便造成病情突变。焦虑、不安患者可用地西泮等镇静剂。禁止吸烟。

4.吸氧

在急性心肌梗死早期,即便未合并有左侧心力衰竭或肺疾病,也常有不同程度的动脉低氧血症。其原因可能由于细支气管周围水肿,使小气道狭窄,增加小气道阻力,气流量降低,局部换气量减少,特别是两肺底部最为明显。有些患者虽未测出动脉低氧血症,由于增加肺间质液体,肺顺应性一过性降低,而有气短症状。因此,应给予吸氧,通常在发病早期用鼻塞给氧24～48 h,3～5 L/min。有利于氧气运送到心肌,可能减轻气短、疼痛或焦虑症状。在严重左侧心力衰竭、肺水肿和并有机械并发症的患者,多伴有严重低氧血症,需面罩加压给氧或气管插管并机械通气。

5.补充血容量

心肌梗死患者,由于发病后出汗,呕吐或进食少,以及应用利尿药等因素,引起血容量不足和血液浓缩,从而加重缺血和血栓形成,有导致心肌梗死面积扩大的危险。因此,如每天摄入量不足,应适当补液,以保持出入量的平衡。

6.缓解疼痛

AMI 时,剧烈胸痛使患者交感神经过度兴奋,产生心动过速、血压升高和心肌收缩力增强,从而增加心肌耗氧量。并易诱发快速性室性心律失常,应迅速给予有效镇痛药。本病早期疼痛是难以区分坏死心肌疼痛和可逆性心肌缺血疼痛,二者常混杂在一起。先予含服硝酸甘油,随后静脉点滴硝酸甘油,如疼痛不能迅速缓解,应即用强的镇痛药,吗啡和派替啶最为常用。吗啡是解除急性心肌梗死后疼痛最有效的药物。其作用于中枢阿片受体而发挥镇痛作用,并阻滞中枢交感神经冲动的传出,导致外周动、静脉扩张,从而降低心脏前后负荷及心肌耗氧量。通过镇痛,减轻疼痛引起的应激反应,使心率减慢。1 次给药后10～20 min发挥镇痛作用,1～2 h作用最强,持续 4～6 h。通常静脉注射吗啡 5～10 mg,必要时每1～2 h重复1 次,总量不宜超过 15 mg。吗啡治疗剂量时即可发生不良反应,随剂量增加,发生率增加。不良反应有恶心、呕吐、低血压和呼吸抑制。其他不良反应有眩晕,嗜睡,表情淡漠,注意力分散等。一旦出现呼吸抑制,可每隔3 min静脉注射纳洛酮,其有拮抗吗啡的作用,剂量为 0.4 mg,总量不超过 1.2 mg。一般用药后呼吸抑制症状可很快消除,必要时采用人工辅助呼吸。哌替啶有消除迷走神经作用和镇痛作用,其血流动力学作用与吗啡相似,75 mg 哌替啶相当于10 mg 吗啡,不良反应有致心动过速和呕吐作用,但较吗啡轻。可用阿托品 0.5 mg 对抗之。临床上可肌内注射 25～75 mg,必要时 2～3 h重复,过量出现麻醉作用和呼吸抑制,当引起呼吸抑制时,也可应用纳洛酮治疗。对重度烦躁者可应用冬眠疗法,经肌内注射哌替啶25 mg异丙嗪(非那根)12.5 mg,必要时 4～6 h重复 1 次。

中药可用复方丹参滴丸,麝香保心丸口服,或复方丹参注射液 16 mL 加入 5％葡萄糖液250～500 mL中静脉滴注。

(四)再灌注心肌

起病 3～6 小时,使闭塞的冠状动脉再通,心肌得到再灌注,濒临坏死的心肌可能得以存活或使坏死范围缩小,预后改善,是一种积极的治疗措施。

1.急诊溶栓治疗

溶栓治疗是 20 世纪 80 年代初兴起的一项新技术,其治疗原理是针对急性心肌梗死发病的基础,即大部分穿壁性心肌梗死是由于冠状动脉血栓性闭塞引起的。血栓是由于凝血酶原在异常刺激下被激活,形成凝血酶,使纤维蛋白原转化为纤维蛋白,然后与其他有形成分如红细胞、血小板一起形成的。机体内存在一个纤维蛋白溶解系统,它是由纤维蛋白溶解原和内源性或外源性激活物组成的。在激活物的作用下,纤维蛋白溶酶原被激活,形成纤维蛋白溶酶,它可以溶解稳定的纤维蛋白血栓,还可以降解纤维蛋白原,促使纤维蛋白裂解、使血栓溶解。但是纤维蛋白溶酶的半衰期很短,要想获得持续的溶栓效果,只有依靠连续输入外源性补给激活物的办法。现在临床常用的纤溶激活物有两大类,一类为非选择性纤溶剂,如链激酶、尿激酶。它们除了激活与血栓相关的纤维蛋白溶酶原外,还激活循环中的纤溶酶原,导致全身的纤溶状态,因此可以引起出血合并症。另一类为选择性纤溶剂,有重组组织型纤溶酶原激活剂(αt-Pa),单链尿激酶型纤溶酶原激活剂(SCUPA)及乙酰纤溶酶原－链激酶激活剂复合物

（APSAC）。它们选择性地激活与血栓有关的纤溶酶原，而对循环中的纤溶酶原仅有中等度的作用。这样可以避免或减少出血合并症的发生。

（1）溶栓疗法的适应证。①持续性胸痛超过半小时，含服硝酸甘油片后症状不能缓解；②相邻两个或更多导联 ST 段抬高＞0.2 mV；③发病 12 h 内，或虽超过 6 h，患者仍有严重胸痛，并且 ST 段抬高的导联有 R 波者，也可考虑溶栓治疗。

（2）溶栓治疗的禁忌证。①近 10 d 内施行过外科手术者，包括活检、胸腔或腹腔穿刺和心脏体外按压术等；②10 d 内进行过动脉穿刺术者；③颅内病变，包括出血、梗死或肿瘤等；④有明显出血或潜在的出血性病变，如溃疡性结肠炎、胃十二指肠溃疡或有空洞形成的肺部病变；⑤有出血性或脑栓死倾向的疾病，如各种出血性疾病、肝肾疾病、心房纤颤、感染性心内膜炎、收缩压＞24 kPa（180 mmHg），舒张压＞14.7 kPa（110 mmHg）等；⑥妊娠期或分娩后前 10 d；⑦在半年至 1 年内进行过链激酶治疗者；⑧年龄＞65 岁，因为高龄患者溶栓疗法引起颅内出血者多，而且冠脉再通率低于中年。

链激酶（SK）：SK 是 C 类乙型链球菌产生的酶，在体内将前活化素转变为活化素，后者将纤溶酶原转变为纤溶酶。有抗原性，用前需做皮肤过敏试验。静脉滴注常用量为 50 万～150 万 U 加入 5％葡萄糖液 100 mL 内，在 60 min 内滴完，后每小时给予 10 万 U，滴注 24 h。治疗前半小时肌内注射异丙嗪 25 mg，加少量（2.5～5 mg）地塞米松同时滴注可减少变态反应的发生。用药前后进行凝血方面的化验检查，用量大时尤应注意出血倾向。冠脉内注射时先做冠脉造影，经导管向闭塞的冠状动脉内注入硝酸甘油 0.2～0.5 mg，后注入 SK 2 万 U，继之每分钟 2000～4000 U，共 30～90 min 至再通后继用每分钟 2000 U 30～60 min。患者胸痛突然消失，ST 段恢复正常，心肌酶峰值提前出现为再通征象，可每分钟注入 1 次造影剂观察是否再通。

尿激酶（Urokinase UK）：作用于纤溶酶原使之转变为纤溶酶。本品无抗原性，作用较 SK 弱。150 万～200 万 U 静脉滴注 30 min 滴完。冠状动脉内应用时每分钟 6000 U 持续 1 h 以上至溶栓后再维持 0.5～1 h。

组织型重组纤维蛋白溶酶原激活剂（rt-PA）：本品对血凝块有选择性，故疗效高于 SK。冠脉内滴注 0.375 mg/kg，持续 45 min。静脉滴注用量为 0.75 mg/kg，持续 90 min。

其他制剂还有单链尿激酶型纤维蛋白溶酶原激活剂（SCUPA），异化纤维蛋白溶酶原链激酶激活剂复合物（APSAC）等。

（3）以上溶栓剂的选择。文献资料显示，用药 2～3 h 的开通率 rt-PA 为 65％～80％，SK 为 65％～75％，UK 为 50％～68％，APSAC 为 68％～70％。究竟选用哪一种溶栓剂，不能根据以上的数据武断的选择，而应根据患者的病变范围、部位、年龄、起病时间的长短以及经济情况等因素选择。比较而言，如患者年轻（年龄小于 45 岁）、大面积前壁 AMI、到达医院时间较早（2 h 内）、无高血压，应首选 rt-PA。如果年龄较大（大于 70 岁）、下壁 AMI、有高血压，应选 SK 或 UK。由于 APSAC 的半衰期最长（70～120 min），因此它可在患者家中或救护车上一次性快速静脉注射；rt-PA 的半衰期最短（3～4 min），需静脉持续滴注 90～180 min；SK 的半衰期为 18 min，给药持续时间为 60 min；UK 半衰期为 40 min，给药时间为 30 min。SK 与 APSAC 可引起低血压和变态反应，UK 与 rt-PA 无这些不良反应。rt-PA 需要联合使用肝素,SK、UK、APSAC除具有纤溶作用外,还有明显的抗凝作用,不需要积极使用静脉肝素。另外,rt-PA价格较贵,SK、UK较低廉。以上这些因素在临床选用溶栓剂时应予以考虑。

(4)溶栓治疗的并发症。

出血:①轻度出血:皮肤、黏膜、肉眼及显微镜下血尿,或小量咯血呕血等(穿刺或注射部位少量瘀斑不作为并发症)。②重度出血:大量咯血或消化道大出血,腹膜后出血等引起失血性休克或低血压,需要输血者。③危及生命部位的出血:颅内、蛛网膜下隙、纵隔内或心包出血。

再灌注心律失常,注意其对血流动力学的影响。

一过性低血压及其他的变态反应。

已证实有效的抗凝治疗可加速血管再通和有助于保持血管通畅。今后研究应着重于改进治疗方法或使用特异性溶栓剂,以减少纤维蛋白分解、防止促凝血活动和纤溶酶原偷窃;研制合理的联合使用的药物和方法。如此,可望使现已明显降低的急性心梗死亡率进一步下降。

2.经皮腔内冠状动脉成形术(PTCA)

(1)直接PTCA(direct PTCA):急性心肌梗死发病后直接做PTCA。指征:静脉溶栓治疗有禁忌证者;合并心源性休克者(急诊PTCA挽救生命是作为首选治疗);诊断不明患者,如急性心肌梗死病史不典型或左束支传导阻滞(LBBB)者,可从直接冠状动脉造影和PTCA中受益;有条件在发病后数小时内行PTCA者。

(2)补救性PTCA(rescue PTCA):在发病24 h内,静脉溶栓治疗失败,患者胸痛症状不缓解时,行急诊PTCA,以挽救存活的心肌,限制梗死面积进一步扩大。

(3)半择期PTCA(semi-elective PTCA):溶栓成功患者在梗死后7～10 d,有心肌缺血指征或冠脉再闭塞者。

(4)择期PTCA(elective PTCA):在急性心肌梗死后4～6周,用于再发心绞痛或有心肌缺血客观指征,如运动试验、动态心电图、^{201}T1运动心肌断层显像等证实有心肌缺血。

(5)冠状动脉旁路移植术(CABG):适用于溶栓疗法及PTCA无效,而仍有持续性心肌缺血;急性心肌梗死合并有左房室瓣关闭不全或室间隔穿孔等机械性障碍需要手术矫正和修补,同时进行CABG;多支冠状动脉狭窄或左冠状动脉主干狭窄。

(五)缩小梗死面积

AMI是心肌氧供/氧需的严重失衡,纠正这种失衡,就能挽救濒死的心肌,限制梗死的扩大,有效地减少并发症和改善患者的预后。控制心律失常,适当补充血容量和治疗心力衰竭,均有利于减少梗死区。目前多主张采用以下几种。

1.扩血管药物

扩血管药物必须应用于梗死初期的发展阶段,即起病后4～6 h。一般首选硝酸甘油静脉滴注或异山梨酯舌下含化,也可在皮肤上用硝酸甘油贴片或软膏。使用时应注意:静脉给药时,最好有血流动力学监测,当肺动脉楔嵌压小于2～2.4 kPa,动脉压正常或增高时,其疗效较好,反之,则可使病情恶化;应从小剂量开始,在应用过程中保持肺动脉楔嵌压不低于2 kPa(2～2.4 kPa),且动脉压不低于正常低限,以保证必需的冠状动脉灌注。

2.β受体阻滞剂

大量临床资料表明,在AMI发生后的4～12 h,给普萘洛尔或阿普洛尔、阿替洛尔、美托洛尔等药治疗(最好是早期静脉内给药),常能达到明显降低患者的最高血清酶(CPK,CK-MB等)水平,提示有限制梗死范围扩大的作用。但因这些药的负性肌力、负性频率作用,临床应用时,当心率低于每分钟60次,收缩压≤14.6 kPa,有心力衰竭及下壁心肌梗死者应慎用。

3.低分子右旋糖酐及复方丹参等活血化瘀药物

一般可选用低分子右旋糖酐每天静脉滴注250～500 mL,7～14 d为一个疗程。在低分子右旋糖酐内加入活血化瘀药物如血栓通4～6 mL,川芎嗪80～160 mg或复方丹参注射液12～30 mL,疗效更佳。心功能不全者低分子右旋糖酐者慎用。

4.极化液(GIK)

可减少心肌坏死,加速缺血心肌的恢复。但近几年因其效果不显著,已趋向不用,仅用于AMI伴有低血容量者。其他改善心肌代谢的药物有维生素C(3～4 g)、辅酶A(50～100 U)、肌苷(0.2～0.6 g)、维生素B_6(50～100 mg),每天1次静脉滴注。

5.其他

有人提出用大量激素(氢化可的松150 mg/kg)或透明质酸酶(每次500 U/kg,每6 h 1次,每天4次),或用钙拮抗剂(硝苯地平20 mg,每4 h 1次)治疗AMI,但对此分歧较大,尚无统一结论。

(六)严密观察,及时处理并发症

1.左心功能不全

AMI时左心功能不全因病理生理改变的程度不同,可表现轻度肺淤血、急性左心衰(肺水肿)、心源性休克。

(1)急性左心衰(肺水肿)的治疗:可选用吗啡、利尿剂(呋塞米等)、硝酸甘油(静脉滴注),尽早口服ACEI制剂(以短效制剂为宜)。肺水肿合并严重高血压时应静脉滴注硝普钠,由小剂量(10 μg/min)开始,据血压调整剂量。伴严重低氧血症者可行人工机械通气治疗。洋地黄制剂在AMI发病24 h内不主张使用。

(2)心源性休克:在严重低血压时应静脉滴注多巴胺5～15 μg/(kg·min),一旦血压升至90 mmHg以上,则可同时静脉滴注多巴酚丁胺3～10 μg/(kg·min),以减少多巴胺用量。如血压不升应使用大剂量多巴胺[≥15 μg/(kg·min)]。大剂量多巴胺无效时,可静脉滴注去甲肾上腺素2～8 μg/min。轻度低血压时,可用多巴胺或与多巴酚丁胺合用。药物治疗无效者,应使用主动脉内球囊反搏(IABP)。AMI合并心源性休克提倡PTCA再灌注治疗。中药可酌情选用独参汤、参附汤、生脉散等。

2.抗心律失常

急性心肌梗死约有90%以上出现心律失常,绝大多数发生在梗死后72小时内,不论是快速性或缓慢性心律失常,对急性心肌梗死患者均可引起严重后果。因此,及早发现心律失常,特别是严重的心律失常前驱症状,并给予积极的治疗。

(1)对出现室性早搏的急性心肌梗死患者,均应严密心电监护及处理。频发的室性早搏或室速,应以利多卡因50～100 mg静脉注射,无效时5～10 min可重复,控制后以每分钟1～3 mg静脉滴注维持,情况稳定后可改为药物口服;美西律150～200 mg,普鲁卡因胺250～500 mg,溴苄胺100～200 mg等,6 h1次维持。

（2）对已发生室颤应立即行心肺复苏术,在进行心脏按压和人工呼吸的同时争取尽快实行电除颤,一般首次即采取较大能量(200~300 J)争取 1 次成功。

（3）对窦性心动过缓如心率小于每分钟 50 次,或心率在每分钟 50~60 次但合并低血压或室性心律失常,可以阿托品每次 0.3~0.5 mg 静脉注射,无效时 5~10 min 重复,但总量不超过 2 mg。也可以氨茶碱0.25 g或异丙基肾上腺素 1 mg 分别加入 300~500 mL 液体中静脉滴注,但这些药物有可能增加心肌氧耗或诱发室性心律失常,故均应慎用。以上治疗无效症状严重时可采用临时起搏措施。

（4）对房室传导阻滞Ⅰ度和Ⅱ度量型者,可应用肾上腺皮质激素、阿托品、异丙肾上腺素治疗,但应注意其不良反应。对Ⅲ度及Ⅱ度Ⅱ型者宜行临时心脏起搏。

（5）对室上性快速心律失常可选用β受体阻滞剂、洋地黄类(24 h 内尽量不用)、维拉帕米、胺碘酮、奎尼丁、普鲁卡因胺等治疗,对阵发性室上性、房颤及房扑药物治疗无效可考虑直流同步电转复或人工心脏起搏器复律。

3.机械性并发症的处理

（1）心室游离壁破裂:可引起急性心包填塞致突然死亡,临床表现为电-机械分离或心脏停搏,常因难以即时救治而死亡。亚急性心脏破裂应积极争取冠状动脉造影后行手术修补及血管重建术。

（2）室间隔穿孔:伴血流动力学失代偿者,提倡在血管扩张剂和利尿剂治疗及 IABP 支持下,早期或急诊手术治疗。如穿孔较小,无充血性心衰,血流动力学稳定,可保守治疗,6 周后择期手术。

（3）急性二尖瓣关闭不全:急性乳头肌断裂时突发左心力衰竭和(或)低血压,主张用血管扩张剂、利尿剂及 IABP 治疗,在血流动力学稳定的情况下急诊手术。因左心室扩大或乳头肌功能不全者,应积极应用药物治疗心衰,改善心肌缺血并行血管重建术。

（七）恢复期处理

住院 3~4 周后,如病情稳定,体力增进,可考虑出院。近年主张出院前作症状限制性运动负荷心电图、放射性核素和(或)超声显像检查,如显示心肌缺血或心功能较差,宜行冠状动脉造影检查考虑进一步处理。心室晚电位检查有助于预测发生严重室性心律失常的可能性。

七、护理

（一）护理评估

1.病史

发病前常有明显诱因,如精神紧张、情绪激动、过度体力活动、饱餐、高脂饮食、糖尿病未控制、感染、手术、大出血、休克等。少数在睡眠中发病。约有半数以上的患者过去有高血压及心绞痛史。部分患者则无明确病史及先兆表现,首次发展即是急性心肌梗死。

2.身体状况

（1）先兆。约半数以上患者在梗死前数天至数周,有乏力、胸部不适、活动时心悸、气急、心绞痛等,最突出为心绞痛发作频繁,持续时间较长,疼痛较剧烈,甚至伴恶心、呕吐、大汗、心动过缓,硝酸甘油疗效差等,特称为梗前先兆。应警惕近期内发生心肌梗死的可能,要及时住院治疗。

（2）症状。急性心肌梗死的临床表现与梗死的大小、部位、发展速度及原来心脏的功能情况等有关。

疼痛：是最常见的起始症状。典型的疼痛部位和性质与心绞痛相似，但疼痛更剧烈，诱因多不明显，持续时间较长，多在 30 min 以上，也可达数小时或数日，休息和含服硝酸甘油多不能缓解。患者常烦躁不安、出汗、恐惧，或有濒死感。老年人、糖尿病患者以及脱水、休克患者常无疼痛。少数患者以休克、急性心力衰竭、突然晕厥为始发症状。部分患者疼痛位于上腹部，或者疼痛放射至下颌、颈部、背部上方，易被误诊，应与相关疾病鉴别。

全身症状：有发热和心动过速等。发热由坏死物质吸收所引起，一般在疼痛后 24～48 h 出现，体温一般在 38 ℃左右，持续约 1 周。

胃肠道症状：频繁常伴有早期恶心、呕吐、肠胀气和消化不良，特别是下后壁梗死者。重症者可发生呃逆。

心律失常：见于 75%～95% 的患者，以发病 24 h 内最多见，可伴心悸、乏力、头晕、晕厥等症状。其中以室性心律失常居多，可出现室性期前收缩、室性心动过速、心室颤动或加速性心室自主心律。如出现频发的、成对的、多源的和 R-on-T 的室性期前收缩，或室性心动过速，常为心室颤动的先兆。室颤是急性心肌梗死早期主要的死因。室上性心律失常则较少，多发生在心力衰竭者中。缓慢型心律失常中以房室传导阻滞最为常见，束支传导阻滞和窦性心动过缓也较多见。

低血压和休克：见于 20%～30% 的患者。疼痛期的血压下降未必是休克。如疼痛缓解后收缩压仍低于 10.7 kPa（80 mmHg），伴有烦躁不安、面色苍白、皮肤湿冷、大汗淋漓、脉细而快、少尿、精神迟钝、甚或昏迷者，则为休克表现。休克多在起病后数小时至 1 周内发生，主要是心源性，为心肌收缩力减弱、心排血量急剧下降所致，尚有血容量不足、严重心律失常、周围血管舒缩功能障碍和酸中毒等因素参与。

心力衰竭：主要为急性左心衰竭。可在发病最初的几天内发生，或在疼痛、休克好转阶段出现。是因为心肌梗死后心脏收缩力显著减弱或不协调所致。患者可突然出现呼吸困难、咳泡沫痰、发绀等，严重时可发生急性肺水肿，也可继而出现全心衰竭，并伴血压下降。

（3）体征。

一般情况：患者常呈焦虑不安或恐惧，手抚胸部，面色苍白，皮肤潮湿，呼吸增快；如左心功能不全时呼吸困难，常采半卧位或咯粉红色泡沫痰；发生休克时四肢厥冷，皮肤有蓝色斑纹。多数患者于发病第 2 天体温升高，一般在 38 ℃左右，不超过 39℃，1 周内退至正常。

心脏：心脏浊音界可轻至中度增大；心率增快或减慢；可有各种心律失常；心尖部第一心音常减弱，可出现第三或第四音奔马律；一般听不到心脏杂音，二尖瓣乳头肌功能不全或腱索断裂时心尖部可听到明显的收缩期杂音；室间隔穿孔时，胸骨左缘可闻及响亮的全收缩期杂音；发生严重的左心衰竭时，心尖部也可闻及收缩期杂音；1%～20% 的患者可在发病 1～3 d 出现心包摩擦音，持续数天，少数可持续 1 周以上。

肺部：发病早期肺底可闻及少数湿啰音，常在 1～2 d 消失，啰音持续存在或增多常提示左心衰竭。

3.实验室及其他检查

(1)心电图:可起到定性、定位、定期的作用。透壁性心肌梗死典型改变是:出现异常、持久宽而深的Q波或QS波。损伤型ST段的抬高,弓背向上与T波融合形成单向曲线,起病数小时之后出现,数天至数周回到基线。T波改变:起病数小时内异常增高,数日至2周左右变为平坦,继而倒置。但有5%～15%的病例心电图表现不典型,其原因小灶梗死,多处或对应性梗死,再发梗死,心内膜下梗死以及伴室内传导阻滞,心室肥厚或预激综合征等。以上情况可不出现坏死性Q波,只表现为QRS波群高度、ST段、T波的动态改变。另外,右心梗死,真后壁和局限性高侧壁心肌梗死,常规导联中不显示梗死图形,应加做特殊导联以明确诊断。

(2)心向量图:当心电图不能肯定诊断为心肌梗死时,往往可通过心向量图得到证实。

(3)超声心动图:超声心动图并不用来诊断急性心肌梗死,但对探查心肌梗死的各种并发症极有价值,尤其是室间隔穿孔破裂,乳头肌或腱索断裂或功能不全造成的二尖瓣关闭不全、脱垂、室壁瘤和心包积液。

(4)放射性核素检查:放射性核素心肌显影及心室造影^{99m}Tc及^{131}I等形成热点成像或^{201}Tl ^{42}K等冷点先是ST段普通压低,继而T波倒置。成像可判断梗死的部位和范围。用门电路控制γ闪烁照相法进行放射性核素血池显像,可观察壁动作及测定心室功能。

(5)心室晚电位(LPs):心肌梗死时LPs阳性率为28%～58%,其出现不似陈旧性心肌梗死稳定,但与室速与室颤有关,阳性者应进行心电监护及予以有效治疗。

(6)磁共振成像(MRI技术):易获得清晰的空间隔像,故对发现间隔段运动障碍、间隔心肌梗死并发症较其他方法优越。

(7)实验室检查。

血常规:白细胞计数上升,达$10×10^9$～$20×10^9$/L,中性粒细胞增至75%～90%。

红细胞沉降率增快;C反应蛋白(CRP)增高可持续1～3周。

血清酶学检查:心肌细胞内含有大量的酶,受损时这些酶进入血液,测定血中心肌酶谱对诊断及估计心肌损害程度有十分重要的价值。常用的有:①血清肌酸磷酸激酶(CPK):发病4～6 h在血中出现,24 h达峰值,后很快下降,2～3 d消失。②乳酸脱氢酶(LDH)在起病8～10 h后升高,达到高峰时间在2～3 d,持续1～2周恢复正常。其中CPK的同工酶CPK-MB和LDH的同工酶CDH,诊断的特异性最高,其增高程度还能更准确地反映梗死的范围。

肌红蛋白测定:血清肌红蛋白升高出现时间比CPK略早,约在2 h,多数24 h即恢复正常;尿肌红蛋白在发病后5～40 h开始排泄,持续时间平均达83 h。

(二)护理目标

(1)患者疼痛减轻。

(2)患者能遵医嘱服药,说出治疗的重要性。

(3)患者的活动量增加、心率正常。

(4)生命体征维持在正常范围。

(5)患者看起来放松。

(三)护理措施

1.一般护理

(1)安置患者于冠心病监护病房(CCU),连续监测心电图、血压、呼吸5～7 d,对行漂浮导管检查者做好相应护理,询问患者有无心悸、胸闷、胸痛、气短、乏力、头晕等不适。

(2)病室保持安静、舒适,限制探视,有计划地护理患者,减少对患者的干扰,保证患者充足的休息和睡眠时间,防止任何不良刺激。据病情安置患者于半卧位或平卧位。如无并发症,24 h内可在床上活动肢体,无合并症者可在床上坐起,逐渐过渡到坐在床边或椅子上,每次20 min,每天3～5次,鼓励患者深呼吸;第1～2周后开始在室内走动,逐步过渡到室外行走;第3～4周可试着上下楼梯或出院。病情严重或有并发症者应适当延长卧床时间。

(3)介绍本病知识和监护室的环境。关心、尊重、鼓励、安慰患者,以和善的态度回答患者提出的问题,帮助其树立战胜疾病的信心。

(4)给予低钠、低脂、低胆固醇、无刺激、易消化的饮食,少量多餐,避免进食过饱。

(5)心肌梗死患者由于卧床休息、消化功能减退、哌替啶或吗啡等止痛药物的应用,胃肠功能和膀胱收缩无力抑制,易发生便秘和尿潴留。应予以足够的重视,酌情给予轻泻剂,嘱患者排便时勿屏气,避免增加心脏负担和导致附壁血栓脱落。排便不畅时宜加用开塞露,对5日无大便者可保留灌肠或给低压盐水灌肠。对排尿不畅者,可采用物理或诱导法,协助排尿,必要时行导尿。

(6)吸氧:氧治疗可提高改善低氧血症,有利于心肌梗死的康复。急性期给患者高流量吸氧,持续48 h。氧流量在每分钟3～5 L,病情变化可延长吸氧时间。待疼痛减轻,休克解除,可减低氧流量。注意鼻导管的通畅,24 h更换1次。如果合并急性左心衰竭,出现重度低氧血症时。死亡率较高,可采用加压吸氧或酒精除泡沫吸氧。

(7)防止血栓性静脉炎或深部静脉血栓形成:血栓性静脉炎表现为受累静脉局部红、肿、痛,可延伸呈条索状,多因反复静脉穿刺输液和多种药物输注所致。所以行静脉穿刺时应严格无菌操作,患者感觉输液局部皮肤疼痛或红肿,应及时更换穿刺部位,并予以热敷或理疗。下肢静脉血栓形成一般在血栓较大引起阻塞时才出现患肢肤色改变,皮肤温度升高和可凹性水肿。应注意每天协助患者做被动下肢活动2～3次,注意下肢皮肤温度和颜色的变化避免选用下肢静脉输液。

2.病情观察与护理

急性心肌梗死系危重疾病、应早期发现危及患者生命的先兆表现,如能得到及时处理,可使病情转危为安。故需严密观察以下情况。

(1)血压:始发病时应0.5～1 h测量1次血压,随血压恢复情况逐步减少测量次数为每天4～6次,基本稳定后每天1～2次。若收缩压在12 kPa(90 mmHg)以下,脉压减小,且音调低落,要注意患者的神志状态、脉搏、面色、皮肤色泽及尿量等,是否有心源性休克的发生。此时,在通知医生的同时,对休克者采取抗休克措施,如补充血容量,应用升压药、血管扩张剂以及纠正酸中毒,避免脑缺氧,保护肾功能等。有条件者应准备好中心静脉压测定装登或漂浮导管测定肺微血管楔嵌压设备,以正确应用输液量及调节液体滴速。

(2)心率、心律:在冠心病监护病房(CCU)进行连续的心电、呼吸监测,在心电监测示波屏上,应注意观察心率及心律变化。及时检出可能作为恶性心动过速先兆的任何室性期前收缩,以及室颤或完全性房室传导阻滞,严重的窦性心动过缓,房性心律失常等,如发现室性早搏为:①每分钟5次以上。②呈二、三联律。③多源性室性早搏。④室性早搏的R波落在前一次主搏的 T 波之上,均为转变阵发性室性心动过速及心室颤动的先兆,易造成心搏骤停。遇有上述情况,在立即通知医生的同时,需应用相应的抗心律失常药物,并准备好除颤器和人工心脏起搏器,协同医生抢救处理。

(3)胸痛:急性心肌梗死患者常伴有持续剧烈的胸痛,因此,应注意观察患者的胸痛程度,因剧烈胸痛可导致低血压,加重心肌缺氧,扩大梗死面积,引起心力衰竭、休克及心律失常。常用的止痛剂有罂粟碱肌内注射或静脉滴注,硝酸甘油 0.6 mg 含服,疼痛较重者可用哌替啶或吗啡。在护理中应注意可能出现的药物不良反应,同时注意观察血压、尿量、呼吸及一般状态,确保用药的安全。

(4)呼吸急促:注意观察患者的呼吸状态,对有呼吸急促的患者应注意观察血压,皮肤黏膜的血循环情况,肺部体征的变化,以及血流动力学和尿量的变化。发现患者有呼吸急促,不能平卧,烦躁不安,咳嗽,咯泡沫样血痰时,立即取半坐位,给予吸氧,准备好快速强心、利尿剂,配合医生按急性心力衰竭处理。

(5)体温:急性心肌梗死患者可有低热,体温在 37～38.5℃,多持续 3 d 左右。如体温持续升高,1 周后仍不下降,应疑有继发肺部或其他部位感染,及时向医生报告。

(6)意识变化:如发现患者意识恍惚,烦躁不安,应注意观察血流动力学及尿量的变化。警惕心源性休克的发生。

(7)器官栓塞:在急性心肌梗死第 1～2 周,注意观察组织或脏器有无发生栓塞现象。因左心室内附壁血栓可脱落,而引起脑、肾、四肢、肠系膜等动脉栓塞,应及时向医生报告。

(8)心室膨胀瘤:在心肌梗死恢复过程中,心电图表现虽有好转,但患者仍有顽固性心力衰竭或心绞痛发作,应疑有心室膨胀瘤的发生。这是由于在心肌梗死区愈合过程中,心肌被结缔组织所替代,成为无收缩力的薄弱纤维瘢痕区。该区内受心腔内的压力而向外呈囊状膨出,造成心室膨胀瘤。应配合医生进行 X 线检查以确诊。

(9)心肌梗死后综合征:需注意在急性心肌梗死后 2 周、数月甚至 2 年内,可并发心肌梗死后综合征。表现为肺炎、胸膜炎和心包炎征象,同时也有发热、胸痛、血沉和白细胞升高现象,酷似急性心肌梗死的再发。这是由于坏死心肌引起机体自身免疫变态反应所致。如心肌梗死的特征性心电图变化有好转现象又有上述表现时,应做好 X 线检查的准备,配合医生做出鉴别诊断。因本病应用激素治疗效果良好,若因误诊而用抗凝药物,可导致心腔内出血而发生急性心包填塞。故应严密观察病情,在确诊为本病后,应向患者及家属做好解释工作,解除顾虑,必要时给患者应用镇痛及镇静剂;做好休息、饮食等生活护理。

(四)健康教育

(1)注意劳逸结合,根据心功能进行适当的康复锻炼。

(2)避免紧张、劳累、情绪激动、饱餐、便秘等诱发因素。

(3)节制饮食,禁忌烟酒、咖啡、酸辣刺激性食物,多吃蔬菜、蛋白质类食物,少食动物脂肪、胆固醇含量较高的食物。

(4)按医嘱服药,随身常备硝酸甘油等扩张冠状动脉药物,定期复查。

(5)指导患者及家属,病情突变时,采取简易应急措施。

第三章 呼吸内科疾病护理

第一节 急性呼吸窘迫综合征

急性呼吸窘迫综合征(acute respiratory distress syndrome,ARDS)是指严重感染、创伤、休克等非心源性疾病过程中,肺毛细血管内皮细胞和肺泡上皮细胞损伤造成弥漫性肺间质及肺泡水肿,导致的急性低氧性呼吸功能不全或衰竭,属于急性肺损伤(acute lung injury,ALI)的严重阶段。以肺容积减少、肺顺应性降低、严重的通气/血流比例失调为病理生理特征。临床上表现为进行性低氧血症和呼吸窘迫,肺部影像学表现为非均一性的渗出性病变。本病起病急、进展快、病死率高。

ALI 和 ARDS 是同一疾病过程中的两个不同阶段,ALI 代表早期和病情相对较轻的阶段,而 ARDS 代表后期病情较为严重的阶段。发生 ARDS 时患者必然经历过 ALI,但并非所有的 ALI 都要发展为 ARDS。引起 ALI 和 ARDS 的原因和危险因素很多,根据肺部直接和间接损伤对危险因素进行分类,可分为肺内因素和肺外因素。肺内因素是指致病因素对肺的直接损伤,包括:①化学性因素,如吸入毒气、烟尘、胃内容物及氧中毒等;②物理性因素,如肺挫伤、放射性损伤等;③生物性因素,如重症肺炎。肺外因素是指致病因素通过神经体液因素间接引起肺损伤,包括严重休克、感染中毒症、严重非胸部创伤、大面积烧伤、大量输血、急性胰腺炎、药物或麻醉品中毒等。ALI 和 ARDS 的发生机制非常复杂,目前尚不完全清楚。多数学者认为,ALI 和 ARDS 是由多种炎性细胞、细胞因子和炎性介质共同参与引起的广泛肺毛细血管急性炎症性损伤过程。

一、临床特点

ARDS 的临床表现可以有很大差别,取决于潜在疾病和受累器官的数目和类型。

(一)症状体征

(1)发病迅速:ARDS 多发病迅速,通常在发病因素攻击(如严重创伤、休克、败血症、误吸)后 12～48 h 发病,偶尔有长达 5 d 者。

(2)呼吸窘迫:是 ARDS 最常见的症状,主要表现为气急和呼吸频率增快,呼吸频率大多在25～50 次/min。其严重程度与基础呼吸频率和肺损伤的严重程度有关。

(3)咳嗽、咳痰、烦躁和神志变化:ARDS 可有不同程度的咳嗽、咳痰,可咳出典型的血水样痰,可出现烦躁、神志恍惚。

(4)发绀:是未经治疗 ARDS 的常见体征。

(5)ARDS 患者也常出现呼吸类型的改变,主要为呼吸浅快或潮气量的变化。病变越严重,这一改变越明显,甚至伴有吸气时鼻翼翕动及三凹征。在早期自主呼吸能力强时,常表现为深快呼吸,当呼吸肌疲劳后,则表现为浅快呼吸。

(6)早期可无异常体征,或仅有少许湿啰音;后期多有水泡音,也可出现管状呼吸音。

(二)影像学表现

1.X 线胸片检查

早期病变以间质性为主,胸部 X 线片常无明显异常或仅见血管纹理增多,边缘模糊,双肺散在分布的小斑片状阴影。随着病情进展,上述的斑片状阴影进一步扩展,融合成大片状,或两肺均匀一致增加的毛玻璃样改变,伴有支气管充气症,心脏边缘不清或消失,称为"白肺"。

2.胸部 CT 检查

与 X 线胸片相比,胸部 CT 尤其是高分辨 CT(HRCT)可更为清晰地显示出肺部病变分布、范围和形态,为早期诊断提供帮助。由于肺毛细血管膜通透性一致性增高,引起血管内液体渗出,两肺斑片状阴影呈现重力依赖性现象,还可出现变换体位后的重力依赖性变化。在 CT 上表现为病变分布不均匀:①非重力依赖区(仰卧时主要在前胸部)正常或接近正常;②前部和中间区域呈毛玻璃样阴影;③重力依赖区呈现实变影。这些提示肺实质的实变出现在受重力影响最明显的区域。无肺泡毛细血管膜损伤时,两肺斑片状阴影均匀分布,既不出现重力依赖现象,也无变换体位后的重力依赖性变化。这一特点有助于与感染性疾病鉴别。

(三)实验室检查

1.动脉血气分析

$PaO_2 < 8.0$ kPa(60 mmHg),有进行性下降趋势,在早期 $PaCO_2$ 多不升高,甚至可因过度通气而低于正常;早期多为单纯呼吸性碱中毒;随病情进展可合并代谢性酸中毒,晚期可出现呼吸性酸中毒。氧合指数较动脉氧分压更能反映吸氧时呼吸功能的障碍,而且与肺内分流量有良好的相关性,计算简便。氧合指数参照范围为 53.2~66.5 kPa(400~500 mmHg),在 ALI 时≤300mmHg,ARDS 时≤200mmHg。

2.血流动力学监测

通过漂浮导管,可同时测定并计算肺动脉压(PAP)、肺动脉楔压(PAWP)等,不仅对诊断、鉴别诊断有价值,而且对机械通气治疗也为重要的监测指标。肺动脉楔压一般 <1.6 kPa (12 mmHg),若 >2.4 kPa(18 mmHg),则支持左侧心力衰竭的诊断。

3.肺功能检查

ARDS 发生后呼吸力学发生明显改变,包括肺顺应性降低和气道阻力增高,肺无效腔/潮气量是不断增加的,肺无效腔/潮气量增加是早期 ARDS 的一种特征。

二、诊断及鉴别诊断

1999 年,中华医学会呼吸病学分会制定的诊断标准如下。

(1)有 ALI 和(或)ARDS 的高危因素。

(2)急性起病、呼吸频数和(或)呼吸窘迫。

(3)低氧血症:ALI 时氧合指数≤300mmHg;ARDS 时氧合指数≤200mmHg。

(4)胸部 X 线检查显示两肺浸润阴影。

(5)肺动脉楔压≤2.4 kPa(18 mmHg)或临床上能除外心源性肺水肿。

符合以上 5 项条件者,可以诊断 ALI 或 ARDS。必须指出,ARDS 的诊断标准并不具有特异性,诊断时必须排除大片肺不张、自发性气胸、重症肺炎、急性肺栓塞和心源性肺水肿(表3-1)。

表 3-1　ARDS 与心源性肺水肿的鉴别

类别	ARDS	心源性肺水肿
特点	高渗透性	高静水压
病史	创伤、感染等	心脏疾病
双肺浸润阴影	＋	＋
重力依赖性分布现象	＋	＋
发热	＋	可能
白细胞计数增多	＋	可能
胸腔积液	－	＋
吸纯氧后分流	较高	可较高
肺动脉楔压	正常	高
肺泡液体蛋白	高	低

三、急诊处理

ARDS 是呼吸系统的一个急症，必须在严密监护下进行合理治疗。治疗目标是：改善肺的氧合功能，纠正缺氧，维护脏器功能和防治并发症。治疗措施如下。

(一)氧疗

应采取一切有效措施尽快提高 PaO_2，纠正缺氧。可给高浓度吸氧，使 $PaO_2 \geq 8.0$ kPa（60 mmHg）或 $SaO_2 \geq 90\%$。轻症患者可使用面罩给氧，但多数患者需采用机械通气。

(二)去除病因

病因治疗在 ARDS 的防治中占有重要地位，主要是针对涉及的基础疾病。感染是 ALI 和 ARDS 常见原因也是首位高危因素，而 ALI 和 ARDS 又易并发感染。如果 ARDS 的基础疾病是脓毒症，除了清除感染灶外，还应选择敏感抗生素，同时收集痰液或血液标本分离培养病原菌和进行药敏试验，指导下一步抗生素的选择。一旦建立人工气道并进行机械通气，即应给予广谱抗生素，以预防呼吸道感染。

(三)机械通气

机械通气是最重要的支持手段。如果没有机械通气，许多 ARDS 患者会因呼吸衰竭在数小时至数天内死亡。机械通气的指征目前尚无统一标准，多数学者认为一旦诊断为 ARDS，就应进行机械通气。在 ALI 阶段可试用无创正压通气，使用无创机械通气治疗时应严密监测患者的生命体征及治疗反应。神志不清、休克、气道自洁能力障碍的 ALI 和 ARDS 患者不宜应用无创机械通气。如无创机械通气治疗无效或病情继续加重，应尽快建立人工气道，行有创机械通气。

为了防止肺泡萎陷，保持肺泡开放，改善氧合功能，避免机械通气所致的肺损伤，目前常采用肺保护性通气策略，主要措施包括以下 2 个方面。

1.呼气末正压

适当加用呼气末正压可使呼气末肺泡内压增大，肺泡保持开放状态，从而达到防止肺泡萎陷，减轻肺泡水肿，改善氧合功能和提高肺顺应性的目的。应用呼气末正压应首先保证有效循环血容量足够，以免因胸内正压增加而降低心排血量，而减少实际的组织氧运输；呼气末正压先从低水平 0.29～0.49 kPa（3～5 cmH₂O）开始，逐渐增加，直到 $PaO_2 > 8.0$ kPa（60 mmHg）、$SaO_2 > 90\%$时的呼气末正压水平，一般呼气末正压水平为 0.49～1.76 kPa（5～18 cmH₂O）。

2.小潮气量通气和允许性高碳酸血症

ARDS 患者采用小潮气量（6～8 mL/kg）通气，使吸气平台压控制在 2.94～34.3 kPa（30～35 cmH_2O）以下，可有效防止因肺泡过度充气而引起的肺损伤。为保证小潮气量通气的进行，可允许一定程度的 CO_2 潴留[$PaCO_2$ 一般不宜高于 10.7～13.3 kPa（80～100 mmHg）]和呼吸性酸中毒（pH 7.25～7.30）。

（四）控制液体入量

在维持血压稳定的前提下，适当限制液体入量，配合利尿药，使出入量保持轻度负平衡（每天 500 mL 左右），使肺脏处于相对"干燥"状态，有利于肺水肿的消除。液体管理的目标是在最低（0.7～1.1 kPa 或5～8 mmHg）的肺动脉楔压下维持足够的心排血量及氧运输量。在早期可给予高渗晶体液，一般不推荐使用胶体液。存在低蛋白血症的 ARDS 患者，可通过补充清蛋白等胶体溶液和应用利尿药，有助于实现液体负平衡，并改善氧合。若限液后血压偏低，可使用多巴胺和多巴酚丁胺等血管活性药物。

（五）加强营养支持

营养支持的目的在于不但纠正现有的患者的营养不良，还应预防患者营养不良的恶化。营养支持可经胃肠道或胃肠外途径实施。如有可能应尽早经胃肠补充部分营养，不但可以减少补液量，而且可获得经胃肠营养的有益效果。

（六）加强护理、防治并发症

有条件时应在 ICU 中动态监测患者的呼吸、心律、血压、尿量及动脉血气分析等，及时纠正酸碱失衡和电解质紊乱。注意预防呼吸机相关性肺炎的发生，尽量缩短病程和机械通气时间，加强物理治疗，包括体位、翻身、叩背、排痰和气道湿化等。积极防治应激性溃疡和多器官功能障碍综合征。

（七）其他治疗

糖皮质激素、肺泡表面活性物质替代治疗、吸入一氧化氮在 ALI 和 ARDS 的治疗中可能有一定价值，但疗效尚不肯定。不推荐常规应用糖皮质激素预防和治疗 ARDS。糖皮质激素既不能预防 ARDS 的发生，对早期 ARDS 也没有治疗作用。ARDS 发病＞14 d 应用糖皮质激素会明显增加病死率。感染性休克并发 ARDS 的患者，如合并肾上腺皮质功能不全，可考虑应用替代剂量的糖皮质激素。肺表面活性物质，有助于改善氧合，但是还不能将其作为 ARDS 的常规治疗手段。

四、急救护理

在救治 ARDS 过程中，精心护理是抢救成功的重要环节。护士应做到及早发现病情，迅速协助医生采取有力的抢救措施。密切观察患者生命体征，做好各项记录，准确完成各种治疗，备齐抢救器械和药品，防止机械通气和气管切开的并发症。

（一）护理目标

（1）及早发现 ARDS 的迹象，及早有效地协助抢救。维持生命体征稳定，挽救患者生命。

（2）做好人工气道的管理，维持患者最佳气体交换，改善低氧血症，减少机械通气并发症。

（3）采取俯卧位通气护理，缓解肺部压迫，改善心脏的灌注。

（4）积极预防感染等各种并发症，提高救治成功率。

（5）加强基础护理，增加患者舒适感。

（6）减轻患者心理不适，使其合作、平静。

（二）护理措施

（1）及早发现病情变化 ARDS 通常在疾病或严重损伤的最初 24～48 h 后发生。首先出现呼吸困难，通常呼吸浅快。吸气时可存在肋间隙和胸骨上窝凹陷。皮肤可出现发绀和斑纹，吸氧不能使之改善。

护士发现上述情况要高度警惕，及时报告医生，进行动脉血气和胸部 X 线等相关检查。一旦诊断考虑 ARDS，立即积极治疗。若没有机械通气的相应措施，应尽早转至有条件的医院。患者转运过程中应有专职医生和护士陪同，并准备必要的抢救设备，氧气必不可少。若有指征可行机械通气治疗，可以先行气管插管后转运。

（2）迅速连接监测仪，密切监护心率、心律、血压等生命体征，尤其是呼吸的频率、节律、深度及血氧饱和度等。观察患者意识、发绀情况、末梢温度等。注意有无呕血、黑粪等消化道出血的表现。

（3）氧疗和机械通气的护理治疗 ARDS 最紧迫问题在于纠正顽固性低氧，改善呼吸困难，为治疗基础疾病赢得时间。需要对患者实施氧疗甚至机械通气。

严密监测患者呼吸情况及缺氧症状。若单纯面罩吸氧不能维持满意的血氧饱和度，应予辅助通气。首先可尝试采用经面罩持续气道正压吸氧等无创通气，但大多需要机械通气吸入氧气。遵医嘱给予高浓度氧气吸入或使用呼气末正压呼吸（positive end expiratory pressure, PEEP）并根据动脉血气分析值的变化调节氧浓度。

使用 PEEP 时应严密观察，防止患者出现气压伤。PEEP 是在呼气终末时给予气道以一恒定正压使之不能回复到大气压的水平。可以增加肺泡内压和功能残气量改善氧合，防止呼气使肺泡萎陷，增加气体分布和交换，减少肺内分流，从而提高 PaO_2。由于 PEEP 使胸腔内压升高，静脉回流受阻，致心搏减少，血压下降，严重时可引起循环衰竭，另外正压过高，肺泡过度膨胀、破裂有导致气胸的危险。所以在监护过程中，注意 PEEP 观察有无心率增快、突然胸痛、呼吸困难加重等相关症状，发现异常立即调节 PEEP 压力并报告医生处理。

帮助患者采取有利于呼吸的体位，如端坐位或高枕卧位。

人工气道的管理有以下几个方面。

第一，妥善固定气管插管，观察气道是否通畅，定时对比听诊双肺呼吸音。经口插管者要固定好牙垫，防止阻塞气道。每班检查并记录导管刻度，观察有无脱出或误入一侧主支气管。套管固定松紧适宜，以能放入一指为准。

第二，气囊充气适量。充气过少易产生漏气，充气过多可压迫气管黏膜导致气管食管瘘，可以采用最小漏气技术，用来减少并发症发生。方法：用 10 mL 注射器将气体缓慢注入，直至在喉及气管部位听不到漏气声，向外抽出气体每次 0.25～0.5 mL，至吸气压力到达峰值时出现少量漏气为止，再注入 0.25～0.5 mL 气体，此时气囊容积为最小封闭容积，气囊压力为最小封闭压力，记录注气量。观察呼吸机上气道峰压是否下降及患者能否发音说话，长期机械通气患者要观察气囊有无破损、漏气现象。

第三，保持气道通畅。严格无菌操作，按需适时吸痰。过多反复抽吸会刺激黏膜，使分泌物增加。先吸气道再吸口、鼻腔,吸痰前给予充分气道湿化、翻身叩背、吸纯氧3 min,吸痰管最大外径不超过气管导管内径的1/2,迅速插吸痰管至气管插管,感到阻力后撤回吸痰管1~2 cm,打开负压边后退边旋转吸痰管,吸痰时间不应超过15 s。吸痰后密切观察痰液的颜色、性状、量及患者心率、心律、血压和血氧饱和度的变化,一旦出现心律失常和呼吸窘迫,立即停止吸痰,给予吸氧。

第四,用加温湿化器对吸入气体进行湿化,根据病情需要加入盐酸氨溴索、异丙托溴铵等,每天3次雾化吸入。湿化满意标准为痰液稀薄、无泡沫、不附壁能顺利吸出。

第五,呼吸机使用过程中注意电源插头要牢固,不要与其他仪器共用一个插座;机器外部要保持清洁,上端不可放置液体;开机使用期间定时倒掉管道及集水瓶内的积水,集水瓶安装要牢固;定时检查管道是否漏气、有无打折、压缩机工作是否正常。

(4)维持有效循环,维持出入液量轻度负平衡。循环支持治疗的目的是恢复和提供充分的全身灌注,保证组织的灌流和供氧,促进受损组织的恢复。在能保持酸碱平衡和肾功能前提下达到最低水平的血管内容量。①护士应迅速帮助完成该治疗目标。选择大血管,建立2个以上的静脉通道,正确补液,改善循环血容量不足。②严格记录出入量、每小时尿量。出入量管理的目标是在保证血容量、血压稳定前提下,24 h出量大于入量500~1000 mL,利于肺内水肿液的消退。充分补充血容量后,护士遵医嘱给予利尿剂,消除肺水肿。观察患者对治疗的反应。

(5)俯卧位通气护理:由仰卧位改变为俯卧位,可使75%ARDS患者的氧合改善。可能与血流重新分布,改善背侧肺泡的通气,使部分萎陷肺泡再膨胀达到"开放肺"的效果有关。随着通气/血流比例的改善进而改善了氧合。但存在血流动力学不稳定、颅内压增高、脊柱外伤、急性出血、骨科手术、近期腹部手术、妊娠等为禁忌实施俯卧位。①患者发病24~36 h后取俯卧位,翻身前给予纯氧吸入3 min。预留足够的管路长度,注意防止气管插管过度牵拉致脱出。②为减少特殊体位给患者带来的不适,用软枕垫高头部15°~30°角,嘱患者双手放在枕上,并在髋、膝、踝部放软枕,每1~2 h更换1次软枕的位置,每4 h更换1次体位,同时考虑患者的耐受程度。③注意血压变化,因俯卧位时支撑物放置不当,可使腹压增加,下腔静脉回流受阻而引起低血压,必要时在翻身前提高吸氧浓度。④注意安全、防坠床。

(6)预防感染的护理:①注意严格无菌操作,每天更换气管插管切口敷料,保持局部清洁干燥,预防或消除继发感染;②加强口腔及皮肤护理,以防护理不当而加重呼吸道感染及发生褥疮;③密切观察体温变化,注意呼吸道分泌物的情况。

(7)心理护理,减轻恐惧,增加心理舒适度。①评估患者的焦虑程度,指导患者学会自我调整心理状态,调控不良情绪。主动向患者介绍环境,解释治疗原则,解释机械通气、监测及呼吸机的报警系统,尽量消除患者的紧张感。②耐心向患者解释病情,对患者提出的问题要给予明确、有效和积极的信息,消除心理紧张和顾虑。③护理患者时保持冷静和耐心,表现出自信和镇静。④如果患者由于呼吸困难或人工通气不能讲话,可提供纸笔或以手势与患者交流。⑤加强巡视,了解患者的需要,帮助患者解决问题。⑥帮助并指导患者及家属应用松弛疗法、按摩等。

(8)营养护理:ARDS患者处于高代谢状态,应及时补充热量和高蛋白、高脂肪营养物质。

能量的摄取既应满足代谢的需要,又应避免糖类的摄取过多,蛋白摄取量一般为每天1.2～1.5 g/kg。

尽早采用肠内营养,协助患者取半卧位,充盈气囊,证实胃管在胃内后,用加温器和输液泵匀速泵入营养液。若有肠鸣音消失或胃潴留,暂停鼻饲,给予胃肠减压。一般留置5～7 d后拔除,更换到对侧鼻孔,以减少鼻窦炎的发生。

(三)健康指导

在疾病的不同阶段,根据患者的文化程度做好有关知识的宣传和教育,让患者了解病情的变化过程。

(1)提供舒适安静的环境以利于患者休息,指导患者正确卧位休息,讲解由仰卧位改变为俯卧位的意义,尽可能减少特殊体位给患者带来的不适。

(2)向患者解释咳嗽、咳痰的重要性,指导患者掌握有效咳痰的方法,鼓励并协助患者咳嗽,排痰。

(3)指导患者自己观察病情变化,如有不适及时通知医护人员。

(4)嘱患者严格按医嘱用药,按时服药,不要随意改变药物剂量及种类。服药过程中,需密切观察患者用药后反应,以指导用药剂量。

(5)出院指导指导患者出院后仍以休息为主,活动量要循序渐进,注意劳逸结合。此外,患者病后生活方式的改变需要家人的积极配合和支持,应指导患者家属给患者创造一个良好的身心休养环境。出院后1个月内来院复查1～2次,出现情况随时来院复查。

第二节　急性肺血栓栓塞症

肺栓塞是以各种栓子阻塞肺动脉系统为其发病原因的一组疾病或临床综合征的总称,包括肺血栓栓塞症、脂肪栓塞综合征、羊水栓塞、空气栓塞等。其中,肺血栓栓塞症占肺栓塞中的绝大多数,该病在我国绝非少见病,且发病率有逐年增高的趋势,病死率高,但临床上易漏诊或误诊,如果早期诊断和治疗得当,生存的希望甚至康复的可能性是很大的。

肺血栓栓塞症为来自静脉系统或右心的血栓阻塞肺动脉或其分支所致疾病,以肺循环和呼吸功能障碍为其主要临床和病理生理特征。引起肺血栓栓塞症的血栓主要来源于深静脉血栓形成。

急性肺血栓栓塞症造成肺动脉较广泛阻塞时,可引起肺动脉高压,至一定程度导致右心失代偿、右心扩大,出现急性肺源性心脏病。

一、病理与病理生理

引起肺血栓栓塞症的血栓可以来源于下腔静脉径路、上腔静脉径路或右心腔,其中,大部分来源于下肢深静脉,特别是从腘静脉上端到髂静脉段的下肢近端深静脉。肺血栓栓塞症栓子的大小有很大的差异,可单发或多发,一般多部位或双侧性的血栓栓塞更为常见。

1.对循环的影响

栓子阻塞肺动脉及其分支达一定程度后,通过机械阻塞作用,加之神经体液因素和低氧所引起的肺动脉收缩,使肺循环阻力增加,肺动脉高压,继而引起右室扩大与右侧心力衰竭。右心扩大致室间隔左移,使左室功能受损,导致心排血量下降,进而可引起体循环低血压或休克;主动脉内低血压和右心房压升高,使冠状动脉灌注压下降,心肌血流减少,特别是右心室内膜下心肌处于低灌注状态。

2.对呼吸的影响

肺动脉栓塞后不仅引起血流动力学的改变,同时还可因栓塞部位肺血流减少,肺泡无效腔量增大;肺内血流重新分布,通气/血流比例失调;神经体液因素引起支气管痉挛;肺泡表面活性物质分泌减少,肺泡萎陷,呼吸面积减小,肺顺应性下降等因素导致呼吸功能不全,出现低氧血症和低碳酸血症。

二、危险因素

肺血栓栓塞症的危险因素包括任何可以导致静脉血液淤滞、静脉系统内皮损伤和血液高凝状态的因素。原发性危险因素由遗传变异引起。继发性危险因素包括骨折、严重创伤、手术、恶性肿瘤、口服避孕药、充血性心力衰竭、心房颤动、因各种原因的制动或长期卧床、长途航空或乘车旅行和高龄等。上述危险因素可以单独存在,也可同时存在,协同作用。年龄可作为独立的危险因素,随着年龄的增长,肺血栓栓塞症的发病率逐渐增高。

三、临床特点

肺血栓栓塞症临床表现的严重程度差别很大,可以从无症状到血流动力学不稳定,甚至发生猝死,主要取决于栓子的大小、多少、所致的肺栓塞范围、发作的急缓程度,以及栓塞前的心肺状况。肺血栓栓塞症的临床症状也多种多样,不同患者常有不同的症状组合,但均缺乏特异性。

(一)症状

1.呼吸困难及气促(80%～90%)

呼吸困难及气促是肺栓塞最常见的症状,呼吸频率>20 次/min,伴或不伴有发绀。呼吸困难严重程度多与栓塞面积有关,栓塞面积较小,可基本无呼吸困难,或呼吸困难发作较短暂。栓塞面积大,呼吸困难较严重,且持续时间长。

2.胸痛

其包括胸膜炎性胸痛(40%～70%)或心绞痛样胸痛(4%～12%),胸膜炎性胸痛多为钝痛,是由于栓塞部位附近的胸膜炎症所致,常与呼吸有关。心绞痛样胸痛为胸骨后疼痛,与肺动脉高压和冠状动脉供血不足有关。

3.晕厥(11%～20%)

其主要表现为突然发作的一过性意识丧失,多合并有呼吸困难和气促表现。多由于巨大栓塞所致,晕厥与脑供血不足有关;巨大栓塞可导致休克,甚至猝死。

4.烦躁不安、惊恐甚至濒死感(55%)

其主要由严重的呼吸困难和胸痛所致。当出现该症状时,往往提示栓塞面积较大,预后差。

5.咯血(11%～30%)

其常为小量咯血,大咯血少见;咯血主要反映栓塞局部肺泡出血性渗出。

6.咳嗽(20%～37%)

其多为干咳,有时可伴有少量白痰,合并肺部感染时可咳黄色脓痰。主要与炎症反应刺激呼吸道有关。

(二)体征

(1)呼吸急促(70%):是常见的体征,呼吸频率>20 次/min。

(2)心动过速(30%～40%):心率>100 次/min。

(3)血压变化:严重时出现低血压甚至休克。

(4)发绀(11%～16%):并不常见。

(5)发热(43%):多为低热,少数为中等程度发热。

(6)颈静脉充盈或搏动(12%)。

(7)肺部可闻及哮鸣音或细湿啰音。

(8)胸腔积液的相应体征(24%～30%)。

(9)肺动脉瓣区第二音亢进,P_2>A_2,三尖瓣区收缩期杂音。

四、辅助检查

(一)动脉血气分析

其常表现为低氧血症,低碳酸血症,肺泡-动脉血氧分压差[$P_{(A-a)}O_2$]增大。部分患者的结果可以正常。

(二)心电图

大多数患者表现有非特异性的心电图异常。较为多见的表现包括 V_1-V_4 的 T 波改变和 ST 段异常;部分患者可出现 $S_IQ_{III}T_{III}$ 征(即 I 导 S 波加深,III 导出现 Q/q 波及 T 波倒置);其他心电图改变包括完全或不完全右束支传导阻滞、肺型 P 波、电轴右偏、顺钟向转位等。心电图的动态演变对于诊断具有更大意义。

(三)血浆 D-二聚体

D-二聚体是交联纤维蛋白在纤溶系统作用下产生的可溶性降解产物。对急性肺血栓栓塞有排除诊断价值。若其含量<500 $\mu g/L$,可基本除外急性肺血栓栓塞症。

(四)胸部 X 线片

胸部 X 线片多有异常表现,但缺乏特异性。可表现为:①区域性肺血管纹理变细、稀疏或消失,肺野透亮度增加;②肺野局部浸润性阴影,尖端指向肺门的楔形阴影,肺不张或膨胀不全;③右下肺动脉干增宽或伴截断征,肺动脉段膨隆以及右心室扩大征;④患侧横膈抬高;⑤少到中量胸腔积液征等。仅凭X线胸片不能确诊或排除肺栓塞,但在提供疑似肺栓塞线索和除外其他疾病方面具有重要作用。

(五)超声心动图

超声心动图是无创的能够在床旁进行的检查,为急性肺血栓栓塞症的诊断提供重要线索。不仅能够诊断和除外其他心血管疾患,而且对于严重的肺栓塞患者,可以发现肺动脉高压、右室高负荷和肺源性心脏病的征象,提示或高度怀疑肺栓塞。若在右心房或右心室发现血栓,同时患者临床表现符合肺栓塞,可以做出诊断。超声检查偶可因发现肺动脉近端的血栓而确定诊断。

(六)核素肺通气/灌注扫描(V/Q 显像)

其是肺血栓栓塞症重要的诊断方法。典型征象是呈肺段分布的肺灌注缺损,并与通气显像不匹配。但由于许多疾病可以同时影响患者的通气及血流状况,使通气灌注扫描在结果判定上较为复杂,需密切结合临床。通气/灌注显像的肺栓塞诊断分为高度可能、中度可能、低度可能及正常。如显示中度可能及低度可能,应进一步行其他检查以明确诊断。

(七)螺旋 CT 和电子束 CT 造影(CTPA)

由于电子束 CT 造影是无创的检查且方便,现指南中将其作为首选的肺栓塞诊断方法。该项检查能够发现段以上肺动脉内的栓子,是确诊肺栓塞的手段之一,但 CT 对亚段肺栓塞的诊断价值有限。直接征象为肺动脉内的低密度充盈缺损,部分或完全包在不透光的血流之间,或者呈完全充盈缺损,远端血管不显影;间接征象包括肺野楔形密度增高影,条带状的高密度区或盘状肺不张,中心肺动脉扩张及远端血管分支减少或消失等。CT 扫描还可以同时显示肺及肺外的其他胸部疾患。电子束 CT 扫描速度更快,可在很大程度上避免因心搏和呼吸的影响而产生伪影。

(八)肺动脉造影

肺动脉造影为诊断肺栓塞的金标准。是一种有创性检查,且费用昂贵。发生致命性或严重并发症的可能性分别为 0.1% 和 1.5%,应严格掌握其适应证。

(九)下肢深静脉血栓形成的检查

有超声技术、肢体阻抗容积图(IPG)、放射性核素静脉造影等。

五、诊断与鉴别诊断

(一)诊断

肺血栓栓塞症诊断分 3 个步骤:疑诊—确诊—求因。

1.根据临床情况疑诊肺血栓栓塞症

(1)对存在危险因素,特别是并存多个危险因素的患者,要有强的诊断意识。

(2)结合临床症状、体征,特别是在高危患者出现不明原因的呼吸困难、胸痛、晕厥和休克,或伴有单侧或双侧不对称性下肢肿胀、疼痛。

(3)结合心电图、X 线胸片、动脉血气分析、D—二聚体、超声心动图下肢深静脉超声。

2.对疑诊肺栓塞患者安排进一步检查以明确肺栓塞诊断

(1)核素肺通气/灌注扫描。

(2)CT 肺动脉造影(CTPA)。

(3)肺动脉造影。

3.寻找肺血栓栓塞症的成因和危险因素

只要疑诊肺血栓栓塞症,即要明确有无深静脉血栓形成,并安排相关检查尽可能发现其危险因素,并加以预防或采取有效的治疗措施。

(二)急性肺血栓栓塞症临床分型

1.大面积肺栓塞

临床上以休克和低血压为主要表现,即体循环动脉收缩压<12.0 kPa(90 mmHg)或较基础血压下降幅度≥5.3 kPa(40 mmHg),持续 15 min 以上。需除外新发生的心律失常、低血容

量或感染中毒症等其他原因所致的血压下降。

2.非大面积肺栓塞

不符合以上大面积肺血栓栓塞症的标准,即未出现休克和低血压的肺血栓栓塞症。非大面积肺栓塞中有一部分患者属于次大面积肺栓塞,即超声心动图显示右心室运动功能减退或临床上出现右心功能不全。

(三)鉴别诊断

肺血栓栓塞症应与急性心梗、ARDS、肺炎、胸膜炎、支气管哮喘、自发性气胸等鉴别。

六、急诊处理

急性肺血栓栓塞症病情危重的,须积极抢救。

(一)一般治疗

(1)应密切监测呼吸、心率、血压、心电图及血气分析的变化。

(2)要求绝对卧床休息,不要过度屈曲下肢,保持大便通畅,避免用力。

(3)对症处理:有焦虑、惊恐症状的可给予适当使用镇静药;胸痛严重者可给吗啡 5～10 mg 皮下注射,昏迷、休克、呼吸衰竭者禁用。对有发热或咳嗽的给予对症治疗。

(二)呼吸循环支持

对有低氧血症者,给予吸氧,严重者可使用经鼻(面)罩无创性机械通气或经气管插管行机械通气,应避免行气管切开,以免在抗凝或溶栓过程发生不易控制的大出血。

对出现右心功能不全,心排血量下降,但血压尚正常的患者,可予多巴酚丁胺和多巴胺治疗。合并休克者给予增大剂量,或使用其他血管加压药物,如间羟胺、肾上腺素等。可根据血压调节剂量,使血压维持在 12.0/8.0 kPa(90/60 mmHg)以上。对支气管痉挛明显者,应给予氨茶碱 0.25 g 静点,必要时加地塞米松,同时积极进行溶栓、抗凝治疗。

(三)溶栓治疗

可迅速溶解血栓,恢复肺组织再灌注,改善右心功能,降低病死率。溶栓时间窗为 14 d,溶栓治疗指征:主要适用于大面积肺栓塞患者,对于次大面积肺栓塞,若无禁忌证也可以进行溶栓;对于血压和右心室运动功能均正常的患者,则不宜溶栓。

1.溶栓治疗的禁忌证

(1)绝对禁忌证:有活动性内出血,近期自发性颅内出血。

(2)相对禁忌证:2 周内的大手术、分娩、器官活检或不能以压迫止血部位的血管穿刺;2 个月内的缺血性脑卒中;10 d 内的胃肠道出血;15 d 内的严重创伤;1 个月内的神经外科和眼科手术;难以控制的重度高血压;近期曾行心肺复苏;血小板计数低于 100×10^9/L;妊娠;细菌性心内膜炎及出血性疾病;严重肝肾功能不全。

对于大面积肺血栓栓塞症,因其对生命的威胁性大,上述绝对禁忌证应视为相对禁忌证。

2.常用溶栓方案

(1)尿激酶 2 h 法,尿激酶 20000 U/kg 加入 0.9%氯化钠液 100 mL 持续静脉滴注 2 h。

(2)尿激酶 12 h 法,尿激酶负荷量 4400 U/kg,加入 0.9%氯化钠液 20 mL 静脉注射 10 min,随后以 2200 U/(kg·h)加入 0.9%氯化钠液 250 mL 持续静脉滴注 12 h。

(3)重组组织型纤溶酶原激活剂 50 mg 加入注射用水 50 mL 持续静脉滴注 2 h。使用尿激酶溶栓期间不可同用肝素。溶栓治疗结束后,应每 2～4 h 测定部分活化凝血活酶时间,当其水平低于正常值的2倍,即应开始规范的肝素治疗。

3.溶栓治疗的主要并发症为出血

为预防出血的发生,或发生出血时得到及时处理,用药前要充分评估出血的危险性,必要时应配血,做好输血准备。溶栓前宜留置外周静脉套管针,以方便溶栓中能够取血化验。

(四)抗凝治疗

抗凝治疗可有效地防止血栓再形成和复发,是肺栓塞和深静脉血栓的基本治疗方法。常用的抗凝药物为普通肝素、低分子肝素、华法林。

1.普通肝素

采取静脉滴注和皮下注射的方法。持续静脉泵入法:首剂负荷量 80 U/kg(或 5000～10000 U)静脉注射,然后以 18 U/(kg·h)持续静脉滴注。在开始治疗后的最初 24 h 内,每 4～6 h 测定 APTT,根据 APTT 调整肝素剂量,尽快使 APTT 达到并维持于正常值的1.5～2.5 倍(表 3-2)。

表 3-2 根据 APTT 监测结果调整静脉肝素用量的方法

APTT	初始剂量及调整剂量	下次 APTT 测定的间隔时间
测基础 APTT	初始剂量:80 U/kg 静脉注射,然后按 18 U/(kg·h)静脉滴注	4～6 h
APTT<35 s	予 80 U/kg 静脉注射,然后增加静脉滴注剂量 4 U/(kg·h)	6 h
APTT35～45 s	予 40 U/kg 静脉注射,然后增加静脉滴注剂量 2 U/(kg·h)	6 h
APTT46～70 s	无须调整剂量	6 小时
APTT71～90 s	减少静脉滴注剂量 2 U/(kg·h)	6 h
APTT>90 s	停药 1 小时,然后减少剂量 3 U/(kg·h)后恢复静脉滴注	6 h

2.低分子肝素

采用皮下注射。应根据体重给药,每天 1～2 次。对于大多数患者不需监测 APTT 和调整剂量。

3.华法林

在肝素或低分子肝素开始应用后的第 24～48 h 加用口服抗凝剂华法林,初始剂量为 3.0～5.0 mg/d。由于华法林需要数天才能发挥全部作用,因此与肝素需至少重叠应用 4～5 d,当连续 2 d 测定的国际标准化比率(INR)达到 2.5(2.0～3.0)时,或 PT 延长至 1.5～2.5 倍时,即可停止使用肝素或低分子肝素,单独口服华法林治疗,应根据 INR 或 PT 调节华法林的剂量。在达到治疗水平前,应每天测定 INR,其后 2 周每周监测 2～3 次,以后根据 INR 的稳定情况每周监测 1 次或更少。若行长期治疗,每4 周测定 INR 并调整华法林剂量 1 次。

(五)深静脉血栓形成的治疗

70％～90％的急性肺栓塞的栓子来源于深静脉血栓形成的血栓脱落,下肢深静脉尤为常见。深静脉血栓形成的治疗原则是卧床、患肢抬高、溶栓(急性期)、抗凝、抗感染及使用抗血小板聚集药等。为防止血栓脱落肺栓塞再发,可于下腔静脉安装滤器,同时抗凝。

(六)手术治疗

肺动脉血栓摘除术适用于以下几点。

（1）大面积肺栓塞，肺动脉主干或主要分支次全阻塞，不合并固定性肺动脉高压（尽可能通过血管造影确诊）。

（2）有溶栓禁忌证者。

（3）经溶栓和其他积极的内科治疗无效者。

七、急救护理

（一）基础护理

为了防止栓子的脱落，患者绝对卧床休息 2 周。如果已经确认肺栓塞的位置应取健侧卧位。避免突然改变体位，禁止搬动患者。肺栓塞栓子 86％ 来自下肢深静脉，而下肢深静脉血栓者 51％ 的发生肺栓塞。因此有下肢静脉血栓者应警惕肺栓塞的发生。抬高患肢，并高于肺平面 20～30 cm。密切观察患肢的皮肤有无青紫、肿胀、发冷、麻木等感觉障碍。一经发现及时通知医生处理，严禁挤压、热敷、针刺、按摩患肢，防止血栓脱落，造成再次肺栓塞。指导患者进食高蛋白、高维生素、粗纤维、易消化饮食，多饮水，保持大便通畅，避免便秘、咳嗽等，以免增加腹腔压力，影响下肢静脉血液回流。

（二）维持有效呼吸

本组病例 89％ 的患者有低氧血症。给予高流量吸氧，5～10 L/min，均以文丘里面罩或储氧面罩给氧，既能消除高流量给氧对患者鼻腔的冲击所带来的不适，又能提供高浓度的氧，注意及时根据血氧饱和度指数或血气分析结果来调整氧流量。年老体弱或痰液黏稠难以咳出患者，每天给予生理盐水 2 mL 加盐酸氨溴索 15 mg 雾化吸入 2 次。使痰液稀释，易于咳出，必要时吸痰，注意观察痰液的量、色、气味、性质。呼吸平稳后指导患者深呼吸运动，使肺早日膨胀。

（三）加强症状观察

肺栓塞临床表现多样化、无特异性，据报道典型的胸痛、咯血、呼吸困难三联征所占比例不到 1/3，而胸闷、呼吸困难、晕厥、咯血、胸痛等都可为肺栓塞首要症状。因此接诊的护士除了询问现病史外，还应了解患者的基础疾病。目前已知肺栓塞危险因素有静脉血栓、静脉炎、血液黏滞度增加、高凝状态、恶性肿瘤、术后长期静卧、长期使用皮质激素等。患者接受治疗后，我们注意观察患者发绀、胸闷、憋气、胸部疼痛等症状有无改善。有 21 例患者胸痛较剧，导致呼吸困难加重，血氧饱和度为 72％～84％，给予加大吸氧浓度，同时氨茶碱 0.25 g＋生理盐水 50 mL 微泵静脉推注 5 mL/h，盐酸哌替啶 50 mg 肌内注射。经以上处理，胸痛、呼吸困难缓解，病情趋于稳定。

（四）监测生命体征

持续多参数监护仪监护，专人特别护理。每 15～30 分钟记录 1 次，严密观察心率、心律、血氧饱和度、血压、呼吸的变化，发现异常及时报告医生，平稳后测 P、R、BP，每小时 1 次。

（五）溶栓及抗凝护理

肺栓塞一旦确诊，最有效的方法是用溶栓和抗凝疗法，使栓塞的血管再通，维持有效的循环血量，迅速降低心前阻力。溶栓治疗最常见的并发症是出血，占 5％～7％，致死性出血约占 1％。因此要注意观察有无出血倾向，注意皮肤、黏膜、牙龈及穿刺部位有无出血，是否有咯血、呕血、便血等现象。严密观察患者意识、神志的变化，发现有头痛、呕吐症状，要及时报告医生处理。谨防脑出血的发生。溶栓期间要备好除颤器、利多卡因等各种抢救用品,防止溶栓后血管再通,部分未完全溶解的栓子随血流进入冠状动脉,发生再灌注心律失常。用药期间应监测凝血时间及凝血酶原时间。

（六）注重心理护理

胸闷、胸痛、呼吸困难,易给患者带来紧张、恐惧的情绪,甚至造成濒死感。有文献指出,情绪过于激动也可诱发栓子脱落,因此我们要耐心指导患者保持情绪的稳定。尽量帮助患者适应环境,接受患者这个特殊的角色,同时向患者讲解治疗的目的、要求、方法,使其对诊疗情况心中有数,减少不必要的猜疑和忧虑。及时取得家属的理解和配合。指导加强心理支持,采取心理暗示和现身说教,帮助患者树立信心,使其积极配合治疗。

第三节　慢性支气管炎

慢性支气管炎是由于感染或非感染因素引起气管、支气管黏膜及其周围组织的慢性非特异性炎症。临床以咳嗽、咳痰或伴有喘息反复发作为特征,每年持续3个月以上,且连续2年以上。

一、病因和发病机制

慢性支气管炎的病因极为复杂,迄今尚有许多因素还不够明确,其往往是多种因素长期相互作用的综合结果。

（一）感染

病毒、支原体和细菌感染是本病急性发作的主要原因。病毒感染以流感病毒、鼻病毒、腺病毒和呼吸道合胞病毒常见;细菌感染以肺炎链球菌、流感嗜血杆菌和卡他莫拉菌及葡萄球菌常见。

（二）大气污染

化学气体如氯气、二氧化氮、二氧化硫等刺激性烟雾,空气中的粉尘等均可刺激支气管黏膜,使呼吸道清除功能受损,为细菌入侵创造条件。

（三）吸烟

吸烟为本病发病的主要因素。吸烟时间的长短与吸烟量决定发病率的高低,吸烟者的患病率较不吸烟者高2～8倍。

（四）过敏因素

喘息性支气管患者,多有过敏史。患者痰中嗜酸性粒细胞和组胺的含量及血中IgE明显高于正常值。此类患者实际上应属慢性支气管炎合并哮喘。

（五）其他因素

气候变化,特别是寒冷空气与慢支的病情加重有密切关系。自主神经功能失调,副交感神经功能亢进,老年人肾上腺皮质功能减退,慢性支气管炎的发病率增加。维生素C缺乏,维生素A缺乏,易患慢性支气管炎。

二、临床表现

（一）症状

患者常在寒冷季节发病,出现咳嗽、咳痰,尤以晨起显著,白天多于夜间。病毒感染痰液为白色黏液泡沫状,继发细菌感染,痰液转为黄色或黄绿色黏液脓性,偶可带血。慢性支气管炎反复发作后,支气管黏膜的迷走神经感受器反应性增高,副交感神经功能亢进,可出现过敏现象而发生喘息。

(二)体征

早期多无体征。急性发作期可有肺底部闻及干、湿性啰音。喘息性支气管炎在咳嗽或深吸气后可闻及哮鸣音,发作时,有广泛哮鸣音。

(三)并发症

(1)阻塞性肺气肿:为慢性支气管炎最常见的并发症。

(2)支气管肺炎:慢性支气管炎蔓延至支气管周围肺组织中,患者表现寒战、发热、咳嗽加剧、痰量增多且呈脓性;白细胞总数及中性粒细胞增多;X线胸片显示双下肺野有斑点状或小片阴影。

(3)支气管扩张症。

三、诊断

(一)辅助检查

1.血常规

白细胞总数及中性粒细胞数可升高。

2.胸部 X 线

单纯型慢性支气管炎,X线片检查阴性或仅见双下肺纹理增多、增粗、模糊、呈条索状或网状。继发感染时为支气管周围炎症改变,表现为不规则斑点状阴影,重叠于肺纹理之上。

3.肺功能检查

早期病变多在小气道,常规肺功能检查多无异常。

(二)诊断要点

凡咳嗽、咳痰或伴有喘息,每年发作持续 3 个月,连续 2 年或 2 年以上者,并排除其他心、肺疾患(如肺结核、肺尘埃沉着症、支气管哮喘、支气管扩张症、肺癌、肺脓肿、心脏病、心功能不全等)、慢性鼻咽疾患后,即可诊断。如每年发病不足 3 个月,但有明确的客观检查依据(如胸部 X 线片、肺功能等)亦可诊断。

(三)鉴别诊断

1.支气管扩张

多于儿童或青年期发病,常继发于麻疹、肺炎或百日咳后,并有咳嗽、咳痰反复发作的病史,合并感染时痰量增多,并呈脓性或伴有发热,病程中常反复咯血。在肺下部周围可闻及不易消散的湿性啰音。晚期重症患者可出现杵状指(趾)。胸部 X 线上可见双肺下野纹理粗乱或呈卷发状。薄层高分辨 CT(HRCT)检查有助于确诊。

2.肺结核

活动性肺结核患者多有午后低热、消瘦、乏力、盗汗等中毒症状。咳嗽痰量不多,常有咯血。老年肺结核的中毒症状多不明显,常被慢性支气管炎的症状所掩盖而误诊。胸部 X 线上可发现结核病灶,部分患者痰结核菌检查可获阳性。

3.支气管哮喘

支气管哮喘的患者常为特质性患者或有过敏性疾病家族史,多于幼年发病。一般无慢性咳嗽、咳痰史。哮喘多突然发作,且有季节性,血和痰中嗜酸性粒细胞常增多,治疗后可迅速缓解。发作时双肺布满哮鸣音,呼气延长,缓解后可消失,且无症状,但气道反应性仍增高。慢性支气管炎合并哮喘的患者,病史中咳嗽、咳痰多发生在喘息之前,迁延不愈较长时间后伴有喘息,且咳嗽、咳痰的症状多较喘息更为突出,平喘药物疗效不如哮喘等可资鉴别。

4.肺癌

肺癌多发生于 40 岁以上男性,并有多年吸烟史的患者,刺激性咳嗽常伴痰中带血和胸痛。X 线胸片检查肺部常有块影或反复发作的阻塞性肺炎。痰脱落细胞及支气管镜等检查,可明确诊断。

5.慢性肺间质纤维化

慢性咳嗽,咳少量黏液性非脓性痰,进行性呼吸困难,双肺底可闻及爆裂音(Velcro 啰音),严重者发绀并有杵状指。X 线胸片见中下肺野及肺周边部纹理增多紊乱呈网状结构,其间见弥漫性细小斑点阴影。肺功能检查呈限制性通气功能障碍,弥散功能减低,PaO_2 下降。肺活检是确诊的手段。

四、治疗

(一)急性发作期及慢性迁延期的治疗

以控制感染、祛痰、镇咳为主,同时解痉平喘。

1.抗感染药物

及时、有效、足量,感染控制后及时停用,以免产生细菌耐药或二重感染。一般患者可按常见致病菌用药。可选用青霉素 G 80 万 U 肌内注射;复方磺胺甲噁唑(SMZ),每次 2 片,2 次/d;阿莫西林 2～4 g/d,3～4 次口服;氨苄西林 2～4 g/d,分 4 次口服;头孢氨苄 2～4 g/d或头孢拉定1～2 g/d,分 4 次口服;头孢呋辛 2 g/d 或头孢克洛 0.5～1 g/d,分 2～3 次口服。亦可选择新一代大环内酯类抗生素,如罗红霉素,0.3 g/d,2 次口服。抗菌治疗疗程一般 7～10 d,反复感染病例可适当延长。严重感染时,可选用氨苄西林、环丙沙星、氧氟沙星、阿米卡星、奈替米星或头孢菌素类联合静脉滴注给药。

2.祛痰镇咳药

刺激性干咳者不宜单用镇咳药物,否则痰液不易咳出。可给盐酸溴环己胺醇 30 mg 或羧甲基半胱氨酸 500 mg,3 次/d 口服。乙酰半胱氨酸(富露施)及氯化铵甘草合剂均有一定的疗效。α-糜蛋白酶雾化吸入亦有消炎祛痰的作用。

3.解痉平喘

解痉平喘主要为解除支气管痉挛,利于痰液排出。常用药物为氨茶碱 0.1～0.2 g,8 次/h口服;丙卡特罗50 mg,2 次/d;特布他林 2.5 mg,2～3 次/d。慢性支气管炎有可逆性气道阻塞者应常规应用支气管舒张剂,如异丙托溴铵气雾剂、特布他林等吸入治疗。阵发性咳嗽常伴不同程度的支气管痉挛,应用支气管扩张药后可改善症状,并有利于痰液的排出。

(二)缓解期的治疗

应以增强体质,提高机体抗病能力和预防发作为主。

（三）中药治疗

采取扶正固本原则，按肺、脾、肾的虚实辨证施治。

五、护理措施

（一）常规护理

1.环境

保持室内空气新鲜，流通，安静，舒适，温湿度适宜。

2.休息

急性发作期应卧床休息，取半卧位。

3.给氧

持续低流量吸氧。

4.饮食

给予高热量、高蛋白、高维生素易消化饮食。

（二）专科护理

解除气道阻塞，改善肺泡通气。及时清除痰液，神志清醒患者应鼓励咳嗽，痰稠不易咯出时，给予雾化吸入或雾化泵药物喷入，减少局部淤血水肿，以利痰液排出。危重体弱患者，定时更换体位，叩击背部，使痰易于咯出，餐前应给予胸部叩击或胸壁震荡。方法：患者取侧卧位，护士两手手指并拢，手背隆起，指关节微屈，自肺底由下向上，由外向内叩拍胸壁，震动气管，边拍边鼓励患者咳嗽，以促进痰液的排出，每侧肺叶叩击 3～5 min。对神志不清者，可进行机械吸痰，需注意无菌操作，抽吸压力要适当，动作轻柔，每次抽吸时间不超过 15 s，以免加重缺氧。

合理用氧减轻呼吸困难。根据缺氧和二氧化碳潴留的程度不同，合理用氧，一般给予低流量、低浓度、持续吸氧，如病情需要提高氧浓度，应辅以呼吸兴奋剂刺激通气或使用呼吸机改善通气，吸氧后如呼吸困难缓解、呼吸频率减慢、节律正常、血压上升、心率减慢、心律正常、发绀减轻、皮肤转暖、神志转清、尿量增加等，表示氧疗有效。若呼吸过缓，意识障碍加深，需考虑二氧化碳潴留加重，必要时采取增加通气量措施。

第四节　支气管扩张

支气管扩张（bronchiectasis）是指直径大于 2 mm 的支气管由于管壁的肌肉和弹性组织破坏引起的慢性异常扩张。临床特点为慢性咳嗽、咳大量脓性痰和（或）反复咯血。患者常有童年麻疹、百日咳或支气管肺炎等病史。随着人民生活条件的改善，麻疹、百日咳疫苗的预防接种，以及抗生素的应用，本病发病率已明显降低。

一、病因及发病机制

（一）支气管－肺组织感染和支气管阻塞

支气管－肺组织感染和支气管阻塞是支气管扩张的主要病因。感染和阻塞症状相互影响，促使支气管扩张的发生和发展。其中婴幼儿期支气管－肺组织感染是最常见的病因，如婴幼儿麻疹、百日咳、支气管肺炎等。

由于儿童支气管较细,易阻塞,且管壁薄弱,反复感染破坏支气管壁各层结构,尤其是平滑肌和弹性纤维的破坏削弱了对管壁的支撑作用。支气管炎使支气管黏膜充血、水肿、分泌物阻塞管腔,导致引流不畅而加重感染。支气管内膜结核、肿瘤、异物引起管腔狭窄、阻塞,也是导致支气管扩张的原因之一。由于左下叶支气管细长,且受心脏血管压迫引流不畅,容易发生感染,故支气管扩张左下叶比右下叶多见。肺结核引起的支气管扩张多发生在上叶。

(二)支气管先天性发育缺陷和遗传因素

此类支气管扩张较少见,如巨大气管-支气管症、Kartagener 综合征(支气管扩张、鼻窦炎和内脏转位)、肺囊性纤维化、先天性丙种球蛋白缺乏症等。

(三)全身性疾病

目前已发现类风湿关节炎、克罗恩病、溃疡性结肠炎、系统性红斑狼疮、支气管哮喘等疾病可同时伴有支气管扩张;有些不明原因的支气管扩张患者,其体液免疫和(或)细胞免疫功能有不同程度的异常,提示支气管扩张可能与机体免疫功能失调有关。

二、临床表现

(一)症状

1.慢性咳嗽、大量脓痰

痰量与体位变化有关。晨起或夜间卧床改变体位时,咳嗽加剧、痰量增多。根据痰量多少可估计病情严重程度。感染急性发作时,痰量明显增多,每天可达数百毫升,外观呈黄绿色脓性痰,痰液静置后出现分层的特征:上层为泡沫;中层为脓性黏液;下层为坏死组织沉淀物。合并厌氧菌感染时痰有臭味。

2.反复咯血

50%~70%的患者有程度不等的反复咯血,咯血量与病情严重程度和病变范围不完全一致。大量咯血最主要的危险是窒息,应紧急处理。部分发生于上叶的支气管扩张,引流较好,痰量不多或无痰,以反复咯血为唯一症状,称为"干性支气管扩张"。

3.反复肺部感染

其特点是同一肺段反复发生肺炎并迁延不愈。

4.慢性感染中毒症状

反复感染者可出现发热、乏力、食欲减退、消瘦、贫血等,儿童可影响发育。

(二)体征

早期或干性支气管扩张多无明显体征,病变重或继发感染时在下胸部、背部常可闻及局限性、固定性湿啰音,有时可闻及哮鸣音;部分慢性患者伴有杵状指(趾)。

三、辅助检查

(一)胸部 X 线检查

早期无异常或仅见患侧肺纹理增多、增粗现象。典型表现是轨道征和卷发样阴影,感染时阴影内出现液平面。

(二)胸部 CT 检查

管壁增厚的柱状扩张或成串成簇的囊状改变。

（三）纤维支气管镜检查

有助于发现患者出血的部位，鉴别腔内异物、肿瘤或其他支气管阻塞原因。

四、诊断要点

根据患者有慢性咳嗽、大量脓痰、反复咯血的典型临床特征，以及肺部闻及固定而局限性的湿啰音，结合儿童时期有诱发支气管扩张的呼吸道病史，一般可做出初步临床诊断。胸部影像学检查和纤维支气管镜检查可进一步明确诊断。

五、治疗要点

治疗原则是保持呼吸道引流通畅，控制感染，处理咯血，必要时手术治疗。

（一）保持呼吸道通畅

1.药物治疗

祛痰药及支气管舒张药具有稀释痰液、促进排痰作用。

2.体位引流

对痰多且黏稠者作用尤其重要。

3.经纤维支气管镜吸痰

若体位引流排痰效果不理想，可经纤维支气管镜吸痰及生理盐水冲洗痰液，也可局部注入抗生素。

（二）控制感染

控制感染是支气管扩张急性感染期的主要治疗措施。应根据症状、体征、痰液性状，必要时参考细菌培养及药物敏感试验结果选用抗菌药物。

（三）手术治疗

对反复呼吸道急性感染或大咯血，病变局限在一叶或一侧肺组织，经药物治疗无效，全身状况良好的患者，可考虑手术切除病变肺段或肺叶。

六、常用护理诊断

（一）清理呼吸道无效

咳嗽、大量脓痰、肺部湿啰音与痰液黏稠和无效咳嗽有关。

（二）有窒息的危险

与痰多、痰液黏稠或大咯血造成气道阻塞有关。

（三）营养失调

乏力、消瘦、贫血、发育迟缓与反复感染导致机体消耗增加，以及患者食欲缺乏、营养物质摄入不足有关。

（四）恐惧

精神紧张、面色苍白、出冷汗与突然或反复大咯血有关。

七、护理措施

（一）一般护理

1.休息与环境

急性感染或咯血时应卧床休息，大咯血患者需绝对卧床，取患侧卧位。病室内保持空气流通,维持适宜的温、湿度,注意保暖。

2.饮食护理

提供高热量、高蛋白、高维生素饮食,发热患者给予高热量流质或半流质饮食,避免冰冷、油腻、辛辣食物诱发咳嗽。鼓励患者多饮水,每天 1500 mL 以上,以稀释痰液。指导患者在咳痰后及进食前后用清水或漱口液漱口,保持口腔清洁,促进食欲。

(二)病情观察

观察痰液量、颜色、性质、气味和与体位的关系,记录 24 h 痰液排出量;定期测量生命体征,记录咯血量,观察咯血的颜色、性质及量;病情严重者需观察有无窒息前症状,发现窒息先兆,立即向医生汇报并配合处理。

(三)对症护理

1.促进排痰

(1)指导有效咳嗽和正确的排痰方法。

(2)采取体位引流者需依据病变部位选择引流体位,使病肺居上,引流支气管开口向下,利于痰液流出。一般于饭前 1 h 进行。引流时可配合胸部叩击,提高引流效果。

(3)必要时遵医嘱选用祛痰剂或 β_2 受体阻滞剂喷雾吸入,扩张支气管、促进排痰。

2.预防窒息

(1)痰液排除困难者,鼓励多饮水或雾化吸入,协助患者翻身、叩背或体位引流,以促进痰液排除,减少窒息发生的危险。

(2)密切观察患者的表情、神志、生命体征,观察并记录痰液的颜色、量与性质,及时发现和判断患者有无发生窒息的可能。如患者突然出现烦躁不安、神志不清,面色苍白或发绀、出冷汗、呼吸急促、咽喉部明显的痰鸣音,应警惕窒息的发生,并及时通知医生。

(3)对意识障碍、年老体弱、咳嗽咳痰无力、咽喉部明显的痰鸣音、神志不清者,突然大量呕吐物涌出等高危患者,立即做好抢救准备,如迅速备好吸引器、气管插管或气管切开等用物,积极配合抢救工作。

(四)心理护理

病程较长,咳嗽、咳痰、咯血反复发作或逐渐加重时,患者易产生焦虑、沮丧情绪。护士应多与其交谈,讲明支气管扩张反复发作的原因及治疗进展,帮助患者树立战胜疾病的信心,缓解焦虑不安情绪。咯血时医护人员应陪伴、安慰患者,帮助情绪稳定,避免因情绪波动加重出血。

(五)健康教育

1.疾病知识指导

帮助患者及家属了解疾病发生、发展与治疗、护理过程。与其共同制订长期防治计划。宣传防治百日咳、麻疹、支气管肺炎、肺结核等呼吸道感染的重要性;及时治疗上呼吸道慢性病灶;避免受凉,预防感冒;戒烟、减少刺激性气体吸入,防止病情恶化。

2.生活指导

讲明加强营养对机体康复的作用,使患者能主动摄取必需的营养素,以增强机体抗病能力。鼓励患者参加体育锻炼,建立良好的生活习惯,劳逸结合,以维护心、肺功能状态。

3.用药指导

向患者介绍常用药物的用法和注意事项,观察疗效及不良反应。指导患者及家属学习和掌握有效咳嗽、胸部叩击、雾化吸入和体位引流的方法,以利于长期坚持,控制病情的发展;了解抗生素的作用、用法和不良反应。

4.自我监测指导

定期复查。嘱患者按医嘱服药,教患者学会观察药物的不良反应。教会患者识别病情变化的征象,观察痰液量、颜色、性质、气味和与体位的关系,并记录 24 h 痰液排出量。如有咯血,窒息先兆,立即前往医院就诊。

第四章　消化内科疾病护理

第一节　上消化道大出血

一、疾病概述

(一)概念和特点

上消化道出血是指屈氏韧带以上的消化道,包括食管、胃、十二指肠、胰腺、胆管等病变引起的出血,以及胃空肠吻合术的空肠病变引起的出血。上消化道大出血是指数小时内失血量超过 1000 mL 或循环血容量的 20%,主要表现为呕血和(或)黑便,常伴有血容量减少而引起急性周围循环衰竭,是临床的急症,严重者可导致失血性休克而危及生命。

近年来,本病的诊断和治疗水平有很大的提高,临床资料统计显示,80%～85%的急性上消化道大出血患者短期内能自行停止,仅 15%～20%的患者出血不止或反复出血,最终死于出血并发症,其中急性非静脉曲张性上消化道出血的发病率在我国仍居高不下,严重威胁人民的生命健康。

(二)相关病理生理

上消化道出血多起因于消化性溃疡侵蚀胃基底血管导致其破裂而引发出血。出血后逐渐影响周围血液循环量,如因出血量多引起有效循环血量减少,进而引发血液循环系统代偿,以致血压降低,心悸、出汗,这需要即刻处理。出血处可能因血块形成而自动止血,但也可能再次出血。

(三)上消化道出血的病因

上消化道出血的病因包括溃疡性疾病、炎症、门脉高压、肿瘤、全身性疾病等。临床上最常见的病因是消化性溃疡,其他依次为急性糜烂出血性胃炎、食管胃底静脉曲张破裂和胃癌。现将病因归纳列述如下。

1.上消化道疾病

(1)食管疾病、食管物理性损伤、食管化学性损伤。

(2)胃、十二指肠疾病:消化性溃疡、Zollinger-Ellison 综合征、胃癌等。

(3)空肠疾病:胃肠吻合术后空肠溃疡、空肠克罗恩病。

2.门静脉高压引起的食管胃底静脉曲张破裂出血

(1)各种病因引起的肝硬化。

(2)门静脉阻塞:门静脉炎、门静脉血栓形成、门静脉受邻近肿块压迫。

(3)肝静脉阻塞:如 Budd-Chiari 综合征。

3.上消化道邻近器官或组织的疾病

(1)胆管出血:胆囊或胆管结石、胆管蛔虫、胆管癌、肝癌、肝脓肿或肝血管瘤破入胆管等。

（2）胰腺疾病：急慢性胰腺炎、胰腺癌、胰腺假性囊肿、胰腺脓肿等。

（3）其他：纵隔肿瘤或囊肿破入食管、主动脉瘤、肝或脾动脉瘤破入食管等。

4.全身性疾病

（1）血液病：白血病、血友病、再生障碍性贫血、DIC等。

（2）急性感染：脓毒症、肾综合征出血热、钩端螺旋体病、重症肝炎等。

（3）脏器衰竭：尿毒症、呼吸衰竭、肝衰竭等。

（4）结缔组织病：系统性红斑狼疮、结节性多动脉炎、皮肌炎等。

5.诱因

（1）服用水杨酸类或其他非甾体类抗炎药物或大量饮酒。

（2）应激相关胃黏膜损伤：严重感染、休克、大面积烧伤、大手术、脑血管意外等应激状态下，会引起应激相关胃黏膜损伤。应激性溃疡可引起大出血。

（四）临床表现

上消化道大量出血的临床表现主要取决于出血量及出血速度。

1.呕血与黑便

呕血与黑便是上消化道出血的特征性表现。上消化道出血之后，均有黑粪。出血部位在幽门以上者常有呕血。若出血量较少、速度慢亦可无呕血。反之，幽门以下出血如出血量大、速度快，可因血反流入胃腔引起恶心、呕吐而表现为呕血。

呕血多棕褐色呈咖啡渣样，如出血量大，未经胃酸充分混合即呕出，则为鲜红色或有血块。黑粪呈柏油样，黏稠而发亮，当出血量大，血液在肠内推进快，粪便可呈暗红甚至鲜红色。

2.失血性周围循环衰竭

急性大量失血由于循环血容量迅速减少而导致周围循环衰竭。一般表现为头昏、心慌、乏力，突然起立发生晕厥、肢体冷感、心率加快、血压偏低等。严重者呈休克状态。

3.发热

大量出血后，多数患者在24 h内出现低热，持续3～5 d后降至正常。发热原因可能与循环血量减少和周围循环衰竭导致体温调节中枢功能紊乱等因素有关。

4.氮质血症

上消化道大量出血后，由于大量血液蛋白质的消化产物在肠道被吸收，血中尿素氮浓度可暂时增高，称为肠源性氮质血症。一般于一次出血后数小时血尿素氮开始上升，24～48 h达到高峰，一般不超过14.3 mmol/L（40 mg/dL），3～4 d后降至正常。

5.贫血和血象

急性大量出血后均有失血性贫血。但在出血的早期，血红蛋白浓度、红细胞计数与血细胞比容可无明显变化。在出血后，组织液渗入血管内，使血液稀释，一般经3～4 h以上才出现贫血，出血后24～72 h血液稀释到最大限度。贫血程度取决于失血量外，还和出血前有无贫血、出血后液体平衡状态等因素相关。

急性出血患者为正细胞正色素性贫血，在出血后骨髓有明显代偿性增生，可暂时出现大细胞性贫血，慢性失血则呈小细胞低色素性贫血。出血24 h内网织红细胞即见增高，出血停止后逐渐降至正常。白细胞计数在出血后2～5小时轻至中度升高，止血后2～3 d才恢复正常。

但在肝硬化患者中,如同时有脾功能亢进,则白细胞计数可不升高。

(五)辅助检查

1.实验室检查

测定红细胞、白细胞和血小板计数,血红蛋白浓度、血细胞比容、肝肾功能、大便隐血检查等(以了解其病因、诱因及潜在的护理问题)。

2.内镜检查

出血后24~48 h行急诊内镜检查,可以直接观察出血部位,明确出血的病因,同时对出血灶进行止血治疗是上消化道出血病因诊断的首选检查方法。

3.X线钡餐检查

对明确病因亦有价值。主要适用于不宜或不愿进行内镜检查者或胃镜检查未能发现出血原因,需排除十二指肠降段以下的小肠段有无出血病灶者。

4.其他

放射性核素扫描或选择性动脉造影如腹腔动脉、肠系膜上动脉造影帮助确定出血部位,适用于内镜及X线钡剂造影未能确诊而又反复出血者。不能耐受X线、内镜或动脉造影检查的患者,可作吞线试验,根据棉线有无沾染血迹及其部位,可以估计活动性出血部位。

(六)治疗原则

上消化道大量出血为临床急症,应采取积极措施进行抢救。迅速补充血容量,纠正水电解质失衡,预防和治疗失血性休克,给予止血治疗,同时积极进行病因诊断和治疗。

药物治疗:包括局部用药和全身用药两部分。

1.局部用药

经口或胃管注入消化道内,对病灶局部进行止血,主要如下。

(1)8~16 mg去甲肾上腺素溶于100~200 mL冰盐水口服,强烈收缩出血的小动脉而止血,适用于胃、十二指肠出血。

(2)口服凝血酶,经接触性止血,促使纤维蛋白原转变为纤维蛋白,加速血液凝固,近年来被广泛应用于局部止血。

2.全身用药

经静脉进入体内,发挥止血作用。

(1)抑制胃酸分泌药:对消化性溃疡和急性胃黏膜损伤引起的出血,常规给予 H_2 受体拮抗剂或质子泵阻滞剂,以提高和保持胃内较高的 pH,有利于血小板聚集及血浆凝血功能所诱导的止血过程。常用药物有:西咪替丁200~400 mg,每6小时1次;雷尼替丁50 mg,每6小时1次;法莫替丁20 mg,12 h 1次;奥美拉唑40 mg,每12 h 1次。急性出血期均为静脉用药。

(2)降低门静脉压力药:①血管升压素及其拟似物为常用药物,其机制是收缩内脏血管,从而减少门静脉血流量,降低门静脉及其侧支循环的压力。用法为血管升压素0.2 U/min持续静脉滴注,视治疗反应,可逐渐加至0.4 U/min。同时用硝酸甘油静脉滴注或含服,以减轻大剂量用血管升压素的不良反应,并且硝酸甘油有协同降低门静脉压力的作用。②生长抑素及其拟似物,止血效果好,可明显减少内脏血流量,并减少奇静脉血流量,而奇静脉血流量是食管静脉血流量的标志。14肽天然生长抑素,用法为首剂250 μg缓慢静脉注射,继以250 μg/h持续静脉滴注。人工合成剂奥曲肽,常用首剂 100 μg 缓慢静脉注射,继以25～50μg/h持续静脉滴注。

(3)促进凝血和抗纤溶药物:补充凝血因子如静脉注入纤维蛋白原和凝血酶原复合物对凝血功能异常引起出血者有明显疗效。抗血纤溶芳酸和6-氨基己酸有对抗或抑制纤维蛋白溶解的作用。

二、护理评估

(一)一般评估

1.生命体征

大量出血患者因血容量不足,外周血管收缩,体温可能偏低,出血后 2 d 内多有发热,一般不超过38.5 ℃,持续 3～5 d;脉搏增快(＞120 次/min)或细速;呼吸急促、浅快;血压降低,收缩压降至 80 mmHg(10.66 kPa)以下,甚至可持续下降至测不出,脉压减少,小于 25～30 mmHg(3.33～3.99 kPa)。

2.患者主诉

有无头晕、乏力、心悸、气促、冷、口干口渴等症状。

3.相关记录

呕血颜色、量,皮肤、尿量、出入量、黑便颜色和量等记录结果。

(二)身体评估

1.头颈部

上消化道大量出血,有效循环血容量急剧减少,患者可出现精神萎靡、嗜睡、表情淡漠、烦躁不安、意识模糊甚至昏迷。

2.腹部

(1)有无肝脾肿大,如果脾大、蜘蛛痣、腹壁静脉曲张或有腹腔积液者,提示肝硬化门脉高压食管静脉破裂出血;肝大、质地硬、表面凹凸不平或有结节,提示肝癌。

(2)腹部肿块的质地软硬度:如果质地硬、表面凹凸不平或有结节应考虑胃、胰腺、肝胆肿瘤。

(3)中等量以上的腹腔积液可有移动性浊音。

(4)肠鸣音活跃,肠蠕动增强,肠鸣音达 10 次/min 以上,但音调不特别高调,提示有活动性出血。

(5)直肠和肛门有无结节、触痛和肿块、狭窄等异常情况。

3.其他

(1)出血部位与出血性质的评估:上消化道出血不包括口、鼻、咽喉等部位出血及咯血,应注意鉴别。出血部位在幽门以上,呕血及黑粪可同时发生,而幽门以下部位出血,多以黑便为主。下消化道出血较少时,易被误认为是上消化道出血。下消化道出血仅有便血,无呕血,粪便鲜红、暗红或有血块,患者常感下腹部疼痛等不适感。进食动物血、肝,服用骨炭、铁剂、铋剂或中药也可使粪便发黑,但黑而无光泽。

(2)出血量的评估:粪便隐血试验阳性,表示每天出血量大于 5 mL;出现黑便时表示每天出血量在50～70 mL,胃内积血量达 250～300 mL,可引起呕血;急性出血量＜400 mL 时,组织液及脾脏贮血补充失血量,可无临床表现,若大量出血数小时内失血量超过 1000 mL 或循环血容量的 20%,引起急性周围循环衰竭,导致急性失血性休克而危及患者生命。

(3)失血程度的评估:失血程度除按出血量评估外,还应根据全身状况来判断。失血的表现多伴有全身症状,表现为以下 3 种。①轻度失血,失血量达全身总血量的 10%～15%,患者表现为皮肤苍白、头晕、怕冷,血压可正常但有波动,脉搏稍快,尿量减少。②中度失血:失血量达全身总血量 20% 以上,患者表现为口干、眩晕、心悸,血压波动、脉压变小,脉搏细数,尿量减少。③重度失血,失血量达全身总血量 30% 以上,患者表现为烦躁不安、意识模糊、出冷汗、四肢厥冷、血压显著下降、脉搏细数超过 120 次/min,尿少或尿闭,重者失血性休克。

(4)出血是否停止的评估:①反复呕血,呕吐物由咖啡色转为鲜红色,黑便次数增多且粪便稀薄色泽转为暗红色,伴肠鸣音亢进;②周围循环衰竭的表现经充分补液、输血仍未见明显改善,或暂时好转后又恶化,血压不稳,中心静脉压不稳定;③红细胞计数、血细胞比容、血红蛋白测定不断下降,网织红细胞计数持续增高;④在补液足够、尿量正常时,血尿素氮升高;⑤门脉高压患者的脾脏大,因出血而暂时缩小,如不见脾脏恢复肿大,提示出血未止。

(三)心理-社会评估

患者发生呕血与黑便时都可导致患者紧张、烦躁不安、恐惧、焦虑等反应。病情危重者,患者可出现濒死感,而此时其家属表现伤心状态,使患者出现较强烈的紧张及恐惧感。慢性疾病或全身性疾病致反复呕血与黑便者,易使患者对治疗和护理失去信心,表现为护理工作上不合作。患者及其家庭对疾病的认识态度影响患者的生活质量,影响其工作、学习、社交等活动。

(四)辅助检查结果评估

1.血常规

上消化道出血后均有急性失血性贫血;出血后 6～12 h 红细胞计数、血红蛋白浓度及血细胞比容下降;在出血后 2～5 h 白细胞数开始增高,止血后 2～3 d 降至正常。

2.血尿素氮测定

呕血的同时因部分血液进入肠道,血红蛋白的分解产物在肠道被吸收,故在出血数小时后尿素氮开始上升,24～48 h 可达高峰,持续时间不等,与出血时间长短有关。

3.粪便检查

隐血试验(OBT)阳性,但检查前需禁止食动物血、肝、绿色蔬菜等 3～4 d。

4.内镜检查

直接观察出血的原因和部位,黏膜皱襞迂曲可提示胃底静脉曲张曲张。

(五)常用药物治疗效果的评估

1.输血

输血前评估患者的肝功能,肝功能受损宜输新鲜血,因库存血含氨量高易诱发肝性脑病。同时要评估患者年龄、病情、周围循环动力学及贫血状况,注意因输液、输血过快、过多导致肺水肿,原有心脏病或老年患者必要时可根据中心静脉压调节输液量。

2.血管升压素

滴注速度应准确,并严密观察有无出现腹痛、血压升高、心律失常、心肌缺血,甚至发生心肌梗死等不良反应。评估是否药液外溢,一旦外溢用 50% 硫酸镁湿敷,因该药有抗利尿作用,突然停用血管升压素会引起反射性尿液增多,故应观察尿量并向家属做好解释工作。同时,孕妇、冠心病、高血压禁用血管升压素。

3.凝血酶

口服凝血酶时评估有无有恶心、头昏等不良反应,并指导患者更换体位。此药不能与酸碱及重金属等药物配伍,应现用现配,若出现过敏现象应立即停药。

4.镇静剂

评估患者的肝功能,肝病患者忌用吗啡、巴比妥类等强镇静药物。

三、主要护理诊断/问题

1.体液不足

体液不足与上消化道大量出血有关。

2.活动无耐力

活动无耐力与上消化道出血所致周围循环衰竭有关。

3.营养失调

低于机体需要量:与急性期禁食及贫血有关。

4.恐惧

恐惧与急性上消化道大量出血有关。

5.知识缺乏

缺乏有关出血的知识及防治的知识。

6.潜在并发症

休克、急性肾衰竭。

四、护理措施

(一)一般护理

1.休息与体位

少量出血者应卧床休息,大出血时绝对卧床休息,取平卧位并将下肢略抬高,以保证脑部供血。呕吐时头偏向一侧,防止窒息或误吸。指导患者坐起、站起时动作要缓慢,出现头晕、心悸、出汗时立即卧床休息并告知护士。病情稳定后,逐渐增加活动量。

2.饮食护理

急性大出血伴恶心、呕吐者应禁食。少量出血无呕吐者,可进食温凉、清淡流质食物。出血停止后改为营养丰富、易消化、无刺激性半流质、软食,少量多餐逐渐过渡到正常饮食。食管胃底静脉曲张破裂出血者避免粗糙、坚硬、刺激性食物,且应细嚼慢咽。防止损伤曲张静脉而再次出血。

3.安全护理

轻症患者可起身稍做活动,可上厕所大小便。但应注意有活动性出血时,患者常因有便意而至厕所,在排便时或便后起立时晕厥,因此必要时由护士陪同如厕或暂时改为在床上排泄。重症患者应多巡视,用床栏加以保护。

(二)病情观察

上消化道大量出血时,有效循环血容量急剧减少,可导致休克或死亡,所以要严密监测以下5项：①精神和意识状态：是否精神萎靡、嗜睡、表情淡漠、烦躁不安、意识模糊甚至昏迷。②生命体征：体温不升或发热，呼吸急促，脉搏细弱、血压降低、脉压变小、必要时行心电监护。③周围循环状况：观察皮肤和甲床色泽，肢体温暖或是湿冷，周围静脉特别是颈静脉充盈情况。④准确记录24 h出入量，测每小时尿量，应保持尿量大于每小时30 mL，并记录呕吐物和粪便的性质、颜色及量。⑤定期复查红细胞计数、血细胞比容、血红蛋白、网织红细胞计数、血尿素氮、粪潜血，以了解贫血程度、出血是否停止。

(三)用药护理

立即建立静脉通道，遵医嘱迅速、准确地实施输血、输液、各种止血治疗及用药等抢救措施，并观察治疗效果及不良反应。血管升压素可引起腹痛、血压升高、心律失常、心肌缺血，甚至发生心肌梗死，故滴注速度应准确，并严密观察不良反应。同时，孕妇、冠心病、高血压患者禁用血管升压素。肝病患者忌用吗啡、巴比妥类药物，宜输新鲜血，因库存血含氨量高，易诱发肝性脑病。

(四)三腔两囊管护理

插管前应仔细检查，确保三腔气囊管通畅，无漏气，并分别做好标记，以防混淆，备用。插管后检查管道是否在胃内，抽取胃液，确定管道在胃内分别向胃囊和食管囊注气，将食管引流管、胃管连接负压吸引器，定时抽吸，观察出血是否停止，并记录引流液的性状及量。并做好留置于腔气囊管期间的护理和拔管出血停止后的观察及拔管。

(五)心理护理

护理人员应关心、安慰患者尤其是反复出血者。解释各项检查、治疗措施，耐心细致地解答患者或家属的提问，消除他们的疑虑。同时，经常巡视，大出血时陪伴患者，以减轻患者的紧张情绪。抢救工作应迅速而不忙乱，使其产生安全感、信任，保持稳定情绪，帮助患者消除紧张恐惧心理，更好地配合治疗及护理。

(六)健康教育

1.疾病知识指导

应帮助患者和家属掌握有关疾病的病因和诱因，以及预防、治疗和护理知识，以减少再度出血的危险。并且指导患者及家属学会早期识别出血征象及应急措施。

2.饮食指导

合理饮食是避免诱发上消化道出血的重要措施。注意饮食卫生和规律饮食；进食营养丰富、易消化的食物，避免粗糙、刺激性食物，或过冷、过热、产气多的食物、饮料，禁烟、浓茶、咖啡等对胃有刺激的食物。

3.生活指导

生活起居要有规律，劳逸结合，情绪乐观，保证身心愉悦，避免长期精神紧张。应在医师指导下用药，同时，慢性病者应定期门诊随访。

4.自我观察

教会患者出院后早期识别出血征象及应急措施：出现头晕、心悸等不适，或咯血、黑便时，立即卧床休息，保持安静，减少身体活动；呕吐时取侧卧位以免误吸；立即送医院治疗。

5.及时就诊的指标

(1)有呕血和黑便。

(2)出现血压降低、头晕、心悸等不适。

五、护理效果评估

(1)患者呕血和黑便停止,生命体征正常。

(2)患者活动耐受力增加,活动时无昏厥、跌倒危险。

(3)患者置管期间,患者无窒息、意外吸入、食管胃底黏膜无溃烂、坏死。

(4)患者体重逐渐恢复正常,营养状态良好。

第二节 反流性食管炎

反流性食管炎(reflux esophagitis,RE),是指胃、十二指肠内容物反流入食管所引起的食管黏膜炎症、糜烂、溃疡和纤维化等病变,甚至引起咽喉、气道等食管以外的组织损害。其发病男性多于女性,男女比例大约为 3:2,发病率为 1.92%。随着年龄的增长,食管下段括约肌收缩力的下降,胃、十二指肠内容物自发性反流,而使老年人反流性食管炎的发病率有所增加。

一、病因与发病机制

(一)抗反流屏障削弱

食管下括约肌是指食管末端 3~4 cm 长的环形肌束。正常人静息时压力为 10~30 mmHg(1.3~4.0 kPa),为一高压带,防止胃内容物反流入食管。由于年龄的增长,机体老化导致食管下括约肌的收缩力下降引起食物反流。一过性食管下括约肌松弛也是反流性食管炎的主要发病机制。

(二)食管清除作用减弱

正常情况下,一旦发生食物的反流,大部分反流物通过 1~2 次食管自发和继发性的蠕动性收缩将食管内容物排入胃内,即容量清除,剩余的部分则由唾液缓慢地中和。老年人食管蠕动缓慢和唾液产生减少,影响了食管的清除作用。

(三)食管黏膜屏障作用下降

反流物进入食管后,可以凭借食管上皮表面黏液、不移动水层和表面 HCO_3^-、复层鳞状上皮等构成上皮屏障,以及黏膜下丰富的血液供应构成的后上皮屏障,发挥其抗反流物对食管黏膜损伤的作用。随着机体老化,食管黏膜逐渐萎缩,黏膜屏障作用下降。

二、护理评估

(一)健康史

询问患者的饮食结构及习惯、有无长期服用药物史。

(二)身体评估

1.反流症状

反酸、反胃(指胃内容物在无恶心和不用力的情况下涌入口腔)、嗳气等,多在餐后明显或加重,平卧或躯体前屈时易出现。

2.反流物引起的刺激症状

患者胸骨后或剑突下有烧灼感、胸痛、吞咽困难等。由胸骨下段向上伸延,常在餐后 1 h 出现,平卧、弯腰或腹压增高时可加重。反流物刺激食管痉挛导致胸痛,常发生在胸骨后或剑突下。严重时可为剧烈刺痛,可放射到后背、胸部、肩部、颈部、耳后,有的酷似心绞痛的特点。

3.其他症状

咽部不适,有异物感、棉团感或堵塞感,可能与酸反流引起食管上段括约肌压力升高有关。

4.并发症

(1)上消化道出血:食管黏膜炎症、糜烂及溃疡可以导致上消化道出血。

(2)食管狭窄:食管炎反复发作致使纤维组织增生,最终导致瘢痕性狭窄。

(3)Barrett 食管:在食管黏膜的修复过程中,食管—贲门交界处 2 cm 以上的食管鳞状上皮被特殊的柱状上皮取代,称之为 Barrett 食管。Barrett 食管发生溃疡时,又称 Barrett 溃疡。Barrett食管是食管癌的主要癌前病变,其腺癌的发生率较正常人高 30～50 倍。

(三)辅助检查

1.内镜检查

内镜检查是反流性食管炎最准确、最可靠的诊断方法,能判断其严重程度和有无并发症,结合活检可与其他疾病相鉴别。

2.24 h 食管 pH 监测

应用便携式 pH 记录仪在生理状态下对患者进行 24 h 食管 pH 监测,可提供食管是否存在过度酸反流的客观依据。在进行该项检查前 3 d,应停用抑酸药与促胃肠动力的药物。

3.食管吞钡 X 线检查

对不愿意接受或不能耐受内镜检查者行该检查。严重患者可发现阳性 X 线征。

(四)心理-社会状况

反流性食管炎长期持续存在,病情反复、病程迁延,因此患者会出现食欲减退,体重下降,导致患者心情烦躁、焦虑;合并消化道出血时会使患者紧张、恐惧。应注意评估患者的情绪状态及对本病的认知程度。

三、常见护理诊断及问题

(一)疼痛:胸痛

胸痛与胃食管黏膜炎性病变有关。

(二)营养失调:低于机体需要量

低于机体需要量与害怕进食、消化吸收不良等有关。

(三)有体液不足的危险

体液不足的危险与合并消化道出血引起活动性体液丢失、呕吐及液体摄入量不足有关。

(四)焦虑

焦虑与病情反复、病程迁延有关。

(五)知识缺乏

缺乏对反流性食管炎病因和预防知识的了解。

四、诊断要点与治疗原则

(一)诊断要点

临床上有明显的反流症状;内镜下有反流性食管炎的表现,过度酸反流的客观依据即可做出诊断。

(二)治疗原则

以药物治疗为主,对药物治疗无效或发生并发症者可做手术治疗。

1.药物治疗

目前多主张采用递减法,即开始使用质子泵抑制剂加促胃肠动力药,迅速控制症状,待症状控制后再减量维持。

(1)促胃肠动力药:目前主要常用的药物是西沙必利。常用量为每次 5~15 mg,每天 3~4 次,疗程8~12 周。

(2)抑酸药主要有 3 种。①H$_2$ 受体拮抗剂(H$_2$RA):西咪替丁 400 mg、雷尼替丁 150 mg、法莫替丁20 mg,每天 2 次,疗程 8~12 周;②质子泵抑制剂(PPI):奥美拉唑 20 mg、兰索拉唑 30 mg、泮托拉唑 40 mg、雷贝拉唑 10 mg 和埃索美拉唑 20 mg,每天 1 次,疗程 4~8 周;③抗酸药:仅用于症状轻、间歇发作的患者作为临时缓解症状用。反流性食管炎有并发症或停药后很快复发者,需要长期维持治疗。H$_2$RA、西沙必利、PPI 均可用于维持治疗,其中以 PPI 效果最好。维持治疗的剂量因患者而异,以调整至患者无症状的最低剂量为合适剂量。

2.手术治疗

手术为不同术式的胃底折叠术。手术指征为:①经内科治疗无效;②虽经内科治疗有效,但患者不能忍受长期服药;③经反复扩张治疗后仍反复发作的食管狭窄;④确证由反流性食管炎引起的严重呼吸道疾病。

3.并发症的治疗

(1)食管狭窄:大部分狭窄可行内镜下食管扩张术治疗。扩张后予以长程 PPI 维持治疗可防止狭窄复发。少数严重瘢痕性狭窄需行手术切除。

(2)Barrett 食管:药物治疗是预防 Barrett 食管发生和发展的重要措施,必须使用 PPI 治疗及长期维持。

五、护理措施

(一)一般护理

为减少平卧时及夜间反流可将床头抬高 15~20 cm。避免睡前 2h 内进食,白天进餐后亦不宜立即卧床。应避免食用使食管下括约肌压力降低的食物和药物,如高脂肪、巧克力、咖啡、浓茶及硝酸甘油、钙拮抗剂等。应戒烟及禁酒。减少一切影响腹压增高的因素,如肥胖、便秘、紧束腰带等。

(二)用药护理

遵医嘱给予药物治疗,注意观察药物的疗效及不良反应。

1.H$_2$ 受体拮抗剂

药物应在餐中或餐后即刻服用,若需同时服用抗酸药,则两药应间隔 1 h 以上。若静脉给药应注意控制速度,过快可引起低血压和心律失常。西咪替丁对雄性激素受体有亲和力,可导致男性乳腺发育、阳痿及性功能紊乱,应做好解释工作。该药物主要通过肾排泄,用药期间应监测肾功能。

2.质子泵抑制剂

奥美拉唑可引起头晕,应嘱患者用药期间避免开车或做其他必须高度集中注意力的工作。兰索拉唑的不良反应包括荨麻疹、皮疹、瘙痒、头痛、口苦、肝功能异常等,轻度不良反应不影响继续用药,较严重时应及时停药。泮托拉唑的不良反应较少,偶可引起头痛和腹泻。

3.抗酸药

该药在饭后 1 h 和睡前服用。服用片剂时应嚼服,乳剂给药前应充分摇匀。

抗酸剂应避免与奶制品、酸性饮料及食物同时服用。

(三)饮食护理

(1)指导患者有规律地进餐,饮食不宜过饱,选择营养丰富、易消化的食物。避免摄入过咸、过甜、过辣的刺激性食物。

(2)制订饮食计划:与患者共同制订饮食计划,指导患者及家属改进烹饪技巧,增加食物的色、香、味,引起患者食欲。

(3)观察并记录患者每天进餐次数、量、种类,以了解其摄入营养素的情况。

六、健康指导

(一)疾病知识的指导

向患者及家属介绍本病的有关病因,避免诱发因素。保持良好的心理状态,平时生活要有规律,合理安排工作和休息时间,注意劳逸结合,积极配合治疗。

(二)饮食指导

指导患者加强饮食卫生和饮食营养,养成有规律的饮食习惯;避免过冷、过热、辛辣等刺激性食物及浓茶、咖啡等饮料;嗜酒者应戒酒。

(三)用药指导

根据病因及病情进行指导,嘱患者长期维持治疗,介绍药物的不良反应,如有异常及时复诊。

第三节　慢性胃炎

慢性胃炎是指由多种原因引起的胃黏膜慢性炎症。其发病率在各种胃病中居首位,男性多于女性,各个年龄段均可发病,且随年龄增长发病率逐渐增高。慢性胃炎的分类方法很多,2000 年《全国慢性胃炎研讨会共识意见》中采纳了国际上新悉尼系统的分类方法,将慢性胃炎分为浅表性(又称非萎缩性)、萎缩性和特殊类型三大类。慢性浅表性胃炎是指不伴有胃黏膜萎缩性改变的慢性炎症,幽门螺杆菌感染是其主要病因;慢性萎缩性胃炎是指胃黏膜已经发生了萎缩性改变,常伴有肠上皮化生,又分为多灶萎缩性胃炎和自身免疫性胃炎两大类;特殊类型胃炎种类很多,临床上较少见。

一、病因及诊断检查

(一)致病因素

1.幽门螺杆菌感染

幽门螺杆菌感染是慢性浅表性胃炎最主要的病因。幽门螺杆菌具有鞭毛,其分泌的黏液素可直接侵袭胃黏膜,释放的尿素酶可分解尿素产生 NH_3 中和胃酸,使幽门螺杆菌在胃黏膜定居和繁殖,同时可损伤上皮细胞膜;幽门螺杆菌产生的细胞毒素还可引起炎症反应和菌体壁诱导自身免疫反应的发生,导致胃黏膜慢性炎症。

2.饮食因素

高盐饮食,长期饮烈酒、浓茶、咖啡,摄取过热、过冷、过于粗糙的食物等,均易引起慢性胃炎。

3.自身免疫

患者血液中存在自身抗体,如抗壁细胞抗体和抗内因子抗体,可使壁细胞数目减少,胃酸分泌减少或缺失,还可使维生素 B_{12} 吸收障碍导致恶性贫血。

4.其他因素

各种原因引起的十二指肠液反流入胃,削弱或破坏胃黏膜的屏障功能而损伤胃黏膜;老年人胃黏膜退行性病变;胃黏膜营养因子缺乏,如胃泌素缺乏;服用非甾体消炎药等,均可引起慢性胃炎。

(二)身体状况

慢性胃炎起病缓慢,病程迁延,常反复发作,缺乏特异性症状。由幽门螺杆菌感染引起的慢性胃炎患者多数无症状;部分患者有上腹不适、腹部隐痛、腹胀、食欲减退、恶心和呕吐等消化不良的表现;少数患者可有少量上消化道出血;自身免疫性胃炎患者可出现明显厌食、体重减轻和贫血。体格检查可有上腹部轻微压痛。

(三)心理-社会状况

病情反复、病程迁延不愈可使患者出现烦躁、焦虑等不良情绪。

(四)实验室及其他检查

1.胃镜及活组织检查

胃镜及活组织检查是诊断慢性胃炎最可靠的方法。慢性浅表性胃炎可见红斑(点、片状或条状)、黏膜粗糙不平、出血点或出血斑;慢性萎缩性胃炎可见黏膜呈颗粒状、黏膜血管显露、色泽灰暗、皱襞细小。

2.幽门螺杆菌检测

可通过侵入性(如快呋塞米素酶试验、组织学检查和幽门螺杆菌培养等)和非侵入性(如 ^{13}C 或 ^{14}C 尿素呼气试验、粪便幽门螺杆菌抗原检测和血清学检查等)方法检测幽门螺杆菌。

3.胃液分析

患自身免疫性胃炎时,胃酸缺乏;患多灶萎缩性胃炎时,胃酸分泌正常或偏低。

4.血清学检查

患自身免疫性胃炎时,血清抗壁细胞抗体和抗内因子抗体可呈阳性,血清胃泌素水平明显升高;患多灶萎缩性胃炎时,血清胃泌素水平正常或偏低。

二、护理诊断及医护合作性问题

(一)疼痛、腹痛

与胃黏膜炎性病变有关。

(二)营养失调,低于机体需要量

营养失调与厌食、消化吸收不良等有关。

(三)焦虑

焦虑与病情反复、病程迁延有关。

(四)潜在并发症

癌变。

(五)知识缺乏

缺乏对慢性胃炎病因和预防知识的了解。

三、治疗及护理措施

(一)治疗要点

治疗原则是积极祛除病因,根除幽门螺杆菌感染,对症处理,防治癌前病变。

1.病因治疗

根除幽门螺杆菌感染:目前多采用的治疗方案是以胶体铋剂或质子泵抑制药为基础加上两种抗生素的三联治疗方案。如常用奥美拉唑或枸橼酸铋钾,与阿莫西林及甲硝唑或克拉霉素三种药物联用,2周为一疗程。治疗失败后再治疗比较困难,可换用两种抗生素,或采用胶体铋剂和质子泵抑制药合用的四联疗法。

其他病因治疗:因非甾体消炎药引起者,应立即停药并给予制酸药或硫糖铝;因十二指肠液反流引起者,应用硫糖铝或氢氧化铝凝胶吸附胆汁;因胃动力学改变引起者,应给予多潘立酮或莫沙必利等。

2.对症处理

有胃酸缺乏和贫血者,可用胃蛋白酶合剂等以助消化;对于上腹胀满者,可选用胃动力药、理气类中药;有恶性贫血时可肌内注射维生素 B_{12}。

3.胃黏膜异型增生的治疗

异型增生是癌前病变,应定期随访,给予高度重视。对不典型增生者可给予维生素 C、维生素 E、β-胡萝卜素、叶酸和微量元素硒预防胃癌的发生;对已经明确的重度异型增生可手术治疗,目前多采用内镜下胃黏膜切除术。

(二)护理措施

1.病情观察

主要观察有无上腹不适、腹胀、食欲减退等消化不良的表现;观察腹痛的部位、性质,呕吐物与大便的颜色、量及性状;评估实验室及胃镜检查结果。

2.饮食护理

(1)营养状况评估:观察并记录患者每天进餐次数、量和品种,以了解机体的营养摄入状况。定期监测体重,监测血红蛋白浓度、血清蛋白等有关营养指标的变化。

(2)制订饮食计划:①与患者及家属共同制订饮食计划,以营养丰富、易消化、少刺激为原则；②胃酸低者可适当食用刺激胃酸分泌或酸性的食物，如浓肉汤、鸡汤、山楂、食醋等；胃酸高者应指导患者避免食用酸性和多脂肪食物，可进食牛奶、菜泥、面包等；③鼓励患者养成良好的饮食习惯，进食应规律，少食多餐，细嚼慢咽；④避免摄入过冷、过热、过咸、过甜、辛辣和粗糙的食物，戒除烟酒；⑤提供舒适的进餐环境，改进烹饪技巧，保持口腔清洁卫生，以促进患者的食欲。

3.药物治疗的护理

(1)严格遵医嘱用药，注意观察药物的疗效及不良反应。

(2)枸橼酸铋钾：宜在餐前半小时服用，因其在酸性环境中方起作用；服药时要用吸管直接吸入，防止将牙齿、舌染黑；部分患者服药后出现便秘或黑粪，少数患者有恶心、一过性血清转氨酶升高，停药后可自行消失，极少数患者可能出现急性肾衰竭。

(3)抗菌药物：服用阿莫西林前应详细询问患者有无青霉素过敏史，用药过程中要注意观察有无变态反应的发生；服用甲硝唑可引起恶心、呕吐等胃肠道反应及口腔金属味、舌炎、排尿困难等不良反应，宜在餐后半小时服用。

(4)多潘立酮及西沙必利：应在餐前服用，不宜与阿托品等解痉药合用。

4.心理护理

护理人员应主动安慰、关心患者，向患者说明不良情绪会诱发和加重病情，经过正规的治疗和护理慢性胃炎可以康复。

5.健康指导

向患者及家属介绍本病的有关知识、预防措施等；指导患者避免诱发因素，保持愉快的心情，生活规律，养成良好的饮食习惯，戒除烟酒；向患者介绍服用药物后可能出现的不良反应，指导患者按医嘱坚持用药，定期复查，如有异常及时复诊。

第四节　消化性溃疡

消化性溃疡主要指发生于胃和十二指肠的慢性溃疡，即胃溃疡(GU)和十二指肠溃疡(DU)，因溃疡的形成与胃酸/胃蛋白酶的消化作用有关而得名。临床以慢性病程、周期性发作和节律性上腹部疼痛为主要特点。消化性溃疡是消化系统的常见病，我国总发病率为10%～12%，秋冬和冬春之交好发。临床上十二指肠溃疡较胃溃疡多见，二者之比约为3：1。男性患病较女性多见，男女之比为(3～4)：1。十二指肠溃疡好发于青壮年，胃溃疡的发病年龄高峰比十二指肠溃疡约晚10年。

一、病因及诊断检查

(一)致病因素

1.幽门螺杆菌感染

大量研究表明幽门螺杆菌感染是消化性溃疡的主要病因，尤其是十二指肠溃疡。其机制尚未完全阐明，可能是幽门螺杆菌感染通过直接或间接作用于胃、十二指肠黏膜，胃酸分泌增加，使黏膜屏障作用削弱，引起局部炎症和免疫反应，导致胃、十二指肠黏膜损害和溃疡形成。

2.胃酸和胃蛋白酶

消化性溃疡的最终形成是由于胃酸/胃蛋白酶对黏膜的自身消化所致。胃酸分泌增多不仅破坏胃黏膜屏障,还能激活胃蛋白酶,从而降解蛋白质分子,损伤黏膜,故胃酸在溃疡的形成过程中起关键作用,是溃疡形成的直接原因。

3.非甾体消炎药

如阿司匹林、吲哚美辛、糖皮质激素等可直接作用于胃、十二指肠黏膜,损害黏膜屏障,主要通过抑制前列腺素合成,削弱其对黏膜的保护作用。

4.其他因素

(1)遗传:O型血人群的十二指肠溃疡发病率高于其他血型。

(2)吸烟:烟草中的尼古丁成分可引起胃酸分泌增加、幽门括约肌张力降低、胆汁及胰液反流增多,从而削弱胃肠黏膜屏障。

(3)胃十二指肠运动异常:胃排空增快,可使十二指肠壶腹部酸负荷增大;胃排空延缓,可引起十二指肠液反流入胃,而损伤胃黏膜。

总之,胃酸/胃蛋白酶的损害作用增强和(或)胃、十二指肠黏膜防御/修复机制减弱是本病发生的根本环节。但胃和十二指肠溃疡发病机制也有所不同,胃溃疡的发病主要是防御/修复机制减弱,十二指肠溃疡的发病主要是损害作用增强。

(二)身体状况

临床表现轻重不一,部分患者可无症状或症状较轻,或以出血、穿孔等并发症为首发表现。典型的消化性溃疡有如下临床特点。①慢性病程:病史可达数年至数十年。②周期性发作:发作与缓解交替出现,发作常有季节性,多在春秋季好发。③节律性上腹部疼痛:腹痛与进食之间有明显的相关性和节律性。

1.症状

(1)上腹部疼痛:为本病的主要症状,疼痛部位多位于中上腹,偏右或偏左。疼痛性质可为钝痛、胀痛、灼痛、剧痛或饥饿不适感。多数患者疼痛有典型的节律性,胃溃疡疼痛常在餐后1 h内发生,至下次餐前消失,即进食—疼痛—缓解,故又称饱食痛;十二指肠溃疡疼痛常在两餐之间发生,至下次进餐后缓解,即疼痛-进食-缓解,故又称空腹痛或饥饿痛,部分患者也可出现午夜痛。

(2)其他:可有反酸、嗳气、恶心、呕吐、腹胀、食欲减退等消化不良的症状,或有失眠、多汗等自主神经功能失调的表现,病程长者可出现消瘦、体重下降和贫血。

2.体征

溃疡发作期上腹部可有局限性轻压痛,胃溃疡压痛点常位于剑突下或剑突下稍偏左,十二指肠溃疡压痛点多在中上腹或中上腹稍偏右。缓解期无明显体征。

3.并发症

(1)出血:是最常见的并发症。出血引起的临床表现取决于出血的量和速度,轻者仅表现为呕血与黑粪,重者可出现低血量持久休克征象。

(2)穿孔:急性穿孔是最严重的并发症,常见诱因有饮食过饱、饮酒、劳累、服用非甾体消炎药等。表现为突发的剧烈腹痛,迅速蔓延至全腹,并出现腹肌紧张、弥漫性腹部压痛、反跳痛、肝浊音界缩小或消失,肠鸣音减弱或消失等体征,部分患者出现休克。慢性穿孔的症状不如急性穿孔剧烈,往往表现为腹痛规律的改变,顽固而持久,常放射至背部。

(3)幽门梗阻:多由十二指肠溃疡或幽门管溃疡引起。溃疡急性发作时炎症水肿可引起暂时性梗阻,慢性溃疡愈合后形成瘢痕可致永久性梗阻。主要表现为上腹胀痛,餐后明显,频繁大量呕吐,呕吐物含酸腐味宿食。严重呕吐可致脱水和低氯低钾性碱中毒,常继发营养不良和体重减轻。上腹部空腹振水音、胃蠕动波及插胃管抽液量超过 200 mL 是幽门梗阻的特征性表现。

(4)癌变:少数胃溃疡可发生癌变。对有长期胃溃疡病史、年龄在 45 岁以上、胃溃疡上腹痛的节律性消失、症状顽固且经严格内科治疗无效、粪便隐血试验持续阳性者,应考虑癌变,需进一步检查和定期随访。

(三)心理-社会状况

由于本病病程长、周期性发作和节律性腹痛,会使患者产生紧张、焦虑或抑郁等情绪,当并发出血、穿孔或癌变时,易产生恐惧心理。

(四)实验室及其他检查

1.胃镜及胃黏膜活组织检查

胃镜及胃黏膜活组织检查是确诊消化性溃疡首选的检查方法。胃镜检查可直接观察溃疡部位、病变大小和性质,还可在直视下取活组织做病理学检查及幽门螺杆菌检测。

2.X 线钡剂检查

龛影是溃疡的 X 线检查直接征象,对溃疡有确诊价值;激惹和变形等间接征象,提示可能有溃疡的发生。

3.幽门螺杆菌检测

幽门螺杆菌检测是消化性溃疡诊断的常规检查项目,因为有无幽门螺杆菌感染决定治疗方案的选择。

4.粪便隐血试验

隐血试验阳性提示溃疡活动期,胃溃疡患者如隐血试验持续阳性,提示有癌变的可能。

二、护理诊断及医护合作性问题

疼痛:腹痛与胃酸刺激溃疡面、引起化学性炎症或并发穿孔等有关。

营养失调(低于机体需要量):与疼痛所致摄食减少或频繁呕吐有关。

焦虑:与溃疡反复发作、迁延不愈或出现并发症使病情加重有关。

潜在并发症:上消化道出血、穿孔、幽门梗阻、癌变。

缺乏溃疡病防治知识。

三、治疗及护理措施

(一)治疗要点

本病的治疗目是消除病因、控制症状、促进溃疡愈合、防止复发和防治并发症。

1.一般治疗

注意休息,劳逸结合,饮食规律,戒烟、酒,消除紧张、焦虑情绪,停用或慎用非甾体消炎药等。

2.药物治疗

(1)抑制胃酸药物:有碱性抗酸药和抑制胃酸分泌药两大类。

碱性抗酸药:如氢氧化铝、铝碳酸镁及其复方制剂等,能中和胃酸,缓解疼痛,因其疗效差,不良反应较多,现很少应用。

抑制胃酸分泌的药物。①H_2受体拮抗药:是目前临床使用最为广泛的抑制胃酸分泌、治疗消化性溃疡的药物。常用药物有西咪替丁、雷尼替丁和法莫替丁等,4～6周为一疗程。②质子泵抑制药:是目前最强的抑制胃酸分泌药物,其解除溃疡疼痛,促进溃疡愈合的效果优于H_2受体拮抗药,且能抑制幽门螺杆菌的生长。常用药物有奥美拉唑、兰索拉唑和泮托拉唑等,疗程一般为6～8周。

(2)保护胃黏膜药物:常用硫糖铝、枸橼酸铋钾和米索前列醇。

(3)根除幽门螺杆菌药物:对于有幽门螺杆菌感染的消化性溃疡,无论初发或复发、活动或静止、有无并发症,均应予以根除幽门螺杆菌治疗。

3.手术治疗

对于大量出血经内科治疗无效、急性穿孔、瘢痕性幽门梗阻、胃溃疡有癌变、正规内科治疗无效的顽固性溃疡者可选择手术治疗。

(二)护理措施

1.病情观察

密切观察患者腹痛的规律和特点,与进食、服药的关系,呕吐物及粪便的颜色和性状;监测生命体征及腹部体征的变化。观察患者有无出血、穿孔、幽门梗阻和癌变征象,一旦发现及时通知医师,并配合做好各项护理工作。

2.生活护理

(1)适当休息:溃疡活动期且症状较重或有并发症者,应适当休息。

(2)饮食护理:基本要求同慢性胃炎。指导患者进餐定时定量、少食多餐、细嚼慢咽。选择营养丰富、易消化,低脂、适量蛋白质的食物,如脱脂牛奶、鸡蛋和鱼等;主食以面食为主,因其柔软、含碱且易消化,不习惯于面食则以软米饭或米粥代替;避免辛辣、油炸、过酸、过咸食物及浓茶、咖啡等刺激食物和饮料,以减少胃酸分泌。

3.药物治疗的护理

严格遵医嘱用药,注意观察药物的疗效及不良反应,并告知患者用药的注意事项。

(1)碱性抗酸药:应在饭后1 h和睡前服用,避免与奶制品、酸性食物及饮料同服。氢氧化铝凝胶能阻碍磷的吸收,引起磷缺乏症,长期大量服用还可引起严重便秘;服用镁制剂可引起腹泻。

(2)H_2受体拮抗药:应在餐中或餐后即刻服用,也可将一日的剂量在睡前顿服,若与抗酸药联用时,两药间隔1 h以上。静脉给药时要注意控制速度,避免低血压和心律失常的发生。长期大量应用西咪替丁可出现男性乳房肿胀、性欲减退、腹泻、眩晕、头痛、肌肉痉挛或肌痛、皮疹、脱发,偶见粒细胞减少、精神错乱等。

(3)质子泵抑制药:奥美拉唑可引起头晕,告知患者服药期间避免从事注意力高度集中的工作;兰索拉唑的主要不良反应有荨麻疹、皮疹、瘙痒、头痛、口干、肝功能异常等,不良反应严重时应及时停药;泮托拉唑的不良反应较少,偶有头痛和腹泻。

(4)保护胃黏膜药物:硫糖铝片应在餐前 1 h 服用,可有便秘、口干、皮疹、眩晕、嗜睡等不良反应;米索前列醇可引起子宫收缩,孕妇禁用。

(5)根除幽门螺杆菌药物:应在餐后服用抗生素,尽量减少对胃黏膜的刺激,服药要定时定量,以达到根除幽门螺杆菌的目的。

4.并发症的护理

(1)穿孔:急性消化道穿孔时,禁食并胃肠减压,做好术前准备工作;慢性穿孔时,密切观察疼痛的性质,指导患者遵医嘱用药。

(2)幽门梗阻:观察患者呕吐物的性状,准确记录出入液量,重者禁食禁水、胃肠减压,及时纠正水、电解质、酸碱平衡紊乱。

(3)出血:出血患者的护理详见本章第一节。

5.心理护理

正确评估患者及家属的心理反应,告知患者及家属,经过正规治疗和积极预防,溃疡是可以痊愈的,并说明不良情绪会诱发和加重病情,使患者树立信心,消除紧张、恐惧心理。指导患者心理放松,转移注意力,保持乐观的情绪。

6.健康指导

(1)疾病知识指导:向患者及家属介绍导致溃疡发生及加重的相关因素;指导患者生活规律,保持乐观的心态,保证充足的睡眠和休息,适当锻炼,提高机体抵抗力;建立合理的饮食习惯和结构,戒除烟酒,避免摄入刺激性食物。

(2)用药指导:指导患者严格遵医嘱正确服药,学会观察药物疗效和不良反应,不可擅自停药和减量,以避免溃疡复发;忌用或慎用对胃黏膜有损害的药物,如阿司匹林、咖啡因、糖皮质激素等;若用药后腹痛节律改变或出现并发症应及时就医。

第五节 食 管 癌

一、概述

食管癌(carcinoma of esophagus)是常见的消化道恶性肿瘤,目前原因不明,与炎症、真菌感染、亚硝胺类化合物摄入、微量元素及维生素缺乏有关。其主要病理类型为鳞癌(90%),少部分为腺癌、肉瘤及小细胞癌等。可分为髓质型、缩窄型、蕈伞型、溃疡型。以胸中段食管癌较多见,下段次之,上段较少。食管癌发生于食管黏膜上皮的基底细胞,绝大多数是鳞状上皮癌(95%),腺癌起源于食管者甚为少见,多位于食管末端。贲门癌多为腺癌,贲门部腺癌可向上延伸累及食管下段。主要通过淋巴转移,血行转移发生较晚。

二、诊断

(一)症状

1.早期

常无明显症状,仅在吞咽粗硬食物时有不同程度的不适感,包括:①咽下食物哽噎感,常因进食固体食物引起,第1次出现哽噎感后,不经治疗而自行消失,隔数天或数月再次出现;②胸骨后疼痛,常在咽下食物后发生,进食粗糙热食或刺激性食物时加重;③食物通过缓慢并有滞留感;④剑突下烧灼样刺痛,轻重不等,多在咽下食物时出现,食后减轻或消失;⑤咽部干燥与紧缩感,食物吞下不畅,并有轻微疼痛;⑥胸骨后闷胀不适。症状时轻时重,进展缓慢。

2.中、晚期

(1)吞咽困难:进行性吞咽困难是食管癌的主要症状。初起时进食固体食物有哽噎感,以后逐渐呈进行性加重,甚至流质饮食亦不能咽下。吞咽困难的严重程度除与病期有关外,与肿瘤的类型亦有关系。缩窄型出现梗阻症状早而严重,溃疡型及腔内型出现梗阻症状较晚。

(2)疼痛和呕吐:见于严重吞咽困难病例,多将刚进食的食物伴唾液呕出呈黏液状。疼痛亦为常见症状,多位于胸骨后、肩胛间区,早期多呈间歇性,出现持续而严重的胸痛或背痛,需用止痛药止痛者,为晚期肿瘤外侵的征象。

(3)贲门癌:可出现便血、贫血。

(4)体重下降及恶病质:因长期吞咽困难,引起营养障碍,体重明显下降,消瘦明显。出现恶病质是肿瘤晚期的表现。

(5)邻近器官受累的症状:肿瘤侵及邻近器官可引起相应的症状。癌肿侵犯喉返神经,可发生声音嘶哑;侵入主动脉,溃烂破裂,可引起大量呕血;侵入气管,可形成食管气管瘘;高度阻塞可致食物反流,引起进食时呛咳及肺部感染;持续胸痛或背痛为晚期症状,表示癌肿已侵犯食管外组织。

(二)体征

1.一般情况

以消瘦为主,甚至出现恶病质,有的患者有贫血和低蛋白血症的表现。

2.专科检查

病变早期并无阳性体征;病变晚期可扪及锁骨上转移的淋巴结或上腹部有包块,并有压痛。

(三)检查

1.实验室检查

实验室检查主要表现为低血红蛋白、低血浆蛋白,有的患者可有大便隐血试验阳性。

2.特殊检查

(1)钡餐检查:是食管癌诊断最常用、最有效、最安全的方法,可了解病灶的部位及范围,此外还可了解胃和十二指肠的情况,供手术设计参考;在钡餐检查时应采取正位、侧位和斜位不同的体位并应用双重造影技术仔细观察食管黏膜形态及食管运动的状况,以免漏诊早期病变。根据钡餐检查的形态将食管癌分为:溃疡型(以食管壁不规则缺损的壁龛影为主)、蕈伞型(病灶如菌状或息肉状突入食管腔)、缩窄型(病变以环状狭窄为主,往往较早出现症状)和髓质型(病变以黏膜下肌层侵犯为主,此型病变呈外侵性生长,瘤体往往较大)。又根据食管癌发生的部位将其分为上段(主动脉弓上缘水平以上的食管段)、中段和下段(左下肺静脉下缘至贲门的食管)食管癌。由于能提取组织做病理定性,因此钡餐与食管镜是不能相互取代的检查;由于钡剂可覆盖的病灶表面造成假象,故钡餐检查最好在组织学检查后再进行。

（2）食管镜检查：可在直视下观察病灶的形态和大小，并采取活体组织做出病理学诊断，对病灶不明显但可疑的部位可用刷取脱落细胞检查。

（3）食管拉网检查：是我国学者发明的极其简便、有效、安全、经济的检查方法，尤其适用于大规模普查及早期食管癌的诊断，其诊断学的灵敏度甚至高于依靠肉眼观察定位的食管镜检查；分段食管拉网结合钡餐检查还可确定病变的部位。

（4）CT 和 MRI 检查：可了解食管癌纵隔淋巴转移的情况及是否侵及胸主动脉、气管后壁。

（5）纤维支气管镜检查：主要观察气管膜部是否受到食管癌侵犯，必要时可作双镜检查（即同时加做食管镜检查）。

（6）内窥镜式食管超声（endoscopic esophageal ultrasound，EEU）引导下细针穿刺活检（fine-needle aspiration，FNA）：是少数患者在其他方法不能明确诊断但又高度怀疑食管恶性病变时可做此检查，用细针刺入食管壁抽吸少量组织病理检查以明确诊断。

（7）超声检查：主要了解肿瘤有无腹腔转移，尤其是食管下段肿瘤容易造成胃小弯、胰腺及肝脏的转移，对于这样的患者应避免外科手术并及时进行非手术治疗。

（四）诊断要点

1.进食时有梗阻感或呛咳、咽部干燥紧束感，进行性吞咽困难等症状。

2.有消瘦、乏力、贫血、脱水、营养不良等恶病质表现。

3.中晚期患者可出现锁骨上淋巴结肿大，肝转移性肿块、腹腔积液等。

4.纤维食管癌、食管吞钡 X 线造影等检查结果能明确诊断。

（五）鉴别诊断

1.食管平滑肌瘤

常见的食管平滑肌瘤可出现类似食管癌下咽困难的症状，通常有症状时间较长但无消瘦；在钡餐检查中可见肿块较圆滑突向食管腔，黏膜无损伤，并有特殊的"八字胡"征；食管拉网及食管镜检查均无癌细胞发现。

2.食管良性狭窄

通常有吞服强酸、强碱液病史，化学性灼伤常造成全食管或食管节段性狭窄，发病以儿童和女性患者多见，根据病史不难鉴别。

3.外压性食管梗阻

食管外的某些异常，如巨大的纵隔肿瘤、纵隔淋巴结、胸骨后甲状腺肿等均可压迫食管造成节段性狭窄致吞咽困难，但通常钡餐检查可见食管黏膜正常，拉网及食管镜检查也无病理学证据。

4.贲门失弛缓症

病史较长，病情可有缓解期，常有呕吐宿食史，有特征性的食管钡餐表现，亚硝酸异戊酯试验阳性，病理学活检无食管癌的证据。

5.食管静脉曲张

常发生在食管中下段，吞咽困难较轻，往往伴有门静脉高压，常见于肝硬化、布-加综合征等。钡餐检查可见食管黏膜紊乱，食管镜下可见黏膜下曲张的静脉，但黏膜表面完整无破坏。

绝对禁止活检,以免造成大出血。

三、治疗

一般对较早期病变宜采用手术治疗;对较晚期病变,仍应争取手术治疗。位于中、上段的晚期病变,而年龄较高或有手术禁忌证者,则以放射治疗为佳。

(一)手术疗法

手术是食管癌首选的治疗方法。早期切除常可达到根治效果。手术方法应根据病变大小、部位、病理分型及全身情况而定,原则上应切除食管大部分。中、晚期食管癌常浸润至黏膜下,食管切除范围应在距离癌瘤 5～8 cm。因此,食管下段癌,与代食管器官吻合多在主动脉弓上,而食管中段或上段癌则应吻合在颈部。代食管器官常用的是胃,有时用结肠或空肠。

1.适应证

对病变的大小和部位、病理类型,以及患者的全身情况进行全面分析,在下列情况时,可以考虑外科手术治疗:①早期食管癌(0 期及Ⅰ期),患者一般情况允许,应积极争取手术治疗;②中期内的Ⅱ、Ⅲ期,患者情况许可,无明显远处转移,条件允许时均应采用术前放射与手术切除或手术切除与术后放疗的综合治疗;③放射治疗后复发、穿孔者,病变范围不大,无远处癌转移,周身情况良好,也应争取手术治疗;④食管癌高度梗阻,无明显远处转移,患者周身情况允许,应积极争取开胸手术,不能切除者,可行分流吻合术,然后辅以放疗和化疗。

2.禁忌证

随着手术技巧、围术期处理及癌症综合治疗观念的建立和发展某些手术禁忌证已得以改变。

(1)食管癌伴有锁骨上淋巴结转移的治疗:上段及颈段食管癌的锁骨上淋巴结转移实为局部淋巴结转移,在患者自身情况允许、无其他脏器转移、原发病灶可以切除的情况下,应行病灶切除及淋巴结切除术。术后辅以放、化疗。

(2)并发有其他脏器功能不全或损害的患者,只要病灶能够切除、患者能够耐受剖胸术,均应手术治疗。

3.影响切除率的因素

(1)食管癌病变长度:一般超过 5 cm,大都说明肿瘤较为晚期。但早期食管癌要除外,早期食管癌,病灶表浅,有时范围较长。发现食管癌伴有巨大阴影或突出阴影,多数病例已外侵食管周围脏器并发生粘连。食管癌局部有软组织肿块,也可说明肿瘤外侵。X 线检查,有上述现象出现,可以判断手术切除率较低。

(2)胸背疼痛:胸骨后或背部肩胛区持续性钝痛常揭示肿瘤已有外侵,引起食管周围炎、纵隔炎,也可以是食管深层癌性溃疡所致。下段肿瘤引起的疼痛可以发生在上腹部。疼痛严重不能入睡或伴有发热者,不但手术切除的可能性较小,而且应注意肿瘤穿孔的可能。

(3)出血:有时患者也会因呕血或黑便就诊。肿瘤可浸润大血管特别是胸主动脉而造成致命性大出血。对于有穿透性溃疡患者,特别是 CT 检查显示肿瘤侵犯胸主动脉者,应注意出血的可能。

(4)声音嘶哑:常是肿瘤直接侵犯或转移性淋巴结压迫喉返神经所致。有时也可以是吸入性炎症引起的喉炎所致,间接纤维支气管镜检查有助于鉴别。提示肿瘤外侵及转移严重。

（5）手术径路：常用左胸切口，中、上段食管癌切除术有用右胸切口者。经食管裂孔剥除食管癌法可用于心肺功能差，不能耐受开胸手术者。此法可并发喉返神经麻痹及食管床大出血，应掌握适应证。

对于晚期食管癌，不能根治或放射治疗，进食较困难者，可作姑息性减轻症状手术，如食管腔内置管术、胃造瘘术、食管胃转流或食管结肠转流吻合术。这些减轻症状手术，可能引发并发症，故应严格掌握适应证。

（二）放射治疗

食管癌放射治疗包括根治性和姑息性两大类，单独放射治疗食管癌疗效差，故放射治疗一般仅作为综合治疗的一部分。照射方法包括放射和腔内放射、术前放射和术后放射。治疗方案的选择，需根据病变部位、范围、食管梗阻程度和患者的全身状况而定。颈段和上胸段食管癌手术的创伤大，并发症发生率高，而放疗损伤小，放疗优于手术，应以放疗为首选。凡患者全身状况尚可、能进半流质或顺利进流质饮食、胸段食管癌而无锁骨上淋巴结转移及远处转移、无气管侵犯、无食管穿孔和出血征象、病灶长度<8 cm 而无内科禁忌证者，均可做根治性放疗。其他患者则可进行旨在缓解食管梗阻、改善进食困难、减轻疼痛、提高患者生存质量和延长患者生存期的姑息性放疗。放疗源的选择可采取以下原则：颈段及上胸段食管癌选用^{60}Co或4～8 mV X 线，中胸及下胸段食管癌选用18 mV 或18 mV 以上 X 线照射，也可选用^{60}Co远距离外照射。根治性放疗每周照射5次，每次1.8～2.0 Gy，总剂量为7～8/(60～70 Gy)周。姑息性放疗也尽量给予根治量或接近根治量。术前放疗主要适用于食管癌已有外侵，临床估计单纯手术切除有困难，但肿瘤在放疗后获得部分退缩可望切除者。术前照射能使癌肿及转移的淋巴结缩小、癌肿周围小血管和淋巴管闭塞，可提高切除率，减少术中癌的播散。术前放疗的剂量为4～8周（30～70 Gy），放疗后4～6周再做手术切除。对姑息性切除后肿瘤有残留、术后病理检查发现食管切端有癌浸润，手术切缘过于狭窄，肿瘤基本切除但临床估计可能有亚临床病灶残留者，应进行术后放疗，以提高5年生存率。但是，对术中切除不完全的病变，局部可留置银夹标记，术后2～4周再做放射治疗，能否提高5年生存率尚有争论。术后放疗剂量为50～70 Gy。近有学者建议采用食管癌体外三野照射法、超分割分段放疗，以及采用^{60}Co、^{137}Cs、^{192}Yb食管腔内近距离放疗，以减少肺组织及脊髓所受的放射剂量而减轻放射损伤，提高放疗的疗效。

（三）药物治疗

由于全身性扩散是食管癌的特征，应用化疗是合乎逻辑的。然而化疗在永久控制此症的效果方面尚未得到证实；显效率在5％～50％，取决于选用的药物或药物之间的搭配，目前多为数种作用机制不同的药物的联合用药。常用方法为 DMP、DBV、PMD 等。但病情改善比较短暂且大多数有效的药物均有毒性。目前临床上常用联合化疗方案有 DDP-BLM、BLMADM、DDP-DS-BLM 以及 DDP-ADM-氟尿嘧啶等。临床观察发现，DDP、氟尿嘧啶和BLM 等化疗药物具有放射增敏作用。10 年来将此类化疗药物作为增敏剂与放疗联合应用治疗食管癌，并取得了令人鼓舞的疗效。

(四)综合治疗

1.新辅助化疗

新辅助化疗又称诱导化疗或术前化疗,目的在于:①控制原发病灶,增加完全性手术切除的机会,也可减少术中肿瘤的播散;②肿瘤血供完整,允许更有效的化疗药物的输送;③早期的全身治疗可以消灭微小的转移病灶;④术前化疗允许更为客观地评价肿瘤反应情况,从而确定有效的化疗药物。

2.食管癌的术后化疗

食管癌的术后化疗即辅助化疗研究较少,但现有资料显示其可能明显提高术后生存率。

3.食管癌的术前化疗和放疗

一般是选用一种或数种化疗药物附加术前放疗,3~4周后手术切除。有些患者局部病灶可以完全消失。术前化疗加术前放疗目前有逐渐增加的趋势。

4.术前放射治疗

该方法能使癌肿及转移的淋巴结缩小,癌肿周围小血管和淋巴管闭塞,可提高切除率,减少术中癌的播散。对术中切除不完全的病变,局部可留置银夹标记,术后2~4周再进行放射治疗。能否提高5年生存率尚有争论。

5.食管支架或人工贲门

采用记忆合金做的人工支架可将癌瘤所致的狭窄食管腔撑开,可姑息性地解决患者的进食和营养;用高分子材料做的人工贲门可扩开食管下端贲门癌所致的狭窄,并有一定的抗反流作用。

6.食管癌激光切割术

本病为姑息性治疗食管癌,用激光在食管腔内切割腔内生长的肿瘤,解决患者的进食和营养问题。

四、病情观察

(一)非手术治疗

(1)放射治疗患者应该注意有无放射性肺炎,气管-食管瘘或食管穿孔发生,尤其是癌肿病变在胸主动脉附近时,要注意患者有无突然呕血、便血增加或有血性胸腔积液出现,以便及时停止照射,防止主动脉穿孔发生。

(2)监测患者的血常规,无论放疗还是化疗均对患者的造血系统有抑制,因此在治疗过程中每周至少查2次。

(3)生物制剂治疗应注意药物的不良反应和变态反应。

(4)对癌肿的大小应定期复查,以了解非手术治疗的效果并制订下一步治疗方案。

(二)肿瘤切除性手术治疗

(1)注意观察有无出血和感染这两项手术后早期的常见并发症。

(2)吻合口瘘是食管癌手术后最常见、后果最严重的并发症,术后早期较少发生,通常易将术后早期的残胃瘘误诊为吻合口瘘;吻合口瘘常在术后6~10 d发生,主要表现为突然发热、胸痛、有胸腔积液和血象增高,口服60%泛影葡胺或稀钡剂造影可明确诊断。

(三)姑息性治疗

如行激光切割手术须注意发生食管穿孔的可能,可表现为突然发生纵隔气肿或气胸并伴有发热和胸腔积液。食管支架或人工贲门在安放后可出现脱落,患者可恢复手术前的症状,应注意检查确认植入物在位。

五、护理措施

(一)术前护理

1.心理护理

患者对手术的耐受力差,对治疗缺乏信心,同时对手术存在着一定程度的恐惧心理。因此,应针对患者的心理状态进行解释、安慰和鼓励,建立充分信赖的护患关系,使患者认识到手术是重要的治疗方法,使其乐于接受手术。

2.加强营养支持

尚能进食者应给予高热量、高蛋白、高维生素的流质或半流质饮食。不能进食者,应静脉补充水分、电解质及热量。低蛋白血症的患者,应输血或血浆蛋白予以纠正。

3.胃肠道准备

(1)注意口腔卫生。

(2)术前安置胃管和十二指肠管。

(3)术前禁食;有食物潴留者,术前晚用等渗盐水冲洗食管,有利于减轻组织水肿,降低术后感染和吻合口瘘的发生率。

(4)拟行结肠代食管者,术前须按结肠手术准备。

4.术前练习

教会患者深呼吸、有效咳嗽、排痰和床上排便等活动。

(二)术后护理

(1)按胸外科术后常规护理。

(2)术后应重点加强呼吸道护理。必要时,行鼻导管吸痰或气管镜吸痰,清除呼吸道分泌物,促进肺扩张。

(3)保持胃肠减压管通畅:术后 24～48 h 引流出少量血液,应视为正常,若引流出大量血液,应立即报告医生处理。胃肠减压管应保留 3～5 d,以减少吻合口张力,以利于吻合口愈合。

(4)密切观察胸腔引流量及性质:若胸腔引流液为大量血性液体,则提示胸腔内有活动性出血;若引流出混浊液或食物残渣,应考虑食管吻合口瘘;若有粉红色液体伴有脂肪滴排出,则为乳糜胸。出现以上情况,应采取相应措施,明确诊断,予以认真处理。若无异常,术后 2～3天即可拔除引流管。

(5)严格控制饮食:由于食管缺乏浆膜层,故吻合口愈合较慢,术后应严格禁食和禁水。禁食期间,每天由静脉补液。安放十二指肠营养管者,可于手术后第 2～3 天肠蠕动恢复后,经导管滴入营养液,可减少输液量。手术后第 5 天,若病情无特殊变化,可经口进食牛奶,每次60 mL每 2 h1 次,间隔期间可给等量开水。若无不良反应,可逐日增量。术后第 10～12 天改无渣半流质饮食,但应注意防止进食过快及过量。

(6)吻合口瘘的观察及护理:食管吻合口瘘的临床表现为高热、脉快、呼吸困难、胸部剧痛、患侧呼吸音低、叩诊浊音、白细胞升高，甚至发生休克。处理原则：行胸膜腔引流促使肺膨胀；选择有效的抗生素抗感染；补充足够的营养和热量。目前，多选用完全胃肠内营养支持经胃造口灌注治疗，效果确切、令人满意。

（三）健康教育

胃代食管术后，少量多餐，避免睡前、躺着进食，进食后务必慢走，或端坐半小时，防止反流。裤带不宜系得太紧。进食后避免有低头弯腰的动作。给予高蛋白、高维生素、低脂、少渣饮食，并观察进食后有无梗阻、疼痛、呕吐、腹泻等情况。若发现症状应暂停饮食。

第五章　内分泌科疾病护理

第一节　糖尿病

糖尿病是一常见的代谢内分泌疾病,可分为原发性和继发性两类。原发者简称糖尿病,其基本病理生理改变为胰岛素分泌绝对或相对不足,从而引起糖、脂肪和蛋白质代谢紊乱。临床以血糖升高、糖耐量降低和尿糖,以及多尿、多饮、多食和消瘦为特点。长期血糖控制不良可并发血管、神经、眼和肾脏等慢性并发症,急性并发症中以酮症酸中毒和高渗非酮性昏迷最多见和最严重。国内糖尿病的患病率为 2‰～3.6%。继发性糖尿病又称症状性糖尿病,大多继发于拮抗胰岛素的内分泌疾病。

一、病因

本病病因至今未明,目前认为与下列因素有关。

(一)遗传因素

遗传因素在糖尿病发病中的重要作用较为肯定,但遗传方式不清。糖尿病患者,尤其成年发病的糖尿病患者有明显的遗传因素已在家系调查中得到证实。同卵孪生子,一个发现糖尿病,另一个发病的机会就很大。

(二)病毒感染

尤以柯萨奇病毒 B、巨细胞病毒、心肌炎、脑膜炎病毒感染后,导致胰岛 β 细胞破坏致糖尿病。幼年型发病的糖尿病患者与病毒感染致胰岛功能减退关系更为密切。

(三)自身免疫紊乱

糖尿病患者常发现同时并发其他自身免疫性疾病,如甲亢、慢性淋巴细胞性甲状腺炎等。此外,在部分糖尿病患者血清中可发现抗胰岛细胞的抗体。

(四)胰高糖素过多

胰岛细胞分泌胰岛糖素,其分泌受胰岛素和生长激素抑制因子的抑制。糖尿病患者常发现胰高糖素水平增高,故认为糖尿病除有胰岛素相对或绝对不足外,还有胰高糖素的分泌增多。

(五)其他因素

现公认的现代生活方式、摄入的热量过高而体力活动减少导致肥胖、紧张的生活工作节奏、社会、精神等应激增加等都与糖尿病的发病有密切的关系。

二、糖尿病的分类

(一)Ⅰ型糖尿病

Ⅰ型糖尿病其特征为起病较急,"三多一少"症状典型,有酮症倾向,体内胰岛素绝对缺乏,故必须用胰岛素治疗,多为幼年发病。多伴特异性免疫或自身免疫反应,血中抗胰岛细胞抗体阳性。

(二)Ⅱ型糖尿病

Ⅱ型糖尿病多为成年起病,症状不典型,病情进展缓慢。对口服降糖药反应好,但后期可因胰岛 β 细胞功能衰竭而需胰岛素治疗。本型中有部分糖尿病患者幼年起病、肥胖、有明显遗传倾向,不需要胰岛素治疗,称为幼年起病的成年型糖尿病(MODY)。Ⅱ型糖尿病中体重超过理想体重的 20% 为肥胖型,余为非肥胖型。

(三)与营养失调有关的糖尿病(MROM,Ⅲ型)

近年来在热带、亚热带地区发现一些糖尿病患者表现为营养不良、消瘦;需要但不完全依赖胰岛素,对胰岛素的需要量大,且不敏感,但不易发生酮症。发病年龄在 10~35 岁,有些病例常伴有胰腺炎,提示糖尿病为胰源性,已发现长期食用一种高碳水化合物、低蛋白的木薯与Ⅲ型糖尿病有关。该型中至少存在两种典型情况。

1.纤维结石性胰性糖尿病(FCPD)

小儿期有反复腹痛发作史,病理可见胰腺弥漫性纤维化及胰管的钙化。我国已有该型病例报道。

2.蛋白缺乏性胰性糖尿病(PDPD)

PDPD 该型无反复腹痛既往史,有胰岛素抵抗性但无胰管内钙化或胰管扩张。

(四)其他类型(继发性糖尿病)

(1)因胰腺损伤、胰腺炎、肿瘤、外伤、手术等损伤了胰岛,引起糖尿病。

(2)内分泌疾病引起的糖尿病:如继发于库欣综合征、肢端肥大症、嗜铬细胞瘤、甲状腺功能亢进症等,升糖激素分泌过多。

(3)药物或化学物质损伤了胰岛 β 细胞引起糖尿病。

(4)胰岛素受体异常。

(5)某些遗传性综合征伴发的糖尿病。

(6)葡萄糖耐量异常:一般无自觉症状,多见于肥胖者。葡萄糖耐量显示血糖水平高于正常人,但低于糖尿病的诊断标准。有报道,对这部分人跟踪观察,其中 50% 的最终转化为糖尿病。部分经控制饮食减轻体重,可使糖耐量恢复正常。

(7)妊娠期糖尿病(GDM):指妊娠期发生的糖尿病或糖耐量异常。多数患者分娩后,糖耐量可恢复正常,约 1/3 患者以后可转化为真性糖尿病。

三、临床表现

(一)代谢紊乱综合征

1.Ⅰ型糖尿病

Ⅰ型糖尿病以青少年多见,起病急,症状有口渴、多饮、多尿、多食、善饥、乏力,组织修复力和抵抗力降低,生长发育障碍等,易发生酮症酸中毒。

2.Ⅱ型糖尿病

40 岁以上,体型肥胖的患者多发。症状较轻,有些患者空腹血糖正常,仅进食后出现高血糖,尿糖阳性。部分患者饭后胰岛素分泌持续增加,3~5 h 后甚至引起低血糖。在急性应激情况下,患者也可能发生酮症酸中毒。

(二)糖尿病慢性病变

1.心血管病变

大、中动脉硬化主要侵犯主动脉、冠状动脉、大脑动脉、肾动脉和肢体外周动脉,引起冠心病(心肌梗死)、脑血栓形成、肾动脉硬化、肢体动脉硬化等。患病年龄较轻,病情进展也较快。冠心病和脑血管意外的患病率较非糖尿病者高 2～3 倍,是近代糖尿病的主要死因。肢体外周动脉硬化常以下肢动脉病变为主,表现为下肢疼痛、感觉异常和间歇性跛行等症状,严重者可导致肢端坏疽,糖尿病者肢端坏疽的发生率约为正常人的 70 倍,我国少见。心脏微血管病变及心肌代谢紊乱,可导致心肌广泛损害,称为糖尿病性心肌病。其主要表现为心律失常、心力衰竭、猝死。

2.糖尿病性肾病变

糖尿病史超过 10 年者合并肾脏病变较常见,主要表现在糖尿病性微血管病变,毛细血管间肾小球硬化症,肾动脉硬化和慢性肾盂肾炎。毛细血管间肾小球硬化症表现为蛋白尿、水肿、高血压,Ⅰ型糖尿病患者中约 40％的死于肾衰竭。

3.眼部病变

糖尿病患者眼部病变表现较多,血糖增高可使晶体和眼液(房水和玻璃体)中葡萄糖浓度也相应增高,临床表现为视觉模糊、调节功能减低、近视、玻璃体混浊和白内障。最常见的是糖尿病视网膜病变。糖尿病病史超过 10～15 年,半数以上患者出现这些并发症,并可有小静脉扩张、水肿、渗出、微血管病变,严重者可导致失明。

4.神经病变

神经病变最常见的是周围神经病变,病程在 10 年以上者 90％以上的均出现。临床表现为对称性长袜形感觉异常,轻者为对称性麻木、触觉过敏、蚁行感。典型症状是针刺样或烧灼样疼痛,卧床休息时明显,活动时可稍减轻,以致患者不能安宁,触觉和痛觉在晚期减退是患者肢端易受创伤的原因。亦可有运动神经受累,肌张力低下、肌力减弱、肌萎缩等晚期运动神经损害的表现。自主神经损害表现为直立性低血压、瞳孔小而不规则、光反射消失、泌汗异常、心动过速、胃肠功能失调、胃张力降低、胃内容物滞留、便秘与腹泻交替、排尿异常、尿潴留、尿失禁、性功能减退、阳痿等。

5.皮肤及其他病变

皮肤感染极为常见,如疖、痈、毛囊炎。真菌感染多见于足部感染,阴道炎、肛门周围脓肿。

四、实验室检查

(1)空腹尿糖、餐后 2 h 尿糖阳性。

(2)空腹血糖＞7 mmol/L,餐后 2 h 血糖＞11.1 mmol/L。

(3)血糖、尿糖检查不能确定糖尿病诊断时,可作口服葡萄糖耐量试验,如糖耐量减低,又能排除非糖尿病所致的糖耐量降低的因素,则有助于糖尿病的诊断。

(4)血浆胰岛素水平:胰岛素依赖型者,空腹胰岛素水平低于正常值。

五、护理观察要点

(一)病情判断

糖尿病患者入院后首先要明确患者是属于哪一型的,是Ⅰ型还是Ⅱ型。病情的轻重、有无并发症,包括急性和慢性并发症。对于合并急性并发症如糖尿病酮症酸中毒,高渗非酮性昏迷等应迅速抢救,做好给氧、输液、定时检测血糖、血气分析、血电解质及尿糖、尿酮体等检查准备。

(二)胰岛素相对或绝对不足所致代谢紊乱症群观察

(1)葡萄糖利用障碍:由于肝糖原合成降低,分解加速,糖异生增加,临床出现明显高血糖和尿糖,口渴、多饮、多尿,善饥多食症状加剧。

(2)蛋白质分解代谢加速,导致负氮平衡,患者表现为体重下降、乏力,组织修复和抵抗力降低,儿童则出现发育障碍、延迟。

(3)脂肪动用增加,血游离脂肪酸浓度增高,酮体的生成超过组织排泄速度,可发展为酮症及酮症酸中毒。脂肪代谢紊乱可导致动脉粥样硬化,影响眼底动脉、脑动脉、冠状动脉、肾动脉及下肢动脉,发生相应的病变如心肌梗死、脑血栓形成、肾动脉硬化、肢端坏死等。

(三)其他糖尿病慢性病变观察

神经系统症状、视力障碍、皮肤变化,有无创伤、感染等。

(四)生化检验

尿糖、血糖、糖化血红蛋白、血脂、肝功能、肾功能、血电解质、血气分析等。

(五)糖尿病酮症酸中毒观察

1.诱因

糖尿病酮症酸中毒常见的诱因是感染、胰岛素中断或减量过多、饮食不当、外伤、手术、分娩、情绪压力、过度疲劳等,对胰岛素的需要量增加。

2.症状

症状有烦渴、多尿、消瘦、软弱加重,逐渐出现恶心、呕吐、脱水,甚至少尿、肌肉疼痛、痉挛。亦可有不明原因的腹部疼痛,中枢神经系统有头痛、嗜睡,甚至昏迷。

3.体征

(1)有脱水征:皮肤干燥,缺乏弹性、眼球下陷。

(2)库斯莫尔呼吸:呼吸深快和节律不整,呼气有酮味(烂苹果味)。

(3)循环衰竭表现:脉细速、四肢厥冷、血压下降甚至休克。

(4)各种反射迟钝、消失,嗜睡甚至昏迷。

4.实验室改变

血糖显著升高>16.7 mmol/L,血酮增高、二氧化碳结合力降低、尿糖及尿酮体呈强阳性反应,血白细胞增高。酸中毒失代偿期血 pH<7.35,动脉 HCO_3^- <15 mmol/L,剩余碱负值增大,血 K^+、Na^+、Cl^- 降低。

(六)低血糖观察

1.常见原因

糖尿病患者过多使用胰岛素,口服降糖药物,进食减少,或活动量增加而未增加食物的摄入。

2.症状

头晕、眼花、饥饿感、软弱无力、颤抖、出冷汗、心悸、脉快、严重者出现精神、神经症状甚至昏迷。

3.体征

面色苍白、四肢湿冷、心率加快、初期血压上升后期下降，共济失调，定向障碍甚至昏迷。

4.实验室改变

血糖＜2.78 mmol/L。

（七）高渗非酮性糖尿病昏迷的观察

1.诱因

高渗非酮性糖尿病昏迷最常见于老年糖尿病患者，常突然发作。感染、急性胃肠炎、胰腺炎、脑血管意外、严重肾脏疾患、血液透析治疗、手术及服用加重糖尿病的某些药物：如可的松、免疫抑制剂，噻嗪类利尿剂，在病程早期因误诊而输入葡萄糖液，口服大量糖水、牛奶，诱发或促使病情发展恶化，出现高渗非酮性糖尿病昏迷。

2.症状

多尿、多饮、发热、食欲减退、恶心、失水、嗜睡、幻觉、上肢震颤、最后陷入昏迷。

3.体征

失水及休克体征。

4.实验室改变

高血糖＞33.0 mmol/L、高血浆渗透压＞330 mmol/L、高钠血症＞155 mmol/L和氮质血症，血酮、尿酮阴性或轻度增高。

六、检查护理

（一）血糖

关于血糖的监测目前国内大多地区一直用静脉抽取血浆（或离心取血清）测血糖，这对于病情轻、血糖控制满意、只需数周观察一次血糖者仍是目前常用的方法。但这种方法不可能自我监测。近年来袖珍式快速毛细血管血糖计的应用日趋普遍，这种仪器可以由患者自己操作，进行监测。这种测定仪器体积较小，可随身携带，取手指血或耳垂血，只需一滴血，滴在血糖试纸条的有试剂部分。袖珍血糖计的种类很多，从操作来说大致可分 2 类：一类是要抹去血液的，另一类则不必抹去血液。约 1 min 即可得到血糖结果。血糖监测的频度应该根据病情而定。袖珍血糖计只要操作正确，即可反映血糖水平，但操作不符合要求，如对于要抹去血液的血糖计，如血液抹得不干净、血量不足、计时不准确等可造成误差。国外医院内设有专门的DM 教员，由高级护师担任，指导患者正确的使用方法、如何校正血糖计、更换电池等。

1.空腹血糖

一般指过夜空腹 8 h 以上，于晨 6—8 时采血测得的血糖。反映了无糖负荷时体内的基础血糖水平。测定结果只受到前 1 d 晚餐进食量及成分、夜间睡眠情况、情绪变化等因素的影响。故于测试前晚应避免进食过量或含油脂过高的食物，在保证睡眠及情绪稳定时检测。一般从肘静脉取血，止血带压迫时间不宜过长，应在几秒内抽出血液，以免血糖数值不准确。采血后立即送检。正常人空腹血糖为 3.8～6.1 mmol/L，如空腹血糖大于 7 mmol/L，提示胰岛分泌能力减少 3/4。

2.餐后 2 h 血糖

指进餐后 2 h 所采取的血糖。有标准餐或随意餐两种进餐方式。标准餐是指按统一规定的碳水化合物含量所进的饮食,如 100 g 或 75 g 葡萄糖或 100 g 馒头等;随意餐多指患者平时常规早餐,包括早餐前、后常规服用的药物,为平常治疗效果的一个观察指标。它们均反映了定量糖负荷后机体的耐受情况。正常人餐后 2 h 血糖应小于 7 mmol/L。

3.即刻血糖

根据病情观察需要所选择的时间采血测定血糖,反映了所要观察时的血糖水平。

4.口服葡萄糖耐量试验(OGTT)

观察空腹及葡萄糖负荷后各时点受试管血糖的动态变化,了解机体对葡萄糖的利用和耐受情况,是诊断糖尿病和糖耐量低减的重要检查。①方法:空腹过夜 8 h 以上,于晨 6—8 时抽血测定空腹血糖,抽血后即饮用含 75 g 葡萄糖的溶液(75 g 葡萄糖溶于 250～300 mL,20～30 ℃的温开水中,3～5 min 内饮完),于饮葡萄糖水后 1 h、2 h 分别采血测定血糖。②判断标准:成人服 75 g 葡萄糖后 2 h 血糖≥11.1 mmol/L 可诊断为糖尿病。血糖在 7～11.1 mmol/L 为葡萄糖耐量低减(IGT)。

要熟知本试验方法,并注意以下影响因素。①饮食因素:试验前 3d 要求饮食中含糖量每天不少于150 g。②剧烈体力活动:在服糖前剧烈体力活动可使血糖升高,服糖后剧烈活动可致低血糖反应。③精神因素:情绪剧烈变化可使血糖升高。④药物因素影响:如避孕药、普萘洛尔等应在试验前 3 d 停药。此外,采血时间要准确,要及时观察患者的反应。

5.馒头餐试验

原理同 OGTT。本试验主要是对已明确诊断的糖尿病患者,须了解其对定量糖负荷后的耐受程度时选用。也可适用于不适应口服葡萄糖液的患者。准备 100 g 的馒头一个,其中含碳化合物的量约等于75 g葡萄糖;抽取空腹血后食用,10 min 内吃完,从吃第 1 口开始计算时间,分别于食后 1 h、2 h 采血测定血糖。结果判断同 OGTT。

(二)尿糖

检查尿糖是诊断糖尿病最简单的方法,正常人每天仅有极少量葡萄糖从尿中排出(小于100 mg/d),一般检测方法不能测出。如果每天尿中排糖量大于 150 mg,则可测出。但除葡萄糖外,果糖、乳糖或尿中一些还原性物质(如吗啡、水杨酸类、水合氯醛、氨基比林、尿酸等)都可发生尿糖阳性。尿糖含量的多少除反映血糖水平外,还受到肾糖阈的影响,故对尿糖结果的判定要综合分析。下面是临床常用的尿糖测定的方法。

1.定性测定

定性测定为较粗糙的尿糖测定方法,依尿糖含量的高低分为 5 个等级(表5-1)。因检测方便,易于为患者接受。常用班氏试剂检测法:试管内滴班氏试剂 20 滴加尿液 2 滴煮沸冷却,观察尿液的颜色以判断结果。近年来尿糖试纸亦广泛应用,为患者提供了方便。根据临床需要,常用以下几种测定形式。

表 5-1　尿糖定性结果

颜色	定性	定量(g/dl)
蓝色	0	0
绿色	+<	0.5
黄色	++	0.5~1
橘红	+++	1~2
砖红	++++	>2

2.随机尿糖测定

随机尿糖测定常作为粗筛检查。随机留取尿液测定尿糖,其结果反映测定前末次排尿后至测定时这一段时间所排尿中的含糖量。

3.次尿糖测定

次尿糖测定也称即刻尿糖测定。方法是准备测定前先将膀胱内原有尿液排尽,适量(200 mL)饮水,30 min后再留尿测定尿糖,此结果反映了测定当时尿中含糖量,常作为了解餐前血糖水平的间接指标。常用于新入院或首次使用胰岛素的患者、糖尿病酮症酸中毒患者抢救时,可根据三餐前及睡前 4 次尿糖定性结果,推测患者即时血糖水平,以利随时调整胰岛素的用量。

4.分段尿糖测定

将 1 d(24 h)按三餐进食、睡眠分为 4 个阶段,测定每个阶段尿中的排糖情况及尿量,间接了解机体在三餐进餐后及夜间空腹状态下的血糖变化情况,作为调整饮食及治疗药物用量的观察指标。方法为按 4 段时间分别收集各阶段时间内的全部尿液,测量各段尿量并记录,分别留取 4 段尿标本 10 mL 测定尿糖。第 1 段:早餐后至午餐前(上午 7—11 时);第 2 段:午餐后至晚餐前(上午 11 时—下午 5 时);第 3 段:晚餐后至睡前(下午 5 时—晚上 10 时);第 4 段:入睡后至次日早餐前(晚上 10 时—次日上午 7 时)。

5.尿糖定量测定

尿糖定量测定指单位时间内排出尿糖的定量测定。通常计算 24 h 尿的排糖量。此项检查是对糖尿病患者病情及治疗效果观察的一个重要指标。方法如下:留取 24 h 全部尿液收集于一个储尿器内,测量总量并记录,留取 10 mL 送检,余尿弃之;或从已留取的 4 段尿标本中用滴管依各段尿量按比例(50 mL 取 1 滴)吸取尿液,混匀送检即可。经葡萄糖氧化酶法测定每 100 mL 尿液中含糖量,结果乘以全天尿量(毫升数),再除以 100,即为检查日 24 h 排糖总量。

七、饮食治疗护理

饮食治疗是糖尿病治疗中最基本的措施。通过饮食控制,减轻胰岛 β 细胞负担,以求恢复或部分恢复胰岛的分泌功能,对于年老肥胖者饮食治疗常常是主要或单一的治疗方法。

(一)饮食细算法

1.计算出患者的理想体重

身高(cm)－105＝体重(kg)。

2.饮食总热量的估计

根据理想体重和工作性质,估计每天所需总热量。

儿童、孕妇、乳母、营养不良及消瘦者、伴有消耗性疾病者应酌情增加;肥胖者酌减,使患者体重逐渐下降到正常体重±5%左右。

3.食物中糖、蛋白质、脂肪的分配比例

蛋白质按成人每天每千克体重$(1\sim1.5)\times10^{-3}$ kg 计算,脂肪每天每千克体重$(0.6\sim1)\times10^{-3}$ kg,从总热量中减去蛋白质和脂肪所供热量,余则为糖所提供的热量。总括来说:糖类占饮食总热量的50%～60%,蛋白质占12%～15%,脂肪约占30%。但近来有实验证明,在总热量不变的情况下,增加糖供热量的比例,即糖类占热量的60%～65%,对糖尿病的控制有利。此外,在糖类食物中,以高纤维碳水化合物更为有利。

4.热量分布

三餐热量分布约 1/5、2/5、2/5 或 1/3、1/3、1/3,亦可按饮食习惯和病情予以调整,如可以分为四餐等。

(二)饮食粗算法

(1)肥胖患者,每天主食 4～6 两(200～300 g),副食中蛋白质 30～60 g,脂肪 25 g。

(2)体重在正常范围者:轻体力劳动每天主食 250～400 g,重体力劳动,每天主食 400～500 g。

(三)注意事项

(1)首先向患者阐明饮食治疗的目的和要求,使患者自觉遵守医嘱按规定进食。

(2)应严格定时进食,对于使用胰岛素治疗的患者,尤应注意。如因故不能进食,餐前应暂停注射胰岛素,注射胰岛素后,要定时进食。

(3)除三餐主食外,糖尿病患者不宜食用糖和糕点甜食。水果含糖量多,病情控制不好时应禁止食用;病情控制较好,可少量食用。医护人员应劝说患者亲友不送其他食物,并要检查每次进餐情况,核对数量是否符合要求,患者是否按量进食。

(4)患者需甜食时,一般食用糖精或木糖醇或其他代糖品。

(5)控制饮食的关键在于控制总热量。在治疗开始,患者会因饮食控制而出现易饥的感觉,此时可增加蔬菜,豆制品等副食。在蔬菜中碳水化合物含量少于 5% 的有南瓜、青蒜、小白菜、油菜、菠菜、西红柿、冬瓜、黄瓜、芹菜、大白菜、茄子、卷心菜、茭白、韭菜、丝瓜等。豆制品含碳水化合物为 1%～3% 的有豆浆,豆腐,含 4%～6% 的有豆腐干等,均可食用。

(6)在总热量不变的原则下,凡增加一种食物应同时相应减去其他食物,以保证平衡。指导患者熟悉并灵活掌握食品热量交换表。

(7)定期测量体重,一般每周 1 次。定期监测血糖、尿糖变化,观察饮食控制效果。

(8)当患者腹泻或饮食锐减时,要警惕腹泻诱发的糖尿病急性并发症,同时也应注意有无电解质失衡,必要时给予输液以免过度脱水。

八、运动疗法护理

(一)运动的目的

运动能促进血液循环中的葡萄糖与游离脂肪酸的利用,降低血糖、甘油三酯,增加人体对胰岛素的敏感性,使胰岛素与受体的结合率增加。尤其对肥胖的糖尿病患者,运动既可减轻体重,降低血压,又能改善机体的异常代谢状况,改善血液循环与肌肉张力,增强体力,同时还能减轻患者的压力和紧张性。

(二)运动方式

最好做有氧运动,如散步、跑步、骑自行车、做广播操、游泳、爬山、打太极拳、打羽毛球、滑冰、划船等。其中步行安全简便,容易坚持,可作为首选的锻炼方式。如步行 30 min 约消耗能量0.4 J,如每天坚持步行 30 min,1 年内可减轻体重 4 kg。骑自行车每小时消耗 1.2 J,游泳每小时消耗 1.2 J,跳舞每小时消耗1.21 J,球类活动每小时消耗 1.6~2.0 J。

(三)运动时间的选择

Ⅱ型患者运动时肌肉利用葡萄糖增多、血糖明显下降,但不易出现低血糖。因此,Ⅱ型患者什么时候进行运动无严格限制。Ⅰ型患者在餐后 0.5~1.5h 运动较为合适,可使血糖下降。

(四)注意事项

(1)在运动前,首先请医生评估糖尿病的控制情况,有无增殖性视网膜病变、肾病和心血管病变。有微血管病变的糖尿病患者,在运动时最大心率应限制在同龄正常人最大心率的80%~85%,血压升高不要超过 26.6/13.8 kPa,晚期病变者,应限于快步走路或轻体力活动。

(2)采用适中的运动量,逐渐增加,循序渐进。

(3)不在胰岛素作用高峰时间运动,以免发生低血糖。

(4)运动肢体注射胰岛素,可使胰岛素吸收加快,应予注意。

(5)注意运动诱发的迟发性低血糖,可在运动停止后数小时发生。

(6)制订运动计划,持之以恒,不要随便中断,但要避免过度运动,反而使病情加重。

九、口服降糖药物治疗护理

口服降糖药主要有磺脲类和双胍类,是治疗大多数Ⅱ型糖尿病的有效药物。

(一)磺脲类

磺脲类包括 D860、优降糖、达美康、美吡哒、格列波脲、糖适平等。

1.作用机制

主要是刺激胰岛 β 细胞释放胰岛素,还可以减少肝糖原输出,增加周围组织对糖的利用。

2.适应证与禁忌证

只适用于胰岛 β 细胞有分泌胰岛素功能者。①Ⅱ型的轻、中度患者。②单纯饮食治疗无效的Ⅱ型患者。③Ⅰ型和重度糖尿病、有酮症史或出现严重的并发症,以及肝、肾疾患和对磺脲类药物过敏者均不宜使用。

3.服药观察事项

(1)磺脲类药物,尤其是优降糖,用药剂量过大时,可发生低血糖反应,甚至低血糖昏迷,如果患者伴有肝、肾功能不全或同时服用一些可以延长磺脲类药物作用时间的药物,如普萘洛尔、苯妥英钠、水杨酸制剂等都可能促进低血糖反应出现。

(2)胃肠道反应,如恶心、厌食、腹泻等。出现这些不良反应时,服用制酸剂可以使症状减轻。

(3)出现较少的不良反应如变态反应,表现为皮肤红斑、荨麻疹。

(4)发生粒细胞减少,血小板减少、全血细胞减少和溶血性贫血。这些症状常出现在用药6～8周后,出现这些症状或不良反应时,应及时停药和予以相应处理。

(二)双胍类

常用药物有二甲双胍。降糖灵现已少用。

1.作用机制

双胍类降糖药可增加外周组织对葡萄糖的利用,减少糖原异生,使肝糖原输出下降,也可通过抑制肠道吸收葡萄糖、氨基酸、脂肪、胆固醇来发挥作用。

2.适应证

(1)主要用于治疗Ⅱ型中经饮食控制失败者。

(2)肥胖需减重但又难控制饮食者。

(3)Ⅰ型用胰岛素后血糖不稳定者可加服二甲双胍。

(4)已试用磺脲类药物或已加用运动治疗失效时。

3.禁忌证

(1)凡肝肾功能不好、低血容量等用此药物易引发乳酸性酸中毒。

(2)Ⅰ型糖尿病者不能单用此药。

(3)有严重糖尿病并发症。

4.服药观察事项

服用本药易发生胃肠道反应,因有效剂量与发生不良反应剂量很接近,常见胃肠症状有厌食、恶心、呕吐、腹胀、腹泻等;多发生在用药1～2 d内,易致体重下降,故消瘦者慎用。双胍类药物可抑制维生素 B_{12} 吸收,导致维生素 B_{12} 缺乏;可引起乳酸性酸中毒;长期服用可致嗜睡、头昏、倦怠、乏力。

十、胰岛素治疗护理

胰岛素能加速糖利用,抑制糖原异生以降低血糖,并改善脂肪和蛋白质代谢,目前使用的胰岛素制剂从家畜(牛、猪)或鱼的胰腺制取,现人工基因重组合成的人胰岛素也常用,如诺和灵、优泌林等。因胰岛素是一种蛋白质,口服后易被消化酶破坏而失效,故需用注射法给药。

(一)适应证

(1)Ⅰ型患者。

(2)重型消瘦型。

(3)糖尿病急性并发症或有严重心、肾、眼并发症的糖尿病。

(4)饮食控制或口服降糖药不能控制病情时。

(5)外科大手术前后。

(6)妊娠期、分娩期。

(二)制剂类型

可分为速(短)效、中效和长效三种。这三种均可经皮下或肌内注射,而仅短效胰岛素可作静脉注射用。

(三)注意事项

(1)胰岛素的保存:长效及中效胰岛素在5℃可放置3年效价不变,而普通胰岛素(RI)在

5℃放置 3 个月后效价稍减。一般而言,中效及长效胰岛素比 RI 稳定。胰岛素在使用时放在室温中 1 个月效价不会改变。胰岛素不能冰冻,温度太低可使胰岛素变性。在使用前应注意观察,如发现有异样或结成小粒的情况应弃之不用。

(2)注射胰岛素剂量需准确,用 1 mL 注射器抽吸。要注意剂量换算,有的胰岛素 1 mL 内含 40 U,也有含 80U、100 U 的,必须分清,注意不要把 U 误认为 mL。

(3)使用时注意胰岛素的有效期,一般各种胰岛素出厂后有效期多为 1～2 年,过期胰岛素影响效价。

(4)用具和消毒:1 mL 玻璃注射器及针头用高压蒸气消毒最理想,在家庭中可采用 75％乙醇浸泡法,每周用水煮沸 15min。现多采用一次性注射器、笔式胰岛素注射器等。

(5)混合胰岛素的抽吸:普通胰岛素(RI)和鱼精蛋白锌胰岛素(PZI)同时注射时要先抽 RI 后抽 PZI 并充分混匀,因为 RI 是酸性,其溶液不含酸碱缓冲液,而 PZI 则含缓冲液,若先抽 PZI 则可能使 RI 因 pH 改变而变性,反之,如果把小量 RI 混至 PZI 中,因 PZI 有缓冲液,对 pH 的影响不大。另外 RI 与 PZI 混合后,在混合液中 RI 的含量减少,而 PZI 含量增加,这是因为 PZI 里面所含鱼精蛋白锌只有一部分和胰岛素结合,一部分没有结合,当 RI 与其混合后,没有结合的一部分能和加入的 RI 结合,使其变成 PZI。大约 1U 可结合 0.5U,也有人认为可以结合 1U。

(6)注射部位的选择与轮替:胰岛素采用皮下注射法,宜选择皮肤疏松部位,如上臂三角肌、臀大肌、股部、腹部等,若患者自己注射以股部和腹部最方便。注射部位要有计划地轮替进行(左肩→右肩→左股→右股→左臀→右臀→腹部→左肩),针眼之间应间隔 1.5～2 cm,1 周内不要在同一部位注射 2 次。以免形成局部硬结,影响药物的吸收及疗效。

(7)经常运动的部位胰岛素吸收太快,应避免注射。吸收速度依注射部位而定,如普通胰岛素(RI)注射于三角肌后吸收速度快于大腿前侧,大腿、腹部注射又快于臀部。

(8)餐前 15～30 min 注射胰岛素,严格要求患者按时就餐,注射时间与进餐时间要密切配合好,防止低血糖反应的发生。

(9)各种原因引起的食欲减退、进食量少或因胃肠道疾病呕吐、腹泻,而未及时减少胰岛素用量,都可引起低血糖,因此注射前要注意患者的病情变化,询问进食情况,如有异常,及时报告医师做相应处理。

(10)如从动物胰岛素改换成人胰岛素,则应减少剂量,大约减少 1/4 剂量。

(四)不良反应观察

1.低血糖反应

低血糖反应是最常见不良反应,其反应有饥饿、头晕、软弱无力、心悸、出汗、脉速等,重者晕厥、昏迷、癫痫等。轻者进食饼干、糖水,重者静脉注射 50％葡萄糖 20～40 mL。

2.变态反应

极少数人有荨麻疹、血管神经性水肿、紫癜等。可用抗组织胺类药物,重者需调换胰岛素剂型,或采用脱敏疗法。

3.胰岛素性水肿

胰岛素性水肿多发生在糖尿病控制不良、糖代谢显著失调经胰岛素治疗迅速得到控制时。

表现为下肢轻度水肿直至全身性水肿,可自然消退。处理方法是主要给患者低盐饮食、限制水的摄入,必要时给予利尿剂。

4.局部反应

注射部位红肿、发痒、硬结、皮下脂肪萎缩等,多见于小儿与青年。预防可采用高纯度胰岛素制剂,注射部位轮替、胰岛素深部注射法。

十一、慢性并发症的护理

(一)感染的预防护理

糖尿病患者因三大代谢紊乱,机体抵抗力下降,易发生各种感染,因此,需采取以下护理措施。

(1)加强皮肤护理:因高血糖及维生素 B 代谢紊乱,可致皮肤干燥、发痒;在酮症酸中毒时酮体自汗腺排出可刺激皮肤而致瘙痒。故须勤沐浴,以减轻刺痒,避免因皮肤抓伤而引起感染,皮肤干燥者可涂擦羊毛脂保护。

(2)女患者因尿糖刺激,外阴常瘙痒,必须每晚用温水清洗,尿后可用 4% 硼酸液冲洗。

(3)对皮肤感觉障碍者,应避免任何刺激。避免用热水袋保暖,防止烫伤。

(4)每晚用温水泡脚,水温不宜过热,防止烫伤。穿宽松柔软鞋袜,修剪趾甲勿损伤皮肤,以免发生感染,形成糖尿病足。

(5)保持口腔卫生,坚持早晚刷牙,饭后漱口,酮症酸中毒患者口腔有烂苹果味,必须加强口腔护理。

(6)嘱患者预防呼吸系统感染,及时增减衣服,注意保暖,已有感染时,应及时治疗,预防并发肺炎。

(7)根据细菌感染的病变部位,进行针对性观察护理。如泌尿道感染时,要注意有无排尿困难、尿少、尿频、尿痛等症状,注意尿标本的收集,保持外阴部清洁;皮肤化脓感染时进行清洁换药。

(二)糖尿病肾脏病变护理

除积极控制高血糖外,主要是限制患者活动,给予低盐高蛋白饮食,对应用激素的患者,注意观察用药效果和不良反应。一旦出现肾衰,则需限制蛋白。由于肾衰竭,胰岛素灭活减弱,一些应用胰岛素治疗的患者,常因未能及时调整胰岛素而产生低血糖反应,甚至低血糖昏迷。

(三)神经病变的护理

(1)密切观察病情,及早控制高血糖,以减轻或预防神经病变。

(2)对于因周围神经损害而剧烈疼痛者,除用止痛剂及大量维生素 B₁ 外,要进行局部按摩和理疗,以改善血液循环。对于那些痛觉异常过敏,不能接触皮肤,甚至接触被服亦难忍受者,要注意室内保暖,用支撑架支撑被褥,以避免接触引起的剧痛,并注意安慰患者,解除其烦恼。教会患者每天检查足部,预防糖尿病足的发生。

(3)如出现五更泻或膀胱收缩无力等自主神经症状,要注意勤换内裤、被褥,做好肛周清洁护理,防止损伤肛周皮肤。

(4)对膀胱收缩无力者,鼓励患者定时自行解小便和按压下腹部尽量排出残余尿,并要训练患者白天每 2～3 h 排尿 1 次,以弥补排尿感缺乏造成的不足。尿潴留明显须导尿时应严格无菌技术操作,采用闭式引流,每天用 1∶5 000 呋喃西林液冲洗膀胱,病情允许时尽早拔尿管。

(5)颅神经损害者,依不同病变部位采取不同的措施,如面神经损害影响眼睛不能闭合时,应注意保护眼睛,定期涂眼膏、戴眼罩。第Ⅸ、Ⅹ对颅神经损害进食困难者,应鼻饲流质饮食、维持营养,并防止吸入性肺炎、口腔炎及化脓性腮腺炎的发生。

(四)糖尿病足的护理

1.原因

因糖尿病引起神经功能缺损及循环障碍,引起下肢及足部缺血、疼痛、麻木、感觉异常。40岁以上糖尿病患者或糖尿病病史 10 年以上者,糖尿病足的发病率明显增高。

2.糖尿病足的危险信号

(1)吸烟者,因为吸烟可使循环障碍加重。

(2)末梢神经感觉丧失及末梢动脉搏动减弱或消失者。

(3)足的畸形如高足弓爪形趾者。

(4)有足部溃疡或截肢史者。

3.护理措施

(1)每天查足部是否有水泡、裂口、擦伤及其他异常改变。如发现有皮肤发红、肿胀或脓肿等感染征象时,应立即到医院治疗。

(2)每天晚上用温水(低于 40 ℃)及软皂洗足,用柔软而吸水性强的毛巾,轻柔地将脚擦干。然后用羊毛脂或植物油涂抹并按摩足部皮肤,以保护皮肤的柔软性,防止干燥。

(3)如为汗脚者,可放少许滑石粉于趾间、鞋里及袜中。

(4)勿赤足行走,以免足部受伤。

(5)严禁用强烈的消毒药物如碘酒等,避免使用侵蚀性药物抹擦鸡眼和胼胝。

(6)为防止烫伤足,禁用热水袋、电热毯及其他热源温暖足部。可通过多穿袜子、穿护脚套等保暖。但不要有松紧带,以免妨碍血液循环。

(7)足部变形者应选择质地柔软、透气性好,鞋头宽大的运动鞋或软底布鞋。

(8)每天做小腿和足部运动,以改善血液循环。

(9)若趾甲干脆,可用 1‰硼砂温水浸泡半小时,以软化趾甲。

(10)指导患者每天检查并按摩双脚,注意足部皮肤颜色、完整性、表面温度及感染征象等。

十二、急性并发症抢救护理

(一)酮症酸中毒的护理

(1)按糖尿病及昏迷进行常规护理。

(2)密切观察 T、P、R、BP、神志及全身症状,尤其要注意呼吸的气味,深度和频度的改变。

(3)留好标本提供诊治依据:尽快留取好血糖、钾、钠、氯、CO_2 结合力、肾功能、动脉血气分析、尿酮体等标本,及时送检。切勿在输液肢体抽取血标本,以免影响化验结果。

(4)患者入院后立即建立两条静脉通道,一条通道用以输入胰岛素,另一条通道主要用于大量补液及输入抗生素和碱性液体、电解质,以维持水电解质及酸碱平衡。

(5)采用小剂量胰岛素疗法,按胰岛素 4～10 U/h,如 24 U 胰岛素加入 1000 mL 生理盐水中静脉滴注,调整好输液速度 250 mL/h,70 滴/min 左右,最好使用输液泵调节。

(6)禁食,待神志清醒后改为糖尿病半流或普食。

(7)做好基础护理,预防皮肤、口腔、肺部及泌尿系统感染等并发症。

(二)低血糖的护理

(1)首先了解胰岛素治疗情况,根据低血糖临床表现做出正确判断(与低血糖昏迷鉴别)。

(2)立即测定血糖浓度。

(3)休息与补糖:低血糖发作时卧床休息,轻者食用少量馒头、饼干等食物,重者(血糖低于 2.7 mmol/L)立即口服或静脉注射 50%葡萄糖 40～60 mL。

(4)心理护理:对神志清楚者,给予精神安慰,嘱其勿紧张,主动配合治疗。

(三)高渗非酮性昏迷进行常规护理

(1)按糖尿病及昏迷护理常规。

(2)严密观察患者神志、精神、体温、脉搏、呼吸、血压、瞳孔等变化。

(3)入院后立即采集血糖、乳酸、二氧化碳结合力、血 pH、K^+、Na^+、Cl^- 及血、尿渗透压标本送检,并注意观察其结果,及时提供诊断治疗依据。

(4)立即建立静脉通道,做好补液护理,补液内容应依据所测得的血生化指标参数,正确选择输液种类。无血压下降者遵医嘱静脉滴注低渗盐水(0.45%～0.6%),输入时速度宜慢,慎防发生静脉内溶血及血压下降,注意观察血压、血钠、血糖情况。小剂量应用胰岛素,在血糖稳步下降的同时,严密观察患者有无低血糖的症状,一旦发现及时与医师联系进行处理。补钾时,注意液体勿渗出血管外,以免血管周围组织坏死。

(5)按昏迷护理常规,做好基础护理。

第二节　尿崩症

尿崩症(DI)是指精氨酸加压素(AVP)[又称抗利尿激素(ADH)],严重缺乏或部分缺乏(称中枢性尿崩症),以及肾脏对 AVP 不敏感,致肾远曲小管和集合管对水的重吸收减少(称肾性尿崩症),从而引起多尿、烦渴、多饮与低密度尿为特征的一组综合征。正常人每天尿量仅 1.5 L 左右。任何情况使 ADH 分泌不足或不能释放,或肾脏对 ADH 不反应都可使尿液无法浓缩而有多尿,随之有多饮。尿崩症可发生于任何年龄,但以青少年为多见。男性发病多于女性,男女之比为 2∶1。

一、病因分类

(一)中枢性尿崩症

任何导致 AVP 合成、分泌与释放受损的情况都可引起本症的发生,中枢性尿崩症的病因有原发性、继发性与遗传性三种。

1.原发性

原发性尿崩症病因不明者占 1/3～1/2。此型患者的下丘脑视上核与室旁核内神经元数目减少。AVP 合成酶缺陷,神经垂体缩小。

2.继发性

中枢性尿崩症可继发于下列原因导致的下丘脑-神经垂体损害,如颅脑外伤或手术后、肿瘤等;感染性疾病,如结核、梅毒、脑炎等;浸润性疾病,如结节病、肉芽肿病;脑血管病变,如血管瘤;自身免疫性疾病,有人发现患者血中存在针对下丘脑 AVP 细胞的自身抗体;Sheehan 综合征等。

3.遗传性

遗传性尿崩症一般症状轻,可无明显多饮多尿。临床症状包括尿崩症、糖尿病、视神经萎缩和耳聋,是一种常染色体隐性遗传疾病,常为家族性,患者从小多尿,本症可能因为渗透压感受器缺陷所致。

(二)肾性尿崩症

肾脏对 AVP 产生反应的各个环节受到损害导致肾性尿崩症,病因有遗传性与继发性两种。

1.遗传性

呈 X 连锁隐性遗传方式,由女性遗传,男性发病,多为家族性。近年已把肾性尿崩症基因即 G 蛋白耦联的 AVP-V2R 基因精确定位于 X 染色体长臂端粒 Xq28 带上。

2.继发性

肾性尿崩症可继发于多种疾病导致的肾小管损害,如慢性肾盂肾炎、阻塞性尿路疾病、肾小管性酸中毒、肾小管坏死、淀粉样变、骨髓瘤、肾脏移植与氮质血症。代谢紊乱如低钾血症、高钙血症也可导致肾性尿崩症。多种药物可致肾性尿崩症,如庆大霉素、头孢唑林、诺氟沙星、阿米卡星、链霉素、大剂量地塞米松、碳酸锂等。应用碳酸锂的患者中 20%～40% 的可致肾性尿崩症,其机制可能是锂盐导致了细胞 cAMP 生成障碍,干扰肾脏对水的重吸收。

二、诊断要点

(一)临床特征

(1)大量低密度尿,尿量超过 3 L/d。

(2)因鞍区肿瘤过大或向外扩展者,常有蝶鞍周围神经组织受压表现,如视力减退、视野缺失。

(3)有渴觉障碍者,可出现脱水、高钠血症、高渗状态、发热、抽搐等,甚至脑血管意外。

(二)实验室检查

(1)尿渗透压:为 50～200 mOsm/kg·H_2O,明显低于血浆渗透压,血浆渗透压可高于 300 mOsm/kg·H_2O(正常参考值为 280～295 mOsm/kg·H_2O)。

(2)血浆抗利尿激素值:降低(正常基础值为 1～1.5pg/mL),尤其是禁水和滴注高渗盐水时仍不能升高,提示垂体抗利尿激素储备能力降低。

(3)禁水试验:是最常用的诊断垂体性尿崩症的功能试验。

方法:试验前测体重、血压、尿量、尿密度、尿渗透压。以后每 2 h 排尿,测尿量、尿密度、尿渗透压、体重、血压等,至尿量无变化、尿密度及尿渗透压持续两次不再上升为止。抽血测定血浆渗透压,并皮下注射抗利尿激素(水剂)5U,每小时再收集尿量,测尿密度、尿渗透压 1～2 次。一般需禁水 8～12h 以上。如有血压下降、体重减轻 3 kg 以上时,应终止试验。

三、鉴别要点

(一)精神性多饮性多尿

有精神刺激史,主要表现为烦渴、多饮、多尿、低密度尿,与尿崩症极相似,但 AVP 并不缺乏,禁水试验后尿量减少,尿密度增高,尿渗透压上升,注射加压素后尿渗透压和尿密度变化不明显。

(二)糖尿病多饮多尿

糖尿病为高渗性利尿,尿糖阳性,尿密度高,血糖高。

(三)高钙血症

甲旁亢危象时血钙增高。尿钙增高,肾小管对抗利尿激素反应下降,产生多饮多尿,亦是高渗利尿,尿密度增高。

(四)其他

如慢性肾功能不全、肾上腺皮质功能减退。

四、规范化治疗

(一)中枢性尿崩症

1.病因治疗

针对各种不同的病因积极治疗有关疾病,以改善继发于此类疾病的尿崩症病情。

2.药物治疗

轻度尿崩症患者仅需多饮水,如长期多尿,每天尿量大于 4000 mL 时因可能造成肾脏损害而致肾性尿崩症,需要药物治疗。

(1)抗利尿激素制剂有 7 种。①1-脱氨-8-右旋精氨酸血管升压素(DDAVP):为目前治疗尿崩症的首选药物,可由鼻黏膜吸入,每天 2 次,每次 10～20 μg(儿童患者为每次 5 μg,每天 1次),肌内注射制剂每毫升含 4 μg,每天 1～2 次,每次 1～4 μg(儿童患者每次 0.2～1 μg)。②加压素针(鞣酸加压素油剂注射液):每毫升油剂注射液含 5U,从 0.1 mL 开始肌内注射,必要时可加至 0.2～0.5 mL。疗效持续 5～7 d。长期应用 2 年左右可因产生抗体而减效,过量则可引起水潴留,导致水中毒。故因视病情从小剂量开始,逐渐调整用药剂量与间隔时间。③垂体后叶粉:每次吸入 20～50 mg,每 4～6 h1 次。长期应用可致萎缩性鼻炎,影响吸收或过敏而引起支气管痉挛,疗效亦减弱。④赖氨酸血管升压素粉剂(尿崩灵):为人工合成粉剂,由鼻黏膜吸入,疗效持续 3～5 h,每天吸入 2～3 次。长期应用亦可发生萎缩性鼻炎。⑤神经垂体素水剂:每次 5～10 μg,每天 2～3 次,皮下注射。作用时间短,适用于一般尿崩症,注射后有头痛、恶心、呕吐及腹痛不适等症状,故多数患者不能坚持用药。⑥抗利尿素纸片:每片含 AVP 10 μg,可于白天或睡前舌下含化,使用方便,有一定的疗效。⑦神经垂体素喷雾剂:赖氨酸血管升压素与精氨酸血管升压素均有此制剂,疗效与粉剂相当,久用亦可致萎缩性鼻炎。

(2)口服治疗尿崩症药物主要有 5 种。①氢氯噻嗪:小儿每天 2 mg/kg,成人每次 25 mg,每天 3 次,或 50 mg,每天 2 次,服药过程中应限制钠盐摄入,同时应补充钾(每天 60 mg 氯化钾)。②氯磺丙脲:每次 0.125～0.25 g,每天 1～2 次,一般每天剂量不超过 0.5 g。服药 24 h后开始起作用,4 d 后出现最大作用,单次服药 72 h 后恢复疗前情况。③氯贝丁酯:用量为每次 0.5～0.75 g,每天 3 次,24～48 h 迅速起效,可使尿量下降,尿渗透压上升。④卡马西平:为抗癫痫药物,其抗尿崩作用机制大致同氯磺丙脲,用量每次 0.2 g,每天2~3 次,作用迅速,尿量可减至 2000~3000 mL,不良反应为头痛、恶心、疲乏、眩晕、肝损害与白细胞降低等。⑤吲达帕胺:为利尿、降压药物,其抗尿崩作用机制可能类似于氢氯噻嗪。用量为每次 2.5~5 mg,每天1~2次。用药期间应监测血钾变化。

(二)肾性尿崩症

由药物引起的或代谢紊乱所致的肾性尿崩症,只要停用药物,纠正代谢紊乱,就可以恢复正常。如果为家族性的尿崩症,治疗相对困难,可限制钠盐摄入,应用噻嗪类利尿剂、前列腺素合成酶抑制剂(如吲哚美辛),上述治疗可将尿量减少80%。

五、护理措施

按内科及本系统疾病的一般护理常规。

(一)病情观察

(1)准确记录患者尿量、尿比重、饮水量,观察液体出入量是否平衡,以及体重变化。

(2)观察饮食情况,如食欲缺乏及便秘、发热、皮肤干燥、倦怠、睡眠不佳等症状。

(3)观察脱水症状,如头痛、恶心、呕吐、胸闷、虚脱、昏迷。

(二)对症护理

(1)对于多尿、多饮者应给予扶助与预防脱水,根据患者的需要供应水。

(2)测尿量、饮水量、体重,从而监测液体出入量,正确记录,并观察尿色、尿比重等,以及电解质、血渗透压情况。

(3)患者因夜间多尿而失眠、疲劳及精神焦虑等,应给予护理照料。

(4)注意患者出现的脱水症状,一旦发现要尽早补液。

(5)保持皮肤、黏膜的清洁。

(6)有便秘倾向者及早预防。

(7)药物治疗及检查时,应注意观察疗效及不良反应,嘱患者准确用药。

(三)一般护理

(1)患者夜间多尿,白天容易疲倦,要注意保持安静舒适的环境。

(2)在患者身边经常备足温开水。

(3)定时测血压、体温、脉搏、呼吸及体重,以了解病情变化。

(四)健康指导

(1)患者由于多尿、多饮,要嘱患者在身边备足温开水。

(2)注意预防感染,尽量休息,适当活动。

(3)指导患者记录尿量及体重变化。

(4)准确遵医嘱给药,不得自行停药。

(5)门诊定期随访。

第三节　甲状腺功能亢进症

甲状腺功能亢进症(简称甲亢)是由多种病因引起的甲状腺激素分泌过多的常见内分泌病。多发生于女性,发病年龄以 20～40 岁为最多,临床以弥漫性甲状腺肿大、神经兴奋性增高、高代谢综合征和突眼为特征。

一、病因

甲状腺功能亢进症的病因及发病机制目前得到公认的主要与以下因素有关。

(一)自身免疫性疾病

已发现多种甲状腺自身抗体,包括刺激性抗体和破坏性抗体,其中最重要的抗体是 TSH 受体抗体(TRAb)。TRAb 在本病患者血清阳性检出率为 90% 左右。该抗体具有加强甲状腺细胞功能的作用。

(二)遗传因素

可见同一家族中多人患病,甚至连续几代有患病。同卵双胞胎日后患病率高达 50%。本病患者家族成员患病率明显高于普通人群。有研究表明本病有明显的易感基因存在。

(三)精神因素

精神因素可能是本病的重要诱发因素。

二、临床表现

(一)高代谢症群

怕热、多汗、体重下降、疲乏无力、皮肤温暖湿润、可有低热(体温<38 ℃),碳水化合物、蛋白质及脂肪代谢异常。

(二)神经系统

神经过敏、烦躁多虑、多言多动、失眠、多梦、思想不集中。少数患者表现为寡言抑郁、神情淡漠、舌及手平举向前伸出有细震颤、腱反射活跃、反射时间缩短。

(三)心血管系统

心悸及心动过速,常达 100～120 次/min,休息与睡眠时心率仍快,收缩压增高,舒张压降低,脉压增大,严重者发生甲亢性心脏病:①心律失常,最常见的是心房纤颤;②心肌肥厚或心脏扩大;③心力衰竭。

(四)消化系统

食欲亢进,大便次数增多或腹泻,肝脏受损,重者出现黄疸,少数患者(以老年人多见)表现厌食,病程长者表现为恶病质。

(五)运动系统

慢性甲亢性肌病、急性甲亢性肌病、甲亢性周期性四肢麻痹、骨质稀疏。

(六)生殖系统

女性月经紊乱或闭经、不孕,男性性功能减退、乳房发育、阳痿及不育。

(七)内分泌系统

本病可以影响许多内分泌腺体,其中垂体-性腺异常和垂体-肾上腺异常较明显。前者表现性功能和性激素异常,后者表现色素轻度沉着和血 ACTH 及皮质醇异常。

(八)造血系统

部分患者伴有贫血,其原因主要是铁利用障碍和维生素 B_{12} 缺乏。部分患者有白细胞和血小板减少,其原因可能是自身免疫破坏。

(九)甲状腺肿大

甲状腺肿大常呈弥漫性,质较柔软、光滑,少数为结节性肿大,质较硬,可触及震颤和血管杂音(表 5-2)。

表 5-2　甲状腺肿大临床分度

分度	体征
Ⅰ	甲状腺触诊可发现肿大,但视诊不明显
Ⅱ	视诊即可发现肿大
Ⅲ	甲状腺明显肿大,其外界超过胸锁乳突肌外缘

(十)突眼多为双侧性

1.非浸润性突眼(称良性突眼)

良性突眼主要由于交感神经兴奋性增高影响眼睑和睑外肌,突眼度小于 18 mm,可出现下列眼征。

(1)凝视征:睑裂增宽,呈凝视或惊恐状。

(2)瞬目减少征:瞬目少。

(3)上睑挛缩征:上睑挛缩,而下视时,上睑不能随眼球同时下降,致使上方巩膜外露。

(4)辐辏无能征:双眼球内聚力减弱。

2.浸润性突眼(称恶性突眼)

突眼度常大于 19 mm,患者畏光、流泪、复视、视力模糊、结膜充血水肿、灼痛、刺痛、角膜暴露,易发生溃疡,重者可失明。

三、实验室检查

(一)反映甲状腺激素水平的检查

1.血清 TT_3(总 T_3)、TT_4(总 T_4)测定

95%～98%的甲亢患者 TT_3、TT_4 增高,以 TT_3 增高更为明显。少数患者只有 TT_3 增高,TT_4 则在正常范围。

2.血清 FT_3(游离 T_3)、FT_4(游离 T_4)测定

FT_3、FT_4 是有生物活性的部分。诊断优于 TT_3、TT_4 测定。

3.基础代谢率测定

基础代谢率大于+15%。

(二)反映垂体-甲状腺轴功能的检查

(1)血 TSH 测定:血中甲状腺激素水平增高可以抑制垂体 TSH 的分泌,因此,甲亢患者

血清 TSH 水平降低。

(2)甲状腺片抑制试验有助于诊断。

(三)鉴别甲亢类型的检查

(1)甲状腺吸^{131}I率:摄取率增高、高峰前移,且不被甲状腺激素抑制试验所抑制。

(2)甲状腺微粒体抗体(TMAb),甲状腺球蛋白抗体(TGAb):桥本甲状腺炎伴甲亢患者 TGAb、TMAb 可以明显增高。

(3)甲状腺扫描:对伴有结节的甲亢患者有一定的鉴别诊断价值。

四、护理观察要点

(一)病情判断

以下情况出现提示病情严重。

(1)甲亢患者在感染或其他诱因下,可能会出现甲亢危象,在甲亢危象前,临床常有一些征兆:①出现精神意识的异常,表现为突然烦躁或嗜睡。②体温增高,超过 39 ℃。③出现恶心、呕吐或腹泻等胃肠道症状。④心率在原有基础上增加至 120 次/min 以上,应密切观察,警惕甲亢危象的发生。

(2)甲亢患者合并有甲亢性心脏病,提示病情严重,表现为心律失常、心动过速或出现心力衰竭。

(3)患者合并甲亢性肌病,其中危害最大的是急性甲亢肌病,严重者可因呼吸肌受累致死。

(4)恶性突眼患者有眼内异物感、怕光流泪、灼痛、充血水肿常,因不能闭合导致失明,会给患者带来很大痛苦,在护理工作中要细心照料。

(二)观察要点

(1)体温、脉搏、心率(律)、呼吸改变。

(2)每天饮水量、食欲与进食量、尿量及液体量出入平衡情况。

(3)出汗、皮肤状况、大便次数、有无腹泻、脱水症状。

(4)体重变化。

(5)突眼症状改变。

(6)甲状腺肿大情况。

(7)精神、神经、肌肉症状:失眠、情绪不安、神经质、指震颤、肌无力、肌力消失等改变。

五、具体护理措施

(一)一般护理

(1)休息:①因患者常有乏力、易疲劳等症状,故需有充分的休息、避免疲劳,且休息可使机体代谢率降低。②重症甲亢及甲亢合并心功能不全、心律失常,低钾血症等必须卧床休息。③病区要保持安静,室温稍低、色调和谐,避免患者精神刺激或过度兴奋,使患者得到充分休息和睡眠。

(2)为满足机体代谢亢进的需要,给予高热量、高蛋白、高维生素饮食,并多给饮料以补充出汗等所丢失的水分,忌饮浓茶、咖啡等兴奋性饮料,禁用刺激性食物。

(3)由于代谢亢进、产热过多、皮肤潮热多汗,应加强皮肤护理。定期沐浴,勤更换内衣,尤其对多汗者要注意观察,在高热盛暑期,更要防止中暑。

(二)心理护理

(1)甲亢是与神经、精神因素有关的内分泌系统心身疾病,必须注意对躯体治疗的同时进行精神治疗。

(2)患者常神经过敏、多虑、易激动、失眠、思想不集中、烦躁易怒,严重时可抑郁或躁狂等,任何不良刺激均可使症状加重,故医护人员应耐心、温和、体贴,建立良好的护患关系,解除患者焦虑和紧张心理,增强治愈疾病的信心。

(3)指导患者自我调节,采取自我催眠、放松训练、自我暗示等方法来恢复已丧失平衡的心身调节能力,必要时辅以镇静、安眠药。同时医护人员给予精神疏导、心理支持等综合措施,促进甲亢患者早日康复。

六、检查护理

(一)基础代谢率测定(BMR)护理

(1)测试前晚必须睡眠充足,过度紧张、易醒、失眠者可服用小剂量镇静剂。

(2)试验前晚 8 h 起禁食,要求测试安排在清晨患者初醒卧床安静状态下测脉率与脉压,采用公式:BMR=(脉率+脉压)-111 进行计算,可作为治疗效果的评估。

(二)摄^{131}I 率测定护理

甲状腺具有摄取和浓集血液中无机碘作为甲状腺激素合成的原料,一般摄碘率与甲状腺激素合成和释放功能相平行,临床由此了解甲状腺功能。

1.方法

检查前日晚餐后不再进食,检查日空腹 8 时服^{131}I,服后 2、4、24 h 测定其摄^{131}I 放射活性值,然后计算^{131}I 率。

2.临床意义

正常人 2 h 摄^{131}I 率<15%,4 h<25%,24 h<45%,摄碘高峰在 24 h,甲亢患者摄碘率增高,高峰前移。

3.注意事项

做此试验前,必须禁用下列食物和药品:①含碘较高的海产食品,如鱼虾、海带、紫菜;含碘中药,如海藻、昆布等,应停服 1 个月以上。②碘剂、溴剂及其他卤族药物,亦应停用 1 个月以上。③甲状腺制剂(甲状腺干片)应停服 1 个月。④硫脲类药物,应停用 2 周。⑤如用含碘造影剂,至少要 3 个月后才进行此项检查。

(三)甲状腺片(或 T$_3$)抑制试验

正常人口服甲状腺制剂可抑制垂体前叶分泌 TSH,因而使摄碘率下降。甲亢患者因下丘脑-垂体-甲状腺轴功能紊乱,服甲状腺制剂后,摄碘率不被抑制。亦可用于估计甲亢患者经药物长期治疗后,其复发的可能性。

1.方法

(1)服药前 1 d 做^{131}I摄取率测定。

(2)口服甲状腺制剂,如甲状腺干片 40 mg,每天 3 次,共服 2 周;或 T 320/μg,每天 3 次,共服 7 d。

(3)服药后再做^{131}I摄取率测定。

2.临床意义

单纯性甲状腺肿大者和正常人^{131}I抑制率大于50%,甲亢患者抑制率小于50%。

3.注意事项

(1)一般注意事项同摄^{131}I试验。

(2)老年人或冠心病者不宜做此试验。

(3)服甲状腺制剂过程中要注意观察药物反应,如有明显高代谢不良反应应停止进行。

(四)血 T_4(甲状腺素)和 T_3(三碘甲腺原氨酸)测定

二者均为甲状腺激素,T_3、T_4 测定是目前反映甲状腺功能比较灵敏而又简便的方法,检查结果不受血中碘浓度的影响。由于 T_3、T_4 与血中球蛋白结合,故球蛋白高低对测定结果有影响。一般检测 TT_3、TT_4、FT_3、FT_4、TSH 共五项指标,采静脉血 4 mL 送检即可,不受饮食影响。

七、治疗护理

甲亢发病机制未完全明确,虽有少部病例可自行缓解,但多数病例呈进行性发展,如不及时治疗可诱发甲亢危象和其他并发症。治疗目的是:切除、破坏甲状腺组织或抑制甲状腺激素的合成和分泌,使循环中甲状腺激素维持在生理水平;控制高代谢症状,防治并发症。常用治疗方法有药物治疗、手术次全切除甲状腺、放射性碘治疗三种。

(一)抗甲状腺药物

常用硫脲类衍生物如他巴唑、甲基(或丙基)硫氧嘧啶。主要作用是阻碍甲状腺激素的合成,对已合成的甲状腺激素不起作用。适用于病情较轻、甲状腺肿大不明显、甲状腺无结节的患者。用药剂量按病情轻重区别对待,治疗过程常分三个阶段。

1.症状控制阶段

此期需 2~3 个月。

2.减量阶段

症状基本消失,心率 80 次/min 左右,体重增加,T_3、T_4 接近正常,即转为减量期,此期一般用原药量的 2/3 量,需服药 3~6 个月。

3.维持阶段

一般用原量的 1/3 量以下,常需服药 6~12 个月。

4.用药观察

药物治疗不良反应常有:①白细胞减少,甚至粒细胞缺乏,多发生于用药 3~8 周,故需每周复查白细胞 1 次,如 WBC<$4×10^9$/L 需加升白细胞药,如 WBC<$3×10^9$/L,应立即停药,如有咽痛、发烧等应立即报告医师,必要时应予以保护性隔离,防止感染,并用升白细胞药。②药物疹:可给抗组织胺药物,无效可更换抗甲状腺药物。③突眼症状可能加重。④部分患者可出现肝功能损害。

(二)心得安

心得安为 β 受体阻滞剂,对拟交感胺和甲状腺激素相互作用所致自主神经不稳定和高代谢症状的控制均有帮助,可改善心悸、多汗、震颤等症状,为治疗甲亢的常用辅助药。有支气管哮喘史者禁用此药。

(三)甲状腺制剂

甲亢患者应用此类药物,主要是为了稳定下丘脑-垂体-甲状腺轴的功能,防止或治疗药物性甲状腺功能减退,控制突眼症状。

(四)手术治疗

1.适应证

(1)明显甲状腺肿大。

(2)结节性甲状腺肿大。

(3)药物治疗复发,或药物过敏。

(4)无放射性碘治疗条件、又不能用药治疗。

2.禁忌证

恶性突眼、青春期、老年心脏病、未经药物充分准备。

3.术后护理

密切观察有否并发症发生,观察有无局部出血、伤口感染、喉上或喉返神经损伤,甲状旁腺受损出现低钙性抽搐或甲亢危象等。

(五)放射性核素碘治疗

1.适应证

(1)中度的弥漫性甲亢,年龄 30 岁以上。

(2)抗甲状腺药物治疗无效或不能坚持用药。

(3)有心脏病和肝肾疾病不宜手术治疗者。

2.禁忌证

(1)妊娠、哺乳期。

(2)年龄 30 岁以下。

(3)WBC 计数低于 $3 \times 10^9 / L$ 者。

3.护理要点

(1)服^{131}I 后不宜用手按压甲状腺,要注意观察服药后反应,警惕可能发生的甲亢危象症状。

(2)服药后 2 h 勿吃固体食物,以防呕吐而丧失^{131}I。

(3)鼓励患者多饮水(2000～3000 mL/d)至少 2～3 d,以稀释尿液,排出体外。

(4)服药后 24 h 内避免咳嗽及吐痰,以免^{131}I 流失。

(5)服^{131}I 后一般要 3～4 周才见效,此期应卧床休息,如高代谢症状明显者,宜加用普萘洛尔,不宜加抗甲状腺药物。

(6)部分患者可暂时出现放射治疗反应,如头昏、乏力、恶心、食欲缺乏等,一般很快消除。

(7)如在治疗后(3～6 个月)出现甲减症状,给予甲状腺激素替代治疗。

八、并发症护理

(一)甲亢合并突眼

(1)对严重突眼者应加强思想工作,多关心体贴,帮助其树立治疗的信心,避免烦躁焦虑。

(2)配合全身治疗,给予低盐饮食,限制进水量。

（3）加强眼部护理，对于眼睑不能闭合者必须注意保护角膜和结膜，经常点眼药，防止干燥、外伤及感染，外出戴墨镜或用眼罩以避免强光、风沙及灰尘的刺激。睡眠时头部抬高，以减轻眼部肿胀，涂抗生素眼膏，并戴眼罩。结膜发生充血水肿时，用 0.5％醋酸可的松滴眼，并加用冷敷。

（4）突眼异常严重者，应配合医师做好手术前准备，作眶内减压术，球后注射透明质酸酶，以溶解眶内组织的粘多糖类，减低眶内压力。

（二）甲亢性肌病

甲亢性肌病是患者常有的症状，常表现为肌无力、轻度肌萎缩、周期性瘫痪。重症肌无力和急性甲亢肌病。要注意在甲亢肌病患者中观察病情，尤其是重症肌无力或急性甲亢肌病患者，有时病情发展迅速出现呼吸肌麻痹、一旦发现，要立即通知医师，并注意保持呼吸道通畅，及时清除口腔内分泌物，给氧，必要时行气管切开。

对吞咽困难及失语者，要注意解除思想顾虑，给予流质或半流质饮食，维持必要的营养素、热量供应，可采用鼻饲或静脉高营养。

（三）甲亢危象

甲亢危象是甲亢患者的致命并发症，来势凶猛，死亡率高。其诱因主要为感染、外科手术或术前准备不充分、应激、药物治疗不充分或间断等，导致大量甲状腺激素释放入血液中，引起机体反应和代谢率极度增高所致。其治疗原则是迅速降低血中甲状腺激素的浓度，控制感染，降温等对症处理。其护理要点为主要有以下几点。

（1）严密观察病情变化，注意血压、脉搏，呼吸、心率的改变、观察神志、精神状态、腹泻、呕吐、脱水状况的改善情况。

（2）安静：嘱患者绝对卧床休息，安排在光线较暗的单人房间内。加强精神护理，解除患者精神紧张，患者处于兴奋状态，烦躁不安时可适当给予镇静剂，如地西泮 5～10 mg。

（3）迅速进行物理降温：头戴冰帽、大血管处放置冰袋、必要时可采用人工冬眠。

（4）备好各种抢救药品、器材。

（5）建立静脉给药途径，按医嘱应用下列药物：①丙硫氧嘧啶 600 mg（或甲巯咪唑 60 mg）口服，以抑制甲状腺激素合成。不能口服者可鼻饲灌入。②碘化钠 0.5～1 g 加入 10％葡萄糖液内静脉滴注，以阻止甲状腺激素释放入血，亦可用卢戈液 30～60 滴口服。③降低周围组织对甲状腺激素的反应：常用普萘洛尔20 mg，4 h1 次，或肌内注射利血平 1 mg，每天 2 次。④拮抗甲状腺激素，应用氢化可的松 200～300 mg 静脉滴入。

（6）给予高热量饮食，鼓励患者多饮水，饮水量每天为 2000～3000 mL，昏迷者给予鼻饲饮食。注意水电平衡。有感染者应用有效抗生素。

（7）呼吸困难、发绀者给予半卧位、吸氧（2～4 L/min）。

（8）对谵妄、躁动者注意安全护理，可用床档，防止坠床。

（9）昏迷者防止吸入性肺炎，防止各种并发症。

第四节　甲状腺功能减退症

甲状腺功能减退症(hypothyroidism)简称甲减,系由多种原因引起的 TH 合成、分泌减少或生物效应不足导致的以全身新陈代谢率降低为特征的内分泌疾病。本病如始于胎儿、婴儿,则称克汀病或呆小症。始于性发育前儿童,称幼年型甲减,严重者称幼年黏液性水肿。成年发病则称甲减,严重时称黏液性水肿。按病变部位分为甲状腺性、垂体性、下丘脑性和受体性甲减。

一、护理目标

(1)维持理想体重。

(2)促进正常排便。

(3)增进自我照顾能力。

(4)维护患者的安全。

(5)预防合并症。

二、护理措施

(一)给予心理疏导及支持

(1)多与患者交心、谈心,交流患者感兴趣的话题。

(2)鼓励患者参加娱乐活动,调动其参加活动的积极性。

(3)安排患者听轻松、愉快的音乐,使其心情愉快。

(4)嘱患者家属多探视、关心患者,使患者感到温暖和关怀,以增强其自信心。

(5)给患者安排社交活动的时间,以减轻其孤独感。

(二)合理营养与饮食

(1)进食高蛋白、低热量、低钠的食物。

(2)注意食物的色、味、香,以促进患者的食欲。

(3)鼓励患者少量多餐,注意选择适宜的进食环境。

(三)养成正常的排便习惯

(1)鼓励患者多活动,以刺激肠蠕动、促进排便。

(2)饮食中注意纤维素的补充(如蔬菜、糙米等)。

(3)指导患者进行腹部按摩,以增加肠蠕动。

(4)遵医嘱给予缓泻剂。

(四)提高自我照顾能力

(1)鼓励患者由简单完成到逐渐增加活动量。

(2)协助督促患者完成生活护理。

(3)让患者参与活动,并提高活动的兴趣。

(4)提供安全的场所,避免碰、撞伤的发生。

(五)预防黏液性水肿性昏迷(甲减性危象)

(1)密切观察甲减性危象的症状:①严重的黏液水肿;②低血压;③脉搏减慢,呼吸减弱;④体温过低(<35 ℃);⑤电解质紊乱,血钠低;⑥痉挛,昏迷。

(2)避免过多的刺激,如寒冷、感染、创伤。

(3)谨慎地使用药物,避免镇静药、安眠剂使用过量。

(4)甲减性危象的护理:①定时进行动脉血气分析;②注意保暖,但不宜做加温处理;③详细记录出入水量;④遵医嘱给予甲状腺激素及糖皮质激素。

第五节　皮质醇增多症

皮质醇增多症又称库欣(Cushing)综合征,是由于多种原因使肾上腺皮质分泌过盛的糖皮质激素所引起的综合征。主要表现为向心性肥胖、多血质貌、皮肤紫纹、高血压等。女性多于男性,成人多于儿童。

一、病因

肾上腺皮质通常是在 ACTH 作用下分泌皮质醇,当皮质醇超过生理水平时,就反馈抑制 ACTH 的释放。本病的发生表明皮质醇或 ACTH 分泌调节失衡;或肾上腺无须 ACTH 作用就能自行分泌皮质醇;或是皮质醇对 ACTH 分泌不能发挥正常的抑制作用。

(一)原发性肾上腺皮质病变——原发于肾上腺的肿瘤

其中皮质腺瘤约占 20%,皮质腺癌约占 5%,其生长与分泌不受 ACTH 控制。

(二)垂体瘤或下丘脑-垂体功能紊乱

继发于下丘脑-垂体病者可引起肾上腺皮质增生型皮质醇增多症或库欣病(约占 70%)。

(三)异源 ACTH 综合征

由垂体以外的癌瘤产生类 ACTH 活性物质,少数可能产生类促肾上腺皮质激素释放因子(CRF)样物质,刺激肾上腺皮质增生,分泌过多的皮质类固醇。多见于肺燕麦细胞癌(约占 50%),其次是胸腺癌与胰腺癌(约占 10%)。

(四)医源性糖皮质激素增多症

由于长期大量应用糖皮质激素治疗所致。

二、临床表现

(一)体型改变

因脂肪代谢障碍造成头、颈、躯干肥胖,即水牛背;尤其是面部,由于两侧颊部脂肪堆积,造成脸部轮廓呈圆形,即满月脸;嘴唇前突微开,前齿外露,多血质面容,四肢消瘦为临床诊断提供线索。

(二)蛋白质分解过多

蛋白质分解过多表现为皮肤变薄,真皮弹力纤维断裂出现紫纹、肌肉消瘦、乏力、骨质疏松,容易发生骨折。

(三)水钠潴留

患者表现为高血压、足踝部水肿。

(四)性腺功能障碍

性腺功能障碍表现为多毛、痤疮、女性月经减少或停经或出现胡须、喉结增大等,男性可出现性欲减退、阴茎缩小、睾丸变软等。

(五)抵抗力降低

患者易发生霉菌及细菌感染,甚至出现菌血症、败血症。

(六)精神障碍

患者常有不同程度的情绪变化,如烦躁、失眠,个别患者可发生偏狂。

三、检查

(一)生化检查

(1)尿 17-羟皮质类固醇(17-OHCS)＞20 mg/24 h。

(2)小剂量地塞米松抑制试验不能被抑制。

(3)尿游离皮质醇＞110 μg/24 h。

(4)血浆皮质醇增高,节律消失。

(5)低血钾性碱中毒。

(二)肾上腺病变部位检查

腹膜后充气造影、肾上腺同位素扫描、B 超或 CT 扫描等。

(三)蝶鞍部位检查

X 线蝶鞍正侧位片或断层,CT 扫描,如发现蝶鞍扩大,骨质破坏,说明垂体有占位性病变。

四、护理

(一)观察要点

(1)病情判断:皮质醇增多的临床表现如前所述,但由于病因不同,可有不同表现,应仔细观察,以提供临床诊断依据。肾上腺肿瘤所致的库欣氏综合征没有色素沉着,而垂体性库欣病和异源 ACTH 综合征由于血浆 ACTH 高,皮肤色素加深,且以异源 ACTH 综合征更为明显。肾上腺恶性肿瘤多见于儿童,并且多有性征改变。异源 ACTH 综合征由恶性肿瘤所致,消瘦、水肿明显,并且有严重低血钾性碱中毒。

(2)观察体型异常状态的改变。

(3)观察心率、有无高血压及心脑缺血表现。

(4)观察有无发热等各种感染症状。

(5)观察皮肤、肌肉、骨骼状态:皮肤干燥、皮下出血、痤疮、创伤化脓、四肢末梢发绀、水肿、多毛、肌力低下、乏力、疲劳感,骨质疏松与病理性骨折等。

(6)观察尿量、尿液性状改变:有无血尿、蛋白尿、尿糖。

(7)观察有无失眠、烦躁不安、抑郁、兴奋、精神异常等表现。

(8)有无电解质紊乱和糖尿病等症状。

(9)有无月经异常、性功能改变等。

(二)检查的护理

皮质醇增多症的确诊、病理分类及定位诊断依赖于实验室检查。有没有皮质醇增多症存在,是什么原因引起,在做治疗之前,都需要检查清楚。

(1)筛选试验:检查有无肾上腺皮质分泌的异常,方法有 4 种。①24 h 尿 17-OHCS、17-KS、游离皮质醇测定。②血浆皮质醇测定。③皮质醇分泌节律检查:正常皮质醇分泌呈昼夜节律性改变。清晨高,午夜低。检查时可分别于 8 时、16 时、24 时抽血测皮质醇。皮质醇增多症患者不但分泌量改变,而且节律消失,下午血皮质醇浓度等于或高于清晨血皮质醇浓度。皮质醇节律消失是该病的早期表现。④小剂量地塞米松抑制试验:(服地塞米松 0.5 mg,6 h 1 次,共 48 h)皮质醇增多症者不受小剂量地塞米松抑制。

(2)定性试验:为了进一步鉴别肾上腺皮质为增生或肿瘤、可行大剂量地塞米松抑制试验。将地塞米松增加至 2 mg,方法同小剂量法。对肾上腺皮质增生者至少可抑制 50% 以上,而肾上腺肿瘤或异源 ACTH 综合征呈阴性结果。

(3)其他:头颅、胸、肾的 X 线照片、CT、MRI 检查、血生化指标等。

在这些检查中,除了保证方法和收集标本正确外,试验药物的服用时间、剂量的准确是试验成功的关键,护士一定要按量、按时投送药物并确保患者服下全部药物,如有呕吐,要补足剂量。

(三)预防感染

(1)患者由于全身抵抗力下降,易发生细菌或真菌感染,但感染症状不明显。因此,对患者的日常生活要进行卫生指导。

(2)早期发现感染症状,如出现咽痛、发热及尿路感染等症状,及时报告医师,及时处理。

(四)观察精神症状、防止发生意外

(1)患者多表现为精神不安、抑郁状态、失眠或兴奋状态。失眠往往是精神症状的早期表现,应予重视。护理人员需特别注意抑郁状态之后企图自杀者,患者身边不宜放置危险物品。

(2)患者情绪不稳定时,避免讲刺激性的言语,要耐心倾听其谈话。

(3)要理解患者由于肥胖等原因引起容貌、体态的变化而产生的苦闷,多给予解释、安慰。

(五)饮食护理

(1)给予高蛋白、高维生素、低钠、高钾饮食。

(2)患者每餐进食不宜过多或过少,宜均匀进餐,指导患者摄取营养平衡的饮食。

(3)并发糖尿病者,应按糖尿病饮食要求限制主食摄入量。

(六)防止外伤、骨折

(1)患者容易发生肋骨、脊柱自发性骨折,如有骨质疏松、肌力低下,容易挫伤、骨折,应关心患者日常生活活动的安全,防止受伤。

(2)本病患者皮肤菲薄,易发生皮下瘀斑,注射、抽血后按压针眼时间宜长,嘱患者要穿着柔软的睡衣,不要系紧腰带;勿用力搓澡,防止碰伤。

(3)嘱患者在疲劳、倦怠时,不要勉强参加劳动,活动范围与运动量也应有所限制。指导患者遵守日常生活规律。

（七）治疗护理

1.病因治疗

对已查明的垂体或肾上腺腺瘤或腺癌给予手术和（或）放射治疗，去除病因。异位分泌ACTH 的肿瘤亦争取定位，行手术和（或）放射治疗。

2.抑制糖皮质激素合成的药物

适用于：①为存在严重代谢紊乱（低血钾、高血糖、骨质疏松）的患者作术前准备。②对不能手术治疗的异位分泌 ACTH 肿瘤患者行姑息性治疗。服药剂量宜由小至大，注意药物不良反应，多于饭后服用，以减少胃肠道反应。

3.并发症的预防与护理

皮质醇增多症如果不予治疗，患者可于数年内死于感染、高血压或自杀，所以对于本病应争取早期诊断、早期治疗，防止并发症、预防感染和外伤，控制高血压及糖尿病；更应注意精神护理，防止自杀。

（八）心理护理

（1）绝大多数患者出现向心性肥胖、满月脸、水牛背等特殊状态改变，心理上不愿承受这一现实，医护人员切勿当面议论其外表。

（2）手术是治疗本病的重要手段，患者往往对手术有顾虑而焦躁不安、情绪低落、不思饮食，有的患者因手术费用高，担心预后等也可引起情绪的改变，针对以上心理状态，医护人员应向其讲解手术治疗的效果、手术成功事例及术前注意事项，以消除其顾虑，树立战胜疾病的信心。

第六节　痛　风

一、疾病概述

（一）疾病概述

痛风（gout）是嘌呤代谢障碍或尿酸排泄障碍引起的代谢性疾病，但痛风发病有明显的异质性，除高尿酸血症外可表现为急性关节炎、痛风石沉积、慢性关节炎、关节畸形、慢性间质性肾炎和尿酸性尿路结石。随着经济发展和生活方式的改变，其患病率逐渐上升。痛风发病年龄为 30～70 岁，男性发病有年轻化趋势，一般成人仅有 10％～20％的高尿酸血症者发生痛风，老年人高尿酸血症患病率达 24％以上。高尿酸血症发生的男女比例为 2：1，而痛风发病的男女比例为 20：1，即 95％的痛风患者是男性。这是因为男性喜饮酒、赴宴，喜食富含嘌呤、蛋白质的食物，使体内尿酸增加，排出减少。

（二）相关病理生理

痛风的发生取决于血尿酸的浓度和在体液中的溶解度。血尿酸的平衡取决于嘌呤的吸收和生成与分解和排泄。①嘌呤的吸收：体内的尿酸 20％来源于富含嘌呤食物的摄取，摄入过多可诱发痛风发作。②嘌呤的分解：尿酸是嘌呤代谢的终产物，正常人约 1/3 的尿酸在肠道经细菌降解处理，约 2/3 经肾以原型排出。③嘌呤的生成：体内的尿酸 80％来源于体内嘌呤生物合成。参与尿酸代谢的嘌呤核苷酸有 3 种:次黄嘌呤核苷酸、腺嘌呤核苷酸、鸟嘌呤核苷酸。在嘌呤代谢过程中,各环节都有酶参与调控,一旦酶发生异常,即可发生血尿酸增多或减少。④嘌呤的排泄:在原发性痛风中,80%～90%的直接发病机制是肾小管对尿酸盐的清除率下降或重吸收升高。痛风意味着尿酸盐结晶、沉积所致的反应性关节炎或痛风石疾病。

(三)痛风的病因与诱因

临床上仅有部分高尿酸血症的患者发展为痛风,确切原因不清。痛风临床上分为原发性和继发性两大类。原发性基本属于遗传性,与肥胖、原发性高血压、血脂异常、糖尿病、胰岛素抵抗关系密切。继发性主要因肾脏病、血液病等疾病或药物、高嘌呤食物等引起。

(四)临床表现

临床多见于 40 岁以上的男性,女性多在绝经期后发病。

1.无症状期

早期症状不明显,有些可终身不出现症状,仅有血尿酸持续性或波动性增高,但随着年龄增长其患病率也随之增加,且与高尿酸血症的水平和持续时间有关。

2.急性关节炎期

为通风的首发症状,多于春秋季节发病。常有以下特点:①多在夜间或清晨突然起病,多呈剧痛,数小时内出现受累关节的红、肿、热、痛和功能障碍,最常见于单侧踇趾及第 1 跖趾关节,其次为踝、膝、腕、指、肘等关节。②秋水仙碱治疗后,关节炎症状可迅速缓解。③发热,白细胞增多。④初次发作常呈自限性,数日内自行缓解,受累关节局部皮肤出现脱屑和瘙痒是本病特有的表现。⑤关节腔滑囊液偏振光显微镜检查可见双折光的针形尿酸盐结晶,是确诊本病的依据。⑥高尿酸血症。

3.痛风石及慢性关节炎期

痛风石(tophi)是痛风的特征性临床表现,是尿酸盐沉积所致,常见于耳轮、跖趾、指间和掌指关节,常为多关节受累,多见关节远端,表现为关节肿胀、僵硬、畸形及周围组织的纤维化和变形,严重时患处皮肤发亮、菲薄,破溃则有豆渣样的白色物质排出。

4.肾脏病变

肾脏病变分为痛风性肾病和尿酸性肾石病 2 种。前者早期仅有间歇性蛋白尿,随着病情的发展而呈持续性,晚期可发生肾功能不全,表现为水肿、高血压、血尿素氮和肌酐升高。少数表现为急性肾衰竭,出现少尿或无尿。后者约 10%～25%,肾脏有尿酸结石,呈泥沙样,常无症状,结石者可发生肾绞痛、血尿。

(五)辅助检查

1.血尿酸测定

正常值:男性为 150～380 $\mu mol/L$,女性为 100～300 $\mu mol/L$,更年期后接近男性血尿酸测定高于正常值可确定高尿酸血症。

2.尿尿酸测定

限制嘌呤饮食 5 d 后,每天尿酸排出量超过 3.57 mmol/L,可认为尿酸生成增多。

3.滑囊液或痛风石内容物检查

急性关节炎期行关节穿刺,提取滑囊液,在显微镜下可见针形尿酸盐结晶。

4.X 线检查

急性关节炎期可见非特征性软组织肿胀；慢性期或反复发作后可见软骨破坏，关节面不规则，特征性改变为穿凿样、虫蚀样圆形或弧形的骨质透亮缺损。

5.电子计算机 X 线体层显像(CT)与磁共振显像(MRI)检查

CT 扫描受累部位可见不均匀的斑点状高密度痛风石影像；MRI 的 T_1 和 T_2 加权图像呈斑点状低信号。

(六)主要治疗原则

目前尚无根治原发性痛风的方法。治疗原则：①控制高尿酸血症，预防尿酸盐沉积；②迅速终止急性关节炎的发作，防止复发；③防止尿酸结石形成和肾功能损害。

(七)治疗

1.一般治疗

控制饮食总热量：限制饮酒和高嘌呤食物(动物的内脏，如肝、肾、心等)的大量摄入；每天饮水2 000 mL以上以增加尿酸排泄；慎用抑制尿酸排泄的药物，如噻嗪类利尿药等；避免诱发因素和积极治疗相关疾病。

2.高尿酸血症的治疗

(1)排尿酸药：抑制近端肾小管对尿酸盐的重吸收，增加尿酸排泄，降低尿酸水平，适用于肾功能良好者。当内生肌酐清除率＜30 mL/min 时无效；已有尿酸盐结石形成，或每天尿排出尿酸盐＞3.57 mmol 时不宜使用。用药期间多饮水，并服用碳酸氢钠 $3\sim6$ g/d。常用药物有苯溴马隆、丙磺舒、磺吡酮等。

(2)抑制尿酸生成药物：常用药物为别嘌醇，通过抑制黄嘌呤氧化酶，使尿酸的生成减少，适用于尿酸生成过多或不适合使用排尿酸药物者。

3.急性痛风性关节炎期的治疗

绝对卧床休息，抬高患肢，避免负重，迅速给秋水仙碱，越早用药疗效越好。

(1)秋水仙碱：是治疗急性痛风性关节炎的特效药，通过抑制中性粒细胞、单核细胞释放白三烯 B_4、白细胞介素-1 等炎症因子，同时抑制炎症细胞的变形和趋化，从而缓解炎症。不良反应有：恶心、呕吐、厌食、腹胀和水样腹泻，如出现上述症状应及时调整剂量或停药；还可出现白细胞减少、血小板计数减少等，也会发生脱发现象。

(2)非甾体抗炎药：通过抑制花生四烯酸代谢中的环氧化酶活性，进而抑制前列腺素的合成而达到消炎镇痛的作用。活动性消化性溃疡、消化道出血为禁忌证。常用药物：吲哚美辛、双氯芬酸、布洛芬、罗非昔布等。

(3)糖皮质激素：上述药物治疗无效或不能使用秋水仙碱和非甾体抗炎药时，可考虑使用糖皮质激素或 ACTH 短程治疗。疗程一般不超过 2 周。

二、护理评估

(一)一般评估

1.生命体征(T、P、R、Bp)

每天监测 T、P、R、Bp，特别是体温的变化。

2.关节与皮肤

评估患者痛风石、关节炎的情况；评估皮肤的情况，如有无皮疹、剥脱性皮炎、出血性带状疱疹、过敏性皮炎等。

3.相关记录

记录饮食、皮肤等，必要时记录饮水量。

(二)身体评估

1.视诊

患者痛风石、关节炎情况，有无红、肿、热、痛等。全身皮肤情况，有无皮疹等异常。

2.触诊

痛风石、关节炎疼痛情况。皮肤弹性，皮肤压之是否褪色等。

(三)心理-社会评估

评估患者对疾病治疗的信心，对痛风相关知识的掌握情况。

(四)辅助检查

1.血尿酸

当男性血尿酸超过 $420~\mu mol/L$，女性 $>350~\mu mol/L$ 可诊断为高尿酸血症。血尿酸波动较大，应反复监测。限制嘌呤饮食5 d后，如每天小便中尿酸排出量 $>3.57~mmol/L$，则提示尿酸生成增多。

2.滑囊液或痛风石检查

急性关节炎期行关节腔穿刺，抽取滑囊液，如见白细胞内有双折光现象的针形尿酸结晶，是确诊本病的依据。痛风结石活检也可见此现象。

3.慢性并发症的检查

全身关节、足部检查、疼痛评估等。

(五)主要用药的评估

1.应用治疗高尿酸血症药的评估

用药剂量、用药时间、药物不良反应的评估与记录。

2.急性痛风性关节炎期治疗药物的评估

用药剂量、用药时间的评估、药物不良反应的评估、注意有无出现"反跳"现象并记录。

三、主要护理诊断/问题

1.疼痛、关节痛

与痛风结石、关节炎症有关。

2.躯体活动障碍

与关节受累、关节畸形有关。

3.知识缺乏

缺乏痛风用药知识和饮食知识。

4.潜在并发症

肾功能衰竭。

四、护理措施

(一)疾病知识指导

指导患者与家属有关痛风预防、饮食、治疗、活动等的相关知识。如注意避免进食高蛋白和高嘌呤的食物,忌饮酒,每天多饮水,饮水量＞2000 mL/d,特别是服用排尿酸药物时更应多饮水,以帮助尿酸的排出。

(二)保护关节指导

指导患者日常生活中应注意:①活动时尽量使用大肌群,如能用肩部负重者不用手提,能用手臂者不用手指;②避免长时间持续进行重体力劳动;③经常变换姿势,保持受累关节舒适;④如有关节局部温热和肿胀,尽可能避免其活动。如运动后疼痛超过1~2 h,应暂时停止该项运动。

(三)药物服用的指导

排尿酸药、抑制尿酸生成药的服用应递增用量,用药过程中应按要求对肝功能、肾功能和尿酸水平进行测定,使用过程中,注意胃肠道反应,有无皮疹、过敏性皮炎等不良情况。如发生上述不良反应,应减量。

(四)关节及皮肤护理

指导患者保持关节功能位,防止变形。保持皮肤清洁,防止外伤导致皮肤破损,一旦发生皮肤破损,应及时予以处理。如皮肤出现瘙痒,注意不要抓破皮肤。

五、护理效果评估

(1)患者血尿酸水平控制正常。

(2)患者尿尿酸检测结果正常。

(3)患者无关节肿胀、畸形等并发症的发生。

(4)患者及家属基本掌握痛风相关知识,特别是预防和饮食的相关知识。

第六章　神经内科疾病护理

第一节　偏头痛

偏头痛是一类发作性且常为单侧的搏动性头痛。发病率各方报告不一，Solomon 描述约 6％的男性，18％的女性患有偏头痛，男女之比为 1：3；Wilkinson 的数字为约 10％的英国人口患有偏头痛；Saper 报告在美国约有 2300 万人患有偏头痛，其中男性占 6％，女性占 17％。偏头痛多开始于青春期或成年早期，约 25％的患者于 10 岁以前发病，55％的患者发生在 20 岁以前，90％以上的患者发生于 40 岁以前。在美国，偏头痛造成的社会经济负担为 10 亿～17 亿美元。在我国也有大量患者因偏头痛而影响工作、学习和生活。多数患者有家庭史。

一、病因与发病机制

偏头痛的确切病因及发病机制仍处于讨论之中。很多因素可诱发、加重或缓解偏头痛的发作。通过物理或化学的方法，学者们也提出了一些学说。

(一)激发或加重因素

对于某些个体而言，很多外部或内部环境的变化可激发或加重偏头痛发作。

(1)激素变化：口服避孕药可增加偏头痛发作的频度；月经是偏头痛常见的触发或加重因素("周期性头痛")；妊娠、性交可触发偏头痛发作("性交性头痛")。

(2)某些药物：某些易感个体服用硝苯地平、硝酸异山梨酯或硝酸甘油后可出现典型的偏头痛发作。

(3)天气变化：特别是天气转热、多云或天气潮湿。

(4)某些食物添加剂和饮料：最常见者是酒精性饮料，如某些红葡萄酒；奶制品，奶酪，特别是硬奶酪；咖啡；含亚硝酸盐的食物，如汤、热狗；某些水果，如柑橘类水果；巧克力("巧克力性头痛")；某些蔬菜；酵母；人工甜食；发酵的腌制品如泡菜；味精。

(5)运动：头部的微小运动可诱发偏头痛发作或使之加重，有些患者因惧怕乘车引起偏头痛发作而不敢乘车；踢足球的人以头顶球可诱发头痛("足球运动员偏头痛")；爬楼梯上楼可出现偏头痛。

(6)睡眠过多或过少。

(7)一顿饭漏吃或延后。

(8)抽烟或置身于二手烟中。

(9)闪光、灯光过强。

(10)紧张、生气、情绪低落、哭泣("哭泣性头痛")：很多女性逛商场或到人多的场合可致偏头痛发作；国外有人尽管拥挤不到一分钟，也可使偏头痛加重。

在激发因素中，剂量、联合作用及个体差异尚应考虑。如对于敏感个体，吃一片橘子可能不致引起头痛,而吃数枚橘子则可引起头痛。有些情况下,吃数枚橘子也不引起头痛发作,但如同时有月经的影响,这种联合作用就可引起偏头痛发作。有的个体在商场中待一会儿即发作,而有的个体仅于商场中久待才偏头痛发作。

偏头痛尚有很多改善因素。有人于偏头痛发作时静躺片刻,即可使头痛缓解。有人于光线较暗淡的房间闭目而使头痛缓解。有人于头痛发作时喜以双手压迫双颞侧,以期使头痛缓解,有人通过冷水洗头使头痛得以缓解。妇女绝经后及妊娠 3 个月后偏头痛趋于缓解。

(二)有关发病机制的几个学说

1.血管活性物质

在所有血管活性物质中,5-HT 是学者们提及最多的一个。人们发现偏头痛发作期血小板中5-HT浓度下降,而尿中 5-HT 代谢物 5-HT 羟吲哚乙酸增加。脑干中 5-HT 能神经元及去甲肾上腺素能神经元可调节颅内血管舒缩。很多 5-HT 受体拮抗剂治疗偏头痛有效。以利血压耗竭 5-HT 可加速偏头痛发生。

2.三叉神经血管脑膜反应

学者曾通过刺激啮齿动物的三叉神经,使其脑膜产生炎性反应,而治疗偏头痛药物麦角胺,双氢麦角碱、Sumatriptan(舒马普坦)等可阻止这种神经源性炎症。在偏头痛患者体内可检测到由三叉神经所释放的降钙素基因相关肽(CGRP),而降钙素基因相关肽为强烈的血管扩张剂。双氢麦角碱、Sumatriptan 既能缓解头痛,又能降低降钙素基因相关肽含量。因此,偏头痛的疼痛是由神经血管性炎症产生的无菌性脑膜炎。Wilkinson 认为三叉神经分布于涉痛区域,偏头痛可能就是一种神经源性炎症。Solomon 在分析儿童偏头痛的研究文献后指出,儿童眼肌瘫痪型偏头痛的复视源于海绵窦内颈内动脉的肿胀伴第Ⅲ对脑神经的损害。另一种解释是小脑上动脉和大脑后动脉肿胀造成的第Ⅲ对脑神经的损害,也可能为神经的炎症。

3.内源性疼痛控制系统障碍

中脑水管周围及第四脑室室底灰质含有大量与镇痛有关的内源性阿片肽类物质,如脑啡肽、β-内啡肽等。正常情况下,这些物质通过对疼痛传入的调节而起镇痛作用。虽然报告的结果不一,但多数报告显示偏头痛患者脑脊液或血浆中 β-内啡肽或其类似物降低,提示偏头痛患者存在内源性疼痛控制系统障碍。这种障碍导致患者疼痛阈值降低,对疼痛感受性增强,易于发生疼痛。鲑钙紧张素治疗偏头痛的同时可引起患者血浆 β-内啡肽水平升高。

4.自主功能障碍

自主功能障碍很早即引起了学者们的重视。瞬时心率变异及心血管反射研究显示,偏头痛患者存在交感功能低下。24 h 动态心率变异研究提示,偏头痛患者存在交感、副交感功能平衡障碍。也有学者报道偏头痛患者存在瞳孔直径不均,提示这部分患者存在自主功能异常。有人认为在偏头痛患者中的猝死现象可能与自主功能障碍有关。

5.偏头痛的家族聚集性及基因研究

偏头痛患者具有肯定的家族聚集性倾向。遗传因素最明显,研究较多的是家族性偏瘫型偏头痛及基底型偏头痛。有先兆偏头痛比无先兆偏头痛具有更高的家族聚集性。有先兆偏头痛和偏瘫发作可在同一个体交替出现,并可同时出现于家族中,基于此,学者们认为家族性偏瘫型偏头痛和非复杂性偏头痛可能具有相同的病理生理和病因。Baloh 等报告了数个家族,其家族中多个成员出现偏头痛性质的头痛,并有眩晕发作或原发性眼震,有的晚年继发进行性周围性前庭功能丧失,有的家族成员发病年龄趋于一致,如均于25岁前出现症状发作。

有报告,偏瘫型偏头痛家族基因缺陷与19号染色体标志点有关,但也有发现提示有的偏瘫型偏头痛家族与19号染色体无关,提示家族性偏瘫型偏头痛存在基因的变异。与19号染色体有关的家族性偏瘫型偏头痛患者出现发作性意识障碍的频度较高,这提示在各种与19号染色体有关的偏头痛发作的外部诱发阈值较低是由遗传决定的。Ophoff报告34例与19号染色体有关的家族性偏瘫型偏头痛家族,在电压闸门性钙通道 α_1 亚单位基因代码功能区域存在4种不同的错义突变。

有一种伴有发作间期眼震的家族性发作性共济失调,其特征是共济失调。眩晕伴以发作间期眼震,为显性遗传性神经功能障碍,这类患者约有50%出现无先兆偏头痛,临床症状与家族性偏瘫型偏头痛有重叠,二者亦均与基底型偏头痛的典型状态有关,且均可有原发性眼震及进行性共济失调。Ophoff报告了2例伴有发作间期眼震的家族性共济失调家族,存在19号染色体电压依赖性钙通道基因的突变,这与在家族性偏瘫型偏头痛所探测到的一样。所不同的是其阅读框架被打断,并产生一种截断的 α_1 亚单位,这导致正常情况下可在小脑内大量表达的钙通道密度的减少,由此可能解释其发作性及进行性加重的共济失调。同样的错义突变如何导致家族性偏瘫型偏头痛中的偏瘫发作尚不明。

Baloh报告了3个伴有双侧前庭病变的家族性偏头痛家族。家族中多个成员经历偏头痛性头痛、眩晕发作(数分钟),晚年继发前庭功能丧失,晚期,当眩晕发作停止,由于双侧前庭功能丧失导致平衡障碍及走路摆动。

6.血管痉挛学说

颅外血管扩张可伴有典型的偏头痛性头痛发作。偏头痛患者是否存在颅内血管的痉挛尚有争议。以往认为偏头痛的视觉先兆是由血管痉挛引起的,现在有确切的证据表明,这种先兆是由于枕叶向额叶扩张的皮质神经元活动(3mm/min)引起的血管痉挛更像是视网膜性偏头痛的原因。一些患者经历短暂的单眼失明,于发作期检查,可发现视网膜动脉的痉挛。另外,这些患者对抗血管痉挛剂有反应。与偏头痛相关的听力丧失和/或眩晕可基于内听动脉耳蜗和/或前庭分支的血管痉挛来解释。血管痉挛可导致内淋巴管或囊的缺血性损害,引起淋巴液循环损害,并最终发展成为水肿。经颅多普勒(TCD)脑血流速度测定发现,不论是在偏头痛发作期还是发作间期,均存在血流速度的加快,提示这部分患者颅内血管紧张度升高。

7.离子通道障碍

很多偏头痛综合征所共有的临床特征与遗传性离子通道障碍有关。偏头痛患者内耳存在局部细胞外钾的积聚。当钙进入神经元时钾退出。因为内耳的离子通道在维持富含钾的内淋巴和神经元兴奋功能方面是至关重要的,脑和内耳离子通道的缺陷可导致可逆性毛细胞除极及听觉和前庭症状。偏头痛中的头痛则是继发现象,这是细胞外钾浓度增加的结果。偏头痛综合征的很多诱发因素,包括紧张、月经,可能是激素对有缺陷的钙通道影响的结果。

8.其他学说

有人发现偏头痛于发作期存在血小板自发聚集和黏度增加。另有人发现偏头痛患者存在 TXA_2、PGI_2 平衡障碍、P物质及神经激肽的改变。

二、临床表现

（一）偏头痛发作

Saper 在描述偏头痛发作时将其分为五期来叙述。需要指出的是，这五期并非每次发作所必备的，有的患者可能只表现其中的数期，大多数患者的发作表现为两期或两期以上，有的仅表现其中的一期。另一方面，每期特征可以存在很大不同，同一个体的发作也可不同。

1.前驱期

60%的偏头痛患者在头痛开始前数小时至数天出现前驱症状。前驱症状并非先兆，不论是有先兆偏头痛还是无先兆偏头痛均可出现前驱症状。可表现为精神、心理改变，如精神抑郁、疲乏无力、懒散、昏昏欲睡，也可情绪激动，易激惹、焦虑、心烦或欣快感等。还可表现为自主神经症状，如面色苍白、发冷、厌食或明显的饥饿感、口渴、尿少、尿频、排尿费力、打哈欠、颈项发硬、恶心、肠蠕动增加、腹痛、腹泻、心慌、气短、心率加快，对气味过度敏感等，不同患者前驱症状具有很大的差异，但每例患者每次发作的前驱症状具有相对稳定性。这些前驱症状可在前驱期出现，也可于头痛发作中，甚至持续到头痛发作后成为后续症状。

2.先兆

约有 20%的偏头痛患者出现先兆症状。先兆多为局灶性神经症状，偶为全面性神经功能障碍。典型的先兆应符合下列 4 条特征中的 3 条，即：重复出现、逐渐发展、持续时间不多于 1 h、跟随出现头痛。大多数病例先兆持续 5～20 min。极少数情况下先兆可突然发作，也有的患者于头痛期间出现先兆性症状，尚有伴迁延性先兆的偏头痛，其先兆不仅始于头痛之前，尚可持续到头痛后数小时至 7d。

先兆可为视觉性的、运动性的、感觉性的，也可表现为脑干或小脑性功能障碍。最常见的先兆为视觉性先兆，约占先兆的 90%，如闪光、暗点、单眼黑矇、双眼黑矇、视物变形、视野外空白等。闪光可为锯齿样或闪电样闪光、城垛样闪光。视网膜动脉型偏头痛患者眼底可见视网膜水肿，偶可见樱红色黄斑。仅次于视觉现象的常见先兆为麻痹。典型的是影响一侧手和面部，也可出现偏瘫。如果优势半球受累，可出现失语。数十分钟后出现对侧或同侧头痛，多在儿童期发病。这称为偏瘫型偏头痛。偏瘫型偏头痛患者的局灶性体征可持续 7 d 以上，甚至在影像学上发现脑梗死。偏头痛伴迁延性先兆和偏头痛性偏瘫以前曾被划入"复杂性偏头痛"。偏头痛反复发作后出现眼球运动障碍称为眼肌瘫痪型偏头痛。多为动眼神经麻痹所致，其次为滑车神经和展神经麻痹。多有无先兆偏头痛病史，反复发作者麻痹可经久不愈。如果先兆涉及脑干或小脑，则这种状况被称为基底型偏头痛，又称基底动脉型偏头痛。可出现头昏、眩晕、耳鸣、听力障碍、共济失调、复视，视觉症状包括闪光、暗点、黑矇、视野缺损、视物变形。双侧损害可出现意识抑制，后者尤见于儿童。尚可出现感觉迟钝，偏侧感觉障碍等。

偏头痛先兆可不伴头痛出现，称为偏头痛等位症，多见于儿童偏头痛，有时见于中年以后。先兆可为偏头痛发作的主要临床表现而头痛很轻或无头痛。也可与头痛发作交替出现，可表现为闪光、暗点、腹痛、腹泻、恶心、呕吐、复发性眩晕、偏瘫、偏身麻木及精神心理改变。如儿童良性发作性眩晕、前庭性美尼尔氏病、成人良性复发性眩晕。有跟踪研究显示，为数不少的以往诊断为美尼尔氏病的患者，其症状大多数与偏头痛有关。有报告描述了一组成人良性复发性眩晕患者，年龄 7～55 岁，晨起发病症状表现为反复发作的头晕、恶心、呕吐及大汗，持续数分钟至3～4 d。发作开始及末期表现为位置性眩晕,发作期间无听觉症状。发作间期几乎所有患者均无症状,这些患者眩晕发作与偏头痛有着几个共同的特征,包括可因酒精、睡眠不足、情绪紧张造成及加重,女性多发,常见于经期。

3.头痛

头痛可出现于围绕头或颈部的任何部位,可位于颞侧、额部、眶部。多为单侧痛,也可为双侧痛,甚至发展为全头痛,其中单侧痛者约占2/3。头痛性质往往为搏动性痛,但也有的患者描述为钻痛。疼痛程度往往为中、重度痛,甚至难以忍受。往往是晨起后发病,逐渐发展,达高峰后逐渐缓解。也有的患者于下午或晚上起病,成人头痛大多历时4 h至3 d,而儿童头痛多历时2 h至2 d。尚有持续时间更长者,可持续数周。有人将发作持续3 d以上的偏头痛称为偏头痛持续状态。

头痛期间不少患者伴随出现恶心、呕吐、视物不清、畏光、畏声等,喜独居。恶心为最常见伴随症状,达一半以上,且常为中、重度恶心。恶心可先于头痛发作,也可于头痛发作中或发作后出现。近一半的患者出现呕吐,有些患者的经验是呕吐后发作即明显缓解。其他自主功能障碍也可出现,如尿频、排尿障碍、鼻塞、心慌、高血压、低血压、甚至可出现心律失常。发作累及脑干或小脑者可出现眩晕、共济失调、复视、听力下降、耳鸣、意识障碍。

4.头痛终末期

此期为头痛开始减轻至最终停止这一阶段。

5.后续症状期

为数不少的患者于头痛缓解后出现一系列后续症状。表现怠倦、困顿、昏昏欲睡。有的感到精疲力竭、饥饿感或厌食、多尿、头皮压痛、肌肉酸痛。也可出现精神心理改变,如烦躁、易怒、心境高涨或情绪低落、少语、少动等。

(二)儿童偏头痛

儿童偏头痛是儿童期头痛的常见类型。儿童偏头痛与成人偏头痛在一些方面有所不同。性别方面,发生于青春期以前的偏头痛,男女患者比例大致相等,而成人期偏头痛,女性比例大大增加,约为男性的3倍。

儿童偏头痛的诱发及加重因素有很多与成人偏头痛一致,如劳累和情绪紧张可诱发或加重头痛,为数不少的儿童可因运动而诱发头痛,儿童偏头痛患者可有睡眠障碍,而上呼吸道感染及其他发热性疾病在儿童比成人更易使头痛加重。

在症状方面,儿童偏头痛与成人偏头痛亦有区别。儿童偏头痛持续时间常较成人短。偏瘫型偏头痛多在儿童期发病,成年期停止,偏瘫发作可从一侧到另一侧,这种类型的偏头痛常较难控制。反复的偏瘫发作可造成永久性神经功能缺损,并可出现病理征,也可造成认知障碍。基底动脉型偏头痛,在儿童也比成人常见,表现闪光、暗点、视物模糊、视野缺损,也可出现脑干、小脑及耳症状,如眩晕、耳鸣、耳聋、眼球震颤。儿童出现意识恍惚者比成人多,尚可出现跌倒发作。有些偏头痛儿童还可仅出现反复发作性眩晕,而无头痛发作。一个平时表现完全正常的儿童可突然恐惧、大叫、面色苍白、大汗、步态蹒跚、眩晕、旋转感,并出现眼球震颤,数分钟后可完全缓解,恢复如常,称之为儿童良性发作性眩晕,属于一种偏头痛等位症。这种眩晕发作典型的始于4岁以前,可每天数次发作,其后发作次数逐渐减少,多数于7～8岁以后不再发作。与成人不同,儿童偏头痛的前驱症状常为腹痛,有时可无偏头痛发作而代之以腹痛、恶心、呕吐、腹泻,称为腹型偏头痛等位症。在偏头痛的伴随症状中,儿童偏头痛出现呕吐较成人更加常见。

儿童偏头痛的预后较成人偏头痛好。6 年后约有一半儿童不再经历偏头痛,约 1/3 的偏头痛得到改善。而始于青春期以后的成人偏头痛常持续几十年。

三、鉴别与诊断

偏头痛的诊断应根据详细的病史做出,特别是头痛的性质及相关的症状非常重要。如头痛的部位、性质、持续时间、疼痛严重程度、伴随症状及体征、既往发作的病史、诱发或加重因素等。

对于偏头痛患者应进行细致的一般内科查体及神经科检查,以排除症状与偏头痛有重叠、类似或同时存在的情况。诊断偏头痛虽然没有特异性的实验室指标,但有时给予患者必要的实验室检查非常重要,如血、尿、脑脊液及影像学检查,以排除器质性病变。特别是中年或老年期出现的头痛,更应排除器质性病变。当出现严重的先兆或先兆时间延长时,有学者建议行颅脑 CT 或 MRI 检查。也有学者提议当偏头痛发作每月超过 2 次时,应警惕偏头痛的原因。

国际头痛协会(IHS)头痛分类委员会于 1962 年制定了一套头痛分类和诊断标准,这个旧的分类与诊断标准在世界范围内应用了 20 余年,至今我国尚有部分学术专著仍在沿用或参考这个分类。1988 年国际头痛协会头痛分类委员会制定了新的关于头痛、脑神经痛及面部痛的分类和诊断标准。目前临床及科研多采用这个标准。本标准将头痛分为 13 个主要类型,包括了总数 129 个头痛亚型。其中常见的头痛类型为偏头痛、紧张型头痛、丛集性头痛和慢性发作性偏头痛,而偏头痛又被分为 7 个亚型(表 6-1~6-4)。这 7 个亚型中,最主要的两个亚型是无先兆偏头痛和有先兆偏头痛,其中最常见的是无先兆偏头痛。

表 6-1　偏头痛分类

无先兆偏头痛
有先兆偏头痛
偏头痛伴典型先兆
偏头痛伴迁延性先兆
家族性偏瘫型偏头痛
基底动脉型偏头痛
偏头痛伴急性先兆发作
眼肌瘫痪型偏头痛
视网膜型偏头痛
可能为偏头痛前驱或与偏头痛相关联的儿童期综合征
儿童良性发作性眩晕
儿童交替性偏瘫
偏头痛并发症
偏头痛持续状态
偏头痛性偏瘫
不符合上述标准的偏头痛性障碍

表 6-2　国际头痛协会(1988)关于无先兆偏头痛的定义

无先兆偏头痛

诊断标准：

1.至少 5 次发作符合第 2～4 项标准

2.头痛持续 4～72 h(未治疗或没有成功治疗)

3.头痛至少具备下列特征中的 2 条：①位于单侧；②搏动性质；③中度或重度(妨碍或不敢从事每天活动)；④因上楼梯或类似的日常体力活动而加重

4.头痛期间至少具备下列 1 条：①恶心和/或呕吐；②畏光和畏声

5.至少具备下列 1 条：①病史、体格检查和神经科检查不提示器质性障碍；②病史和/或体格检查和/或神经检查确实提示这种障碍(器质性障碍)，但被适当的观察所排除；③这种障碍存在，但偏头痛发作并非在与这种障碍有密切的时间关系上首次出现

表 6-3　国际头痛协会(1988)关于有先兆偏头痛的定义

有先兆偏头痛(又称经典型偏头痛，典型偏头痛；眼肌瘫痪型、偏身麻木型、偏瘫型、失语型偏头痛)

诊断标准：

1.至少 2 次发作符合第 2 项标准

2.至少符合下列 4 条特征中的 3 条：①一个或一个以上提示局灶大脑皮质或脑干功能障碍的完全可逆性先兆症状。②至少一个先兆症状逐渐发展超过 4 min，或 2 个或 2 个以上的症状接着发生。③先兆症状持续时间不超过 60 min，如果出现 1 个以上先兆症状，持续时间可相应增加。④继先兆出现的头痛间隔期在 60 min 内(头痛尚可在先兆前或与先兆同时开始)

3.至少具备下列 1 条：①病史。体格检查及神经科检查不提示器质性障碍。②病史和/或体格检查和/或神经科检查确实提示障碍，但通过适当的观察被排除。③这种障碍存在，但偏头痛发作并非在与这种障碍有密切的时间关系上首次出现

有典型先兆的偏头痛

诊断标准：

1.符合有先兆偏头痛诊断标准，包括第 2 项全部 4 条标准

2.有 1 条或 1 条以上下列类型的先兆症状：①视觉障碍；②单侧偏身感觉障碍和/或麻木；③单侧力弱；④失语或非典型言语困难

表 6-4　国际头痛协会(1988)关于儿童偏头痛的定义

1.至少 5 次发作符合第 (1)、(2) 项标准

(1)每次头痛发作持续 2～48 h

(2)头痛至少具备下列特征中的 2 条：①位于单侧；②搏动性质；③中度或重度；④可因常规的体育活动而加重

2.头痛期间内至少具备下列 1 条：①恶心和/或呕吐；②畏光和畏声

　　国际头痛协会的诊断标准为偏头痛的诊断提供了一个可靠的、可量化的诊断标准，对于临床和科研的意义是显而易见的，有学者特别提到其对于临床试验及流行病学调查有重要意义。但临床上有时遇到患者并不能完全符合这个标准，对这种情况学者们建议随访及复查，以确定诊断。

　　由于国际头痛协会的诊断标准掌握起来比较复杂，为了便于临床应用，国际上一些知名的

学者一直在探讨一种简单化的诊断标准。其中 Solomon 介绍了一套简单标准,符合这个标准的患者 99％符合国际头痛协会关于无先兆偏头痛的诊断标准。这套标准较易掌握,供参考。

(1)具备下列 4 条特征中的任何 2 条,即可诊断无先兆偏头痛:①疼痛位于单侧;②搏动性痛;③恶心;④畏光或畏声。

(2)另有 2 条附加说明:①首次发作者不应诊断;②应无器质性疾病的证据。

在临床工作中尚能遇到患者有时表现为紧张型头痛,有时表现为偏头痛性质的头痛,为此有学者查阅了国际上一些临床研究文献后得到的答案是,紧张型头痛和偏头痛并非截然分开的,其临床上确实存在着重叠,故有学者提出二者可能是一个连续的统一体。有时遇到有先兆偏头痛患者可表现为无先兆偏头痛,同样,学者们认为两型之间既可能有不同的病理生理,又可能是一个连续的统一体。

偏头痛应与下列疼痛相鉴别。

1.紧张型头痛

紧张型头痛又称肌收缩型头痛。其临床特点是:头痛部位较弥散,可位于前额、双颞、顶、枕及颈部。头痛性质常呈钝痛,头部压迫感、紧箍感,患者常述犹如戴着一个帽子。头痛常呈持续性,可时轻时重。多有头皮、颈部压痛点,按摩头颈部可使头痛缓解,多有额、颈部肌肉紧张。多少伴有恶心、呕吐。

2.丛集性头痛

丛集性头痛又称组胺性头痛,Horton 综合征。表现为一系列密集的、短暂的、严重的单侧钻痛。与偏头痛不同,头痛部位多局限并固定于一侧眶部、球后和额颞部。发病时间常在夜间,并使患者痛醒。发病时间固定,起病突然而无先兆,开始可为一侧鼻部烧灼感或球后压迫感,继之出现特定部位的疼痛,常疼痛难忍,并出现面部潮红,结膜充血、流泪、流涕、鼻塞。为数不少的患者出现 Horner 征,可出现畏光,不伴恶心、呕吐。诱因可为发作群集期饮酒、兴奋或服用扩血管药。发病年龄常较偏头痛晚,平均 25 岁,男女之比约4∶1。罕见家族史。治疗方法包括:非甾体类消炎止痛剂;激素治疗;睾丸素治疗;吸氧疗法(国外介绍为100％氧,8～10 L/min,共10～15 min,仅供参考);麦角胺咖啡因或双氢麦角碱睡前应用,对夜间头痛特别有效;碳酸锂疗效尚有争议,但多数介绍其有效,但中毒剂量有时与治疗剂量很接近,曾有老年患者(精神患者)服一片致昏迷者,建议有条件者监测血锂水平,不良反应有胃肠道症状、肾功能改变、内分泌改变、震颤、眼球震颤、抽搐等;其他药物尚有钙通道阻滞剂、sumatriptan 等。

3.痛性眼肌麻痹

痛性眼肌麻痹又称 Tolosa-Hunt 综合征。是一种以头痛和眼肌麻痹为特征,涉及特发性眼眶和海绵窦的炎性疾病。病因可为颅内颈内动脉的非特异性炎症,也可能涉及海绵窦。常表现为球后及眶周的顽固性胀痛、刺痛,数天或数周后出现复视,并可有第Ⅲ、Ⅳ、Ⅵ脑神经受累表现,间隔数月数年后复发,需行血管造影以排除颈内动脉瘤。皮质类固醇治疗有效。

4.颅内占位所致头痛

占位早期,头痛可为间断性或晨起为重,但随着病情的发展,多成为持续性头痛,进行性加重,可出现颅内高压的症状与体征,如头痛、恶心、呕吐、视盘水肿,并可出现局灶症状与体征,如精神改变。偏瘫、失语、偏身感觉障碍、抽搐、偏盲、共济失调、眼球震颤等,典型者鉴别不难。

但需注意,也有表现为十几年的偏头痛,最后被确诊为巨大血管瘤者。

四、防治

(一)一般原则

偏头痛的治疗策略包括两个方面:对症治疗及预防性治疗。对症治疗的目的在于消除、抑制或减轻疼痛及伴随症状。预防性治疗用来减少头痛发作的频度及减轻头痛严重性。对偏头痛患者是单用对症治疗还是同时采取对症治疗及预防性治疗,要具体分析。一般说来,如果头痛发作频度较小,疼痛程度较轻,持续时间较短,可考虑单纯选用对症治疗。如果头痛发作频度较大,疼痛程度较重,持续时间较长,对工作、学习、生活影响较明显,则在给予对症治疗的同时,给予适当的预防性治疗。总之,既要考虑到疼痛对患者的影响,又要考虑到药物不良反应对患者的影响,有时还要参考患者个人的意见。Saper 的建议是每周发作 2 次以下者单独给予药物性对症治疗,而发作频繁者应给予预防性治疗。

不论是对症治疗还是预防性治疗均包括两个方面,即药物干预及非药物干预。

非药物干预方面,强调患者自助。嘱患者详细记录前驱症状、头痛发作与持续时间及伴随症状,找出头痛诱发及缓解的因素,并尽可能避免诱发因素。如避免某些食物,保持规律的作息时间、规律饮食。不论是在工作日,还是周末抑或假期,坚持这些方案对于减轻头痛发作非常重要,接受这些建议对 30% 的患者有帮助。另有人倡导有规律的锻炼,如长跑等,可能有效地减少头痛发作。认知和行为治疗,如生物反馈治疗等,已被证明有效,另有患者于头痛时进行痛点压迫,于凉爽、安静、暗淡的环境中独处,或以冰块冷敷均有一定效果。

(二)药物对症治疗

偏头痛对症治疗可选用非特异性药物治疗,包括简单的止痛药,非甾体消炎药及麻醉剂。对于轻、中度头痛,简单的镇痛药及非甾体消炎药常可缓解头痛的发作。常用的药物有脑清片、对乙酰氨基酸、阿司匹林、萘普生、吲哚美辛、布洛芬、罗通定等。麻醉药的应用是严格限制的,Saper 提议主要用于严重发作,其他治疗不能缓解,或对偏头痛特异性治疗有禁忌或不能忍受的情况下应用。偏头痛特异性 5-HT 受体拮抗剂主要用于中、重度偏头痛。偏头痛特异性 5-HT 受体拮抗剂结合简单的止痛剂,大多数头痛可得到有效的治疗。

5-HT 受体拮抗剂治疗偏头痛的疗效是肯定的。麦角胺咖啡因既能抑制去甲肾上腺素的再摄取,又能拮抗其与 β-肾上腺素受体的结合,于先兆期或头痛开始后服用 1 片,常可使头痛发作终止或减轻。如效不显,于数小时后加服 1 片,每天不超过 4 片,每周用量不超过 10 片。该药缺点是不良反应较多,并且有成瘾性,有时剂量会越来越大。常见不良反应为消化道症状、心血管症状,如恶心、呕吐、胸闷、气短等。孕妇、心肌缺血、高血压、肝肾疾病等忌用。

麦角碱衍生物酒石酸麦角胺,Sumatriptan 和双氢麦角碱为偏头痛特异性药物,均为 5-HT 受体拮抗剂。这些药物作用于中枢神经系统和三叉神经中受体介导的神经通路,通过阻断神经源性炎症而起到抗偏头痛作用。

酒石酸麦角胺主要用于中、重度偏头痛,特别是当简单的镇痛治疗效果不足或不能耐受时。其有多项作用:即是 $5-HT_{1A}$、$5-HT_{1B}$、$5-HT_{1D}$ 和 $5-HT_{1F}$ 受体拮抗剂,又是 α-肾上腺素受体拮抗剂,通过刺激动脉平滑肌细胞 5-HT 受体而产生血管收缩作用;它可收缩静脉容量性血管、抑制交感神经末端去甲肾上腺素再摄取。作为 $5-HT_1$ 受体拮抗剂,它可抑制三叉神经血管系统神经源性炎症,其抗偏头痛活性中最基础的机制可能在此,而非其血管收缩作用。其对中枢神经递质的作用对缓解偏头痛发作亦是重要的。给药途径有口服、舌下及直肠给药。生物利用度与给药途径关系密切。口服及舌下含化吸收不稳定,直肠给药起效快,吸收可靠。为了减少过多应用导致麦角胺依赖性或反跳性头痛,一般每周应用不超过2次,应避免大剂量连续用药。

Saper总结酒石酸麦角胺在下列情况下慎用或禁用:年龄55～60岁(相对禁忌);妊娠或哺乳;心动过缓(中至重度);心室疾病(中至重度);胶原—肌肉病;心肌炎;冠心病,包括血管痉挛性心绞痛;高血压(中至重度);肝、肾损害(中至重度);感染或高热/败血症;消化性溃疡性疾病;周围血管病;严重瘙痒。另外,该药可加重偏头痛造成的恶心、呕吐。

sumatriptan亦适用于中、重度偏头痛发作。作用于神经血管系统和中枢神经系统,通过抑制或减轻神经源性炎症而发挥作用。曾有人称sumatriptan为偏头痛治疗的里程碑。皮下用药2 h,约80%的急性偏头痛有效。尽管24～48 h内40%的患者重新出现头痛,这时给予第2剂仍可达到同样的有效率。口服制剂的疗效稍低于皮下给药,起效亦稍慢,通常在4 h内起效。皮下用药后4 h给予口吸制剂不能预防再出现头痛,但对皮下用药后24 h内出现的头痛有效。

sumatriptan具有良好的耐受性,其不良反应通常较轻和短暂,持续时间常在45 min以内。包括注射部位的疼痛、耳鸣、面红、烧灼感、热感、头昏、体重增加、颈痛及发音困难。少数患者于首剂时出现非心源性胸部压迫感,仅有很少患者于后续用药时再出现这些症状。罕见引起与其相关的心肌缺血。

Saper总结应用sumatriptan注意事项及禁忌证为:年龄>55～60岁(相对禁忌证);妊娠或哺乳;缺血性心肌病(心绞痛、心肌梗死病史、记录到的无症状性缺血);不稳定型心绞痛;高血压(未控制);基底型或偏瘫型偏头痛;未识别的冠心病(绝经期妇女,男性>40岁,心脏病危险因素如高血压、高脂血症、肥胖、糖尿病、严重吸烟及强阳性家族史);肝肾功能损害(重度);同时应用单胺氧化酶抑制剂或单胺氧化酶抑制剂治疗终止后2周内;同时应用含麦角胺或麦角类制剂(24 h内),首次剂量可能需要在医生监护下应用。

酒石酸双氢麦角氨的效果超过酒石酸麦角胺。大多数患者起效迅速,在中、重度发作特别有用,也可用于难治性偏头痛。与酒石酸麦角胺有共同的机制,但其动脉血管收缩作用较弱,有选择性收缩静脉血管的特性,可静脉注射、肌内注射及鼻腔吸入。静脉注射途径给药起效迅速。肌内注射生物利用度达100%。鼻腔吸入的绝对生物利用度40%,应用酒石酸双氢麦角氨后再出现头痛的频率较其他现有的抗偏头痛剂小,这可能与其半衰期长有关。

酒石酸双氢麦角氨较酒石酸麦角胺具有较好的耐受性、恶心和呕吐的发生率及程度非常低,静脉注射最高,肌内注射及鼻吸入给药低。极少成瘾和引起反跳性头痛。通常的不良反应包括胸痛、轻度肌痛、短暂的血压上升。不应给予有血管痉挛反应倾向的患者,包括已知的周围性动脉疾病,冠状动脉疾病(特别是不稳定性心绞痛或血管痉挛性心绞痛)或未控制的高血压。注意事项和禁忌证同酒石酸麦角胺。

(三)药物预防性治疗

偏头痛的预防性治疗应个体化,特别是剂量的个体化。可根据患者体重,一般身体情况、既往用药体验等选择初始剂量,逐渐加量,如无明显不良反应,可连续用药 2～3 d,无效时再接用其他药物。

1.抗组织胺药物

苯噻啶为一有效的偏头痛预防性药物。可每天 2 次,每次 0.5 mg 起,逐渐加量,一般可增加至每天 3 次,每次 1.0 mg,最大量不超过 6 mg/d。不良反应为嗜睡、头昏、体重增加等。

2.钙通道拮抗剂

氟桂利嗪,每晚 1 次,每次 5～10 mg,不良反应有嗜睡、锥体外系反应、体重增加、抑郁等。

3.β-受体阻滞剂

普萘洛尔,开始剂量 3 次/d,10 mg/次,逐渐增加至 60 mg/d,也有极少 120 mg/d,心率<60 次/min者停用。哮喘、严重房室传导阻滞者禁用。

4.抗抑郁剂

阿米替林每天 3 次,25 mg/次,逐渐加量。可有嗜睡等不良反应,加量后不良反应明显。氟西汀(我国商品名百优解)20 mg/片,每天早晨 1 片,饭后服,该药初始剂量及有效剂量相同,服用方便,不良反应有睡眠障碍、胃肠道症状等,常较轻。

5.其他

非甾体消炎药,如萘普生;抗惊厥药,如卡马西平、丙戊酸钠等;舒必剂、硫必利;中医中药(辨证施治、辨经施治、成方加减、中成药)等皆可试用。

(四)关于特殊类型偏头痛

与偏头痛相关的先兆是否需要治疗及如何治疗,目前尚无定论。通常先兆为自限性的、短暂的,大多数患者于治疗尚未发挥作用时可自行缓解。如果患者经历复发性、严重的、明显的先兆,考虑舌下含化尼非地平,但头痛有可能加重,且疗效亦不肯定。给予 sumatriptan 及酒石酸麦角胺的疗效亦尚处观察之中。

(五)关于难治性、严重偏头痛性头痛

这类头痛主要涉及偏头痛持续状态,头痛常不能为一般的门诊治疗所缓解。患者除持续的进展性头痛外尚有一系列生理及情感症状,如恶心、呕吐、腹泻、脱水、抑郁、绝望,甚至自杀倾向。用药过度及反跳性依赖、戒断症状常促发这些障碍。这类患者常需收入急症室观察或住院,以纠正患者存在的生理障碍,如脱水等;排除伴随偏头痛出现的严重的神经内科或内科疾病;治疗纠正药物依赖;预防患者于家中自杀等。应注意患者的生命体征,可做心电图检查。药物可选用酒石酸双氢麦角氨、sumatriptan、鸦片类及止吐药,必要时亦可谨慎给予氯丙嗪等。可选用非肠道途径给药,如静脉或肌内注射给药。一旦发作控制,可逐渐加入预防性药物治疗。

(六)关于妊娠妇女的治疗

Schulman 建议给予地美罗注射剂或片剂,并应限制剂量。还可应用泼尼松,其不易穿过胎盘,在妊娠早期不损害胎儿,但不宜应用太频。如欲怀孕,最好尽最大可能不用预防性药物并避免应用麦角类制剂。

(七)关于儿童偏头痛

儿童偏头痛用药的选择与成人有很多重叠,如止痛药物、钙离子通道拮抗剂、抗组织胺药物等,但也有人质疑酒石酸麦角胺药物的疗效。如能确诊,重要的是对儿童及其家长进行安慰,使其对本病有一个全面的认识,以缓解由此带来的焦虑,对治疗当属有益。

五、护理

(一)护理评估

1.健康史

(1)了解头痛的部位、性质和程度:询问是全头痛还是局部头痛;是搏动性头痛还是胀痛、钻痛;是轻微痛、剧烈痛还是无法忍受的疼痛。偏头痛常描述为双侧颞部的搏动性疼痛。

(2)头痛的规律:询问头痛发病的急缓,是持续性还是发作性,起始与持续时间,发作频率,激发或缓解的因素,与季节、气候、体位、饮食、情绪、睡眠、疲劳等的关系。

(3)有无先兆及伴发症状:如头晕、恶心、呕吐、面色苍白、潮红、视物不清、闪光、畏光、复视、耳鸣、失语、偏瘫、嗜睡、发热、晕厥等。典型偏头痛发作常有视觉先兆和伴有恶心、呕吐、畏光。

(4)既往史与心理-社会状况:询问患者的情绪、睡眠、职业情况以及服药史,了解头痛对日常生活、工作和社交的影响,患者是否因长期反复头痛而出现恐惧、忧郁或焦虑心理。大部分偏头痛患者有家族史。

2.身体状况

检查意识是否清楚,瞳孔是否等大等圆、对光反射是否灵敏;体温、脉搏、呼吸、血压是否正常;面部表情是否痛苦,精神状态怎样;眼睑是否下垂、有无脑膜刺激征。

3.主要护理问题及相关因素

(1)偏头痛:与发作性神经血管功能障碍有关。

(2)焦虑:与偏头痛长期、反复发作有关。

(3)睡眠形态紊乱:与头痛长期反复发作和(或)焦虑等情绪改变有关。

(二)护理措施

1.避免诱因

告知患者可能诱发或加重头痛的因素,如情绪紧张、进食某些食物、饮酒、月经来潮、用力性动作等;保持环境安静、舒适、光线柔和。

2.指导减轻头痛的方法

如指导患者缓慢深呼吸,听音乐、练气功、生物反馈治疗,引导式想象,冷、热敷以及理疗、按摩、指压止痛法等。

3.用药护理

告知止痛药物的作用与不良反应,让患者了解药物依赖性或成瘾性的特点,如大量使用止痛剂,滥用麦角胺咖啡因可致药物依赖。指导患者遵医嘱正确服药。

第二节　脑　梗　死

脑梗死,又称缺血性脑卒中,是指由于脑供血障碍引起脑缺血、缺氧,使局部脑组织发生不可逆性损害,导致脑组织缺血、缺氧性坏死。临床常按发病机制,将脑梗死分为脑血栓形成、脑栓塞、脑分水岭梗死、脑腔隙性梗死等。下面重点介绍脑血栓形成和脑栓塞。

一、脑血栓形成

脑血栓形成是脑梗死中最常见的类型,是指由于脑动脉粥样硬化等原因导致动脉管腔狭窄、闭塞或血栓形成,引起急性脑血流中断,脑组织缺血、缺氧、软化、坏死;又称为动脉粥样硬化血栓形成性脑梗死。

(一)病因和发病机制

最常见的病因是动脉粥样硬化,其次为高血压、糖尿病、高血脂等。血黏度增高、血液高凝状态也可以是脑血栓形成的原因。

神经细胞在完全缺血、缺氧后十几秒即出现电位变化,随后大脑皮质、小脑、延髓的生物电活动也相继消失。脑动脉血流中断持续 5 min,神经细胞就会发生不可逆性损害,出现脑梗死。急性脑梗死病灶由缺血中心区及其周围的缺血半暗带组成。其中,缺血中心区由于严重缺血、细胞能量衰竭而发生不可逆性损害;缺血半暗带由于局部脑组织还存在大动脉残留血液和(或)侧支循环,缺血程度较轻,仅功能缺损,具有可逆性,故在治疗和神经功能恢复上具有重要作用。

(二)临床表现

好发于中老年人。多数患者有脑血管病的危险因素,如冠心病、高血压、糖尿病、血脂异常等。部分患者有前驱症状,如肢体麻木、头痛、眩晕、TIA 反复发作等。多在安静状态下或睡眠中起病,如晨起时发现半身不遂。症状和体征多在数小时至 1~2 d 达高峰。患者一般意识清楚,但当发生基底动脉血栓或大面积脑梗死时,病情严重,可出现意识障碍,甚至有脑疝形成,最终导致死亡。

临床症状复杂多样,取决于病变部位、血栓形成速度及大小、侧支循环状况等,可表现为运动障碍、感觉障碍、语言障碍、视觉障碍等。

1.颈内动脉系统受累

可出现三偏征(对侧偏瘫、偏身感觉障碍、同向性偏盲),优势半球受累可有失语,非优势半球病变可有体像障碍;还可出现中枢性面舌瘫、尿潴留或尿失禁。

2.椎-基底动脉系统受累

常出现眩晕、眼球震颤、复视、交叉性瘫痪、构音障碍、吞咽困难、共济失调等,还可出现延髓背外侧综合征、闭锁综合征等各种临床综合征。如基底动脉主干严重闭塞导致脑桥广泛梗死,可表现为四肢瘫、双侧瞳孔缩小、意识障碍、高热,常迅速死亡。

(三)实验室及其他检查

(1)头颅 CT:发病 24 h 内图像多无改变,24 h 后梗死区出现低密度灶。对超早期缺血性病变、脑干、小脑梗死及小灶梗死显示不佳。

（2）头颅 MRI：发病数小时后，即可显示 T_1 低信号、T_2 长信号的病变区域。与 CT 相比，还可以发现脑干、小脑梗死及小灶梗死。功能性 MRI［弥散加权成像（DWI）及灌注加权成像（PWI）］可更早发现梗死灶，为超早期溶栓治疗提供了科学依据。目前认为弥散-灌注不匹配区域为半暗带。

（3）脑血管造影（DSA）、磁共振血管成像（MRA）、CT 血管成像（CTA）、血管彩超及经颅多普勒超声等检查，有助于发现血管狭窄、闭塞、痉挛的情况。

（4）血液化验、心电图及经食道超声心动图等常规检查，有助于发现病因和危险因素。

（5）脑脊液检查一般正常。大面积脑梗死时，脑脊液压力可升高，细胞数和蛋白可增加；出血性梗死时可见红细胞。目前由于头颅 CT 等手段的广泛应用，脑脊液已不再作为脑卒中的常规检查。

（四）诊断要点

中老年患者，有动脉粥样硬化等危险因素，病前可有反复的 TIA 发作；安静状态下起病，出现局灶性神经功能缺损，数小时至 1～2 d 内达高峰；头颅 CT 在 24～48 h 内出现低密度灶；一般意识清楚，脑脊液正常。

（五）治疗要点

1.急性期治疗

重视超早期（发病 6 h 以内）和急性期的处理，溶解血栓和脑保护治疗最为关键。但出血性脑梗死时，禁忌溶栓、抗凝、抗血小板治疗。

（1）一般治疗：①早期卧床休息，保证营养供给，保持呼吸道通畅，维持水、电解质平衡，防治肺炎、尿路感染、压疮、深静脉血栓、上消化道出血等并发症。②调控血压，急性期患者会出现不同程度的血压升高，处理取决于血压升高的程度和患者的整体状况。但血压过低对脑梗死不利，会加重脑缺血。因此，当收缩压低于 24 kPa（180 mmHg）或舒张压低于 14.67 kPa（110 mmHg）时，可不需降压治疗。以下情况应当平稳降压：收缩压大于 29.33 kPa（220 mmHg）或舒张压大于 16 kPa（120 mmHg），梗死后出血，合并心肌缺血、心衰、肾衰和高血压脑病等。

（2）超早期溶栓：目的是通过溶栓使闭塞的动脉恢复血液供应，挽救缺血半暗带的脑组织，防止发生不可逆性损伤。治疗的时机是影响疗效的关键，多在发病 6 h 内进行，并应严格掌握禁忌证：①有明显出血倾向者。②近期有脑出血、心肌梗死、大型手术病史者。③血压高于 24/14.67 kPa（180/110 mmHg）。④有严重的心、肝、肾功能障碍者。溶栓的并发症可能有梗死后出血、身体其他部位出血、溶栓后再灌注损伤、脑组织水肿、溶栓后再闭塞。美国 FDA 及欧洲国家均已批准缺血性脑卒中发病 3 h 内应用重组组织型纤溶酶原激活剂（rt-PA）静脉溶栓治疗，不仅显著减少患者死亡及严重残疾的危险性，而且还大大改善了生存者的生活质量。我国采用尿激酶（UK）对发病 6 h 内，脑 CT 无明显低密度改变且意识清楚的急性脑卒中患者进行静脉溶栓治疗是比较安全、有效的。现有资料不支持临床采用链激酶溶栓治疗。动脉溶栓较静脉溶栓治疗有较高的血管再通率，但其优点被耽误的时间所抵消。

（3）抗血小板、抗凝治疗：阻止血栓的进展，防止脑卒中复发，改善患者预后。主要应用阿司匹林50～150 mg/d或氯吡格雷(波立维)75 mg/d。

(4)降纤治疗:降解血中纤维蛋白原,增强纤溶系统活性,抑制血栓形成。主要药物有巴曲酶、降纤酶、安克洛酶和蚓激酶。

(5)抗凝治疗:急性期抗凝治疗虽已广泛应用多年,但一直存在争议。常用普通肝素及低分子肝素等。

(6)脑保护剂:胞磷胆碱、钙拮抗剂、自由基清除剂、亚低温治疗等。

(7)脱水降颅压:大面积脑梗死时,脑水肿严重,颅内压会明显升高,应进行脱水降颅压治疗。常用药物有甘露醇、呋塞米、甘油果糖,方法参见脑出血治疗。

(8)中医中药:可以降低血小板聚集、抗凝、改善脑血流、降低血黏度、保护神经。常用药物有丹参、三七、川芎、葛根素及银杏叶制剂等,还可以针灸治疗。

(9)介入治疗:包括颅内外血管经皮腔内血管成形术及血管内支架置入术等。

2.恢复期治疗

(1)康复治疗:患者意识清楚、生命体征平稳、病情不再进展48 h后,即可进行系统康复治疗。包括运动、语言、认知、心理、职业与社会康复等内容。

(2)二级预防:积极寻找并去除脑血管病的危险因素,适当应用抗血小板聚集药物,降低脑卒中复发的危险性。

(六)护理评估

1.病史

(1)病因和危险因素:了解患者有无颈动脉狭窄、高血压、糖尿病、高脂血症、TIA 病史,有无脑血管疾病的家族史,有无长期高盐、高脂饮食和烟酒嗜好,是否进行体育锻炼等。详细询问 TIA 发作的频率与表现形式,是否进行正规、系统的治疗。是否遵医嘱正确服用降压、降糖、降脂、抗凝及抗血小板聚集药物,治疗效果及目前用药情况等。

(2)起病情况和临床表现:了解患者发病的时间、急缓及发病时所处状态,有无头晕、肢体麻木等前驱症状。是否存在肢体瘫痪、失语、感觉和吞咽障碍等局灶定位症状和体征,有无剧烈头痛、喷射性呕吐、意识障碍等全脑症状和体征及其严重程度。

(3)心理-社会状况:观察患者是否存在因疾病所致焦虑等心理问题;了解患者和家属对疾病发生的相关因素、治疗和护理方法、预后、如何预防复发等知识的认知程度;患者家庭条件与经济状况及家属对患者的关心和支持度。

2.身体评估

(1)生命体征:监测血压、脉搏、呼吸、体温。大脑半球大面积脑梗死患者因脑水肿导致高颅压,可出现血压和体温升高、脉搏和呼吸减慢等生命体征异常。

(2)意识状态:有无意识障碍及其类型和严重程度。脑血栓形成患者多无意识障碍,如发病时或病后很快出现意识障碍,应考虑椎-基底动脉系统梗死或大脑半球大面积梗死。

(3)头颈部检查:双侧瞳孔大小、是否等大及对光反射是否正常;视野有无缺损;有无眼球震颤、运动受限及眼睑闭合障碍;有无面部表情异常、口角歪斜和鼻唇沟变浅;有无听力下降或耳鸣;有无饮水呛咳、吞咽困难或咀嚼无力;有无失语及其类型;颈动脉搏动强度、有无杂音。优势半球病变时常出现不同程度的失语,大脑后动脉血栓形成可致对侧同向偏盲,椎-基底动脉系统血栓形成可致眩晕、眼球震颤、复视、眼肌麻痹、发音不清、吞咽困难等。

(4)四肢脊柱检查:有无肢体运动和感觉障碍;有无步态不稳或不自主运动。四肢肌力、肌张力,有无肌萎缩或关节活动受限;皮肤有无水肿、多汗、脱屑或破损;括约肌功能有无障碍。大脑前动脉血栓形成可引起对侧下肢瘫痪,颈动脉系统血栓形成主要表现为病变对侧肢体瘫痪或感觉障碍。如为大脑中动脉血栓形成,瘫痪和感觉障碍限于面部和上肢;后循环血栓形成可表现为小脑功能障碍。

3.实验室及其他检查

(1)血液检查:血糖、血脂、血液流变学和凝血功能检查是否正常。

(2)影像学检查:头部 CT 和 MRI 有无异常及其出现时间和表现形式;DSA 和 MRA 是否显示有血管狭窄、闭塞、动脉瘤和动静脉畸形等。

(3)TCD:有无血管狭窄、闭塞、痉挛或侧支循环建立情况。

(七)常用护理诊断合作性问题

(1)躯体活动障碍:与运动中枢损害致肢体瘫痪有关。

(2)语言沟通障碍:与语言中枢损害有关。

(3)吞咽障碍与意识障碍:与延髓麻痹有关。

(八)护理目标

(1)患者能掌握肢体功能锻炼的方法并主动配合进行肢体功能的康复训练,躯体活动能力逐步增强。

(2)能采取有效的沟通方式表达自己的需求,能掌握语言功能训练的方法并主动配合康复活动,语言表达能力逐步增强。

(3)能掌握恰当的进食方法,并主动配合进行吞咽功能训练,营养需要得到满足,吞咽功能逐渐恢复。

(九)护理措施

1.加强基础护理

保持环境安静、舒适。加强巡视,及时满足日常生活需求。指导和协助患者洗漱、进食、如厕或使用便器、更衣及沐浴等,更衣时注意先穿患侧、先脱健侧。做好皮肤护理,帮助患者每2 h 翻身 1 次,瘫痪一侧受压时间间隔应更短,保持床单位整洁,防止压疮和泌尿系感染。做好口腔护理,防止肺部感染。

2.饮食护理

根据患者具体情况,给予低盐、低脂、糖尿病饮食。吞咽困难、饮水呛咳者,进食前应注意休息。稀薄液体容易导致误吸,故可给予软食、糊状的黏稠食物,放在舌根处喂食。为预防食管反流,进食后应保持坐立位半小时以上。有营养障碍者,必要时可给予鼻饲。

3.药物护理

使用溶栓、抗凝药物时应严格注意药物剂量,监测凝血功能,注意有无出血倾向等不良反应;口服阿司匹林患者应注意有无黑便情况;应用甘露醇时警惕肾脏损害;使用血管扩张药尤其是尼莫地平时,监测血压变化。同时,应积极治疗原发病,如冠心病、高血压、糖尿病等,尤其要重视对 TIA 的处理。

4.康复护理

康复应与治疗并进,目标是减轻脑卒中引起的功能缺损,提高患者的生活质量。在急性期,康复主要是抑制异常的原始反射活动,重建正常运动模式,其次才是加强肌肉力量的训练。①指导体位正确摆放:上肢应注意肩外展、肘伸直、腕背伸、手指伸展;下肢应注意用沙袋抵住大腿外侧以免髋外展、外旋,膝关节稍屈曲,足背屈与小腿成直角。可交替采用患侧卧位、健侧卧位、仰卧位。②保持关节处于功能位置,加强关节被动和主动活动,防止关节挛缩变形而影响正常功能。注意先活动大关节,后活动小关节,在无疼痛状况下,应进行关节最大活动范围的运动。③指导患者床上翻身、移动、桥式运动的技巧,训练患者的平衡和协调能力,以及进行自理活动和患肢锻炼的方法,并教会家属如何配合协助患者。④康复过程中要注意因人而异、循序渐进的原则,逐渐增加肢体活动量,并预防废用综合征和误用综合征。

5.安全护理

为患者提供安全的环境,床边要有护栏;走廊、厕所要装扶手;地面要保持平整干燥,防湿、防滑,去除门槛或其他障碍物。呼叫器应放于床头患者随手可及处;穿着防滑的软橡胶底鞋;护理人员行走时不要在其身旁擦过或在其面前穿过,同时避免突然呼唤患者,以免分散其注意力;步态不稳或步态不稳者,可选用三角手杖等合适的辅助工具,并保证有人陪伴,防止受伤。夜间起床时要注意 3.5 分钟,即"平躺半分钟、床上静坐半分钟、双腿下垂床沿静坐半分钟",再下床活动。

6.心理护理

脑血栓形成的患者,因偏瘫致生活不能自理、病情恢复较慢、后遗症较多等问题,常易产生自卑、消极、急躁等心理。护理人员应主动关心和了解患者的感受,鼓励患者做力所能及的事情,并组织病友之间进行交流,使之积极配合治疗和康复。

(十)护理评价

(1)患者掌握肢体功能锻炼的方法并在医护人员和家属协助下主动活动,肌力增强,生活自理能力提高,无压疮和坠积性肺炎等并发症。

(2)能通过非语言沟通表达自己的需求,主动进行语言康复训练,语言表达能力增强。

(3)掌握正确的进食或鼻饲方法,吞咽功能逐渐恢复,未发生营养不良、误吸、窒息等并发症。

(十一)健康指导

1.疾病预防指导

对有发病危险因素或病史者,指导进食高蛋白、高维生素、低盐、低脂、低热量清淡饮食,多食新鲜蔬菜、水果、谷类、鱼类和豆类,保持能量供需平衡,戒烟、限酒;应遵医嘱规则用药,控制血压、血糖、血脂和抗血小板聚集;告知改变不良生活方式,坚持每天进行 30 min 以上的慢跑、散步等运动,合理休息和娱乐;对有 TIA 发作史的患者,指导在改变体位时应缓慢,避免突然转动颈部,洗澡时间不宜过长,水温不宜过高,外出时有人陪伴,气候变化时注意保暖,防止感冒。

2.疾病知识指导

告知患者和家属疾病发生的基本病因和主要危险因素、早期症状和及时就诊的指征;指导患者遵医嘱正确服用降压、降糖和降脂药物,定期复查。

3.康复指导

告知患者和家属康复治疗的知识和功能锻炼的方法,帮助分析和消除不利于疾病康复的因素,落实康复计划,并与康复治疗师保持联系,以便根据康复情况及时调整康复训练方案。如吞咽障碍的康复方法包括:唇、舌、颜面肌和颈部屈肌的主动运动和肌力训练;先进食糊状或胶冻状食物,少量多餐,逐步过渡到普通食物;进食时取坐位,颈部稍前屈(易引起咽反射);软腭冰刺激;咽下食物练习呼气或咳嗽(预防误咽);构音器官的运动训练(有助于改善吞咽功能)。

4.鼓励生活自理

鼓励患者从事力所能及的家务劳动,日常生活不过度依赖他人;告知患者和家属功能恢复需经历的过程,使患者和家属克服急于求成的心理,做到坚持锻炼,循序渐进。嘱家属在物质和精神上对患者提供帮助和支持,使患者体会到来自多方面的温暖,树立战胜疾病的信心。同时,也要避免患者产生依赖心理,增强自我照顾能力。

(十二)预后

脑血栓形成的急性期病死率为 5%～15%,存活者中致残率约为 50%。影响预后的最主要因素是神经功能缺损程度,其他还包括年龄、病因等。

二、脑栓塞

脑栓塞是指血液中的各种栓子,随血液流入脑动脉而阻塞血管,引起相应供血区脑组织缺血坏死,导致局灶性神经功能缺损。

(一)病因和发病机制

脑栓塞按栓子来源分为 3 类。

(1)心源性栓子:心源性栓子为脑栓塞最常见病因,约占 95%。引起脑栓塞的心脏疾病有房颤、风湿性心脏病、心肌梗死、心肌病、感染性心内膜炎、先天性心脏病、心脏手术等,其中房颤是引起心源性脑栓塞最常见的原因。

(2)非心源性栓子:可见于主动脉弓和颅外动脉的粥样硬化斑块及附壁血栓的脱落,还可见脂肪滴、空气、寄生虫卵、肿瘤细胞等栓子或脓栓。

(3)来源不明。

(二)临床表现

任何年龄均可发病,风湿性心脏病、先天性心脏病等以中、青年为主,冠心病及大动脉病变以老年为主。一般无明显诱因,也很少有前驱症状。脑栓塞是起病速度最快的脑卒中类型,症状常在数秒或数分钟内达高峰,多为完全性卒中。起病后多数患者有意识障碍,但持续时间常较短。临床症状取决于栓塞部位、大小及侧支循环的建立情况,表现为局灶性神经功能缺损。发生在颈内动脉系统的脑栓塞约占 80%。脑栓塞发生出血性梗死的机会较脑血栓形成多见。

(三)辅助检查

(1)头颅 CT、MRI:可显示脑栓塞的部位和范围。

(2)常规进行超声心动图、心电图、胸部 X 线片等检查,以确定栓子来源。

(3)脑血管造影、MRA、CTA、血管彩超、经颅多普勒超声等检查,有助于发现颅内外动脉的狭窄程度和动脉斑块。

(4)脑脊液检查:压力正常或升高,蛋白质常升高。感染性栓塞时白细胞增加;出血性栓塞时可见红细胞。

(四)诊断要点

任何年龄均可发病,以青壮年较多见;病前有房颤、风湿性心脏病、动脉粥样硬化等病史;突发偏瘫、失语等局灶性神经功能缺损症状,数秒或数分钟内症状达高峰;头颅 CT、MRI 等有助于明确诊断。

(五)治疗要点

1.脑部病变的治疗

与脑血栓形成的治疗大致相同。尤其主张抗凝、抗血小板聚集治疗,防止形成新的血栓,预防复发。但出血性梗死、感染性栓塞时,应禁用溶栓、抗血小板、抗凝治疗。

2.原发病治疗

目的是根除栓子来源,防止复发。如心源性脑栓塞容易再发,急性期应卧床休息数周,避免活动,并积极治疗房颤等原发心脏疾病。感染性栓塞时应积极应用抗生素。脂肪栓塞时可用 5％碳酸氢钠等脂溶剂。

(六)健康指导

告知患者和家属本病的常见病因和控制原发病的重要性;指导患者遵医嘱长期抗凝治疗,预防复发;在抗凝治疗中定期门诊复诊,监测凝血功能,及时在医护员指导下调整药物剂量。其他详见本节"脑血栓形成"。

(七)预后

脑栓塞急性期病死率为 5％～15％,多死于严重脑水肿引起的脑疝、肺部感染和心力衰竭。栓子来源不能消除者容易复发,复发者病死率更高。

第三节　帕金森病

帕金森病又称震颤麻痹,以黑质多巴胺能神经元变性为病理基础,临床表现主要是静止性震颤、肌强直、运动迟缓和姿势步态异常等。65 岁以上老年人患病率约为 2％。

一、病因

(1)年龄老化是促发因素。

(2)环境因素:MPTP 以及环境中与 MPTP 分子结构类似的工业或农业毒素可能是重要的病因之一。

(3)遗传因素:已经发现多个与帕金森病发病有关的基因。

二、发病机制

多巴胺和乙酰胆碱是纹状体内功能相互拮抗的两种递质,共同调节基底节环路的功能。帕金森病由于黑质多巴胺能神经元变性,导致纹状体内多巴胺含量显著降低,乙酰胆碱系统功能相对亢进,导致运动障碍的临床表现。导致黑质多巴胺能神经元变性死亡的确切发病机制尚不清楚,可能与氧化应激、线粒体功能缺陷、蛋白质错误折叠和聚集、胶质细胞增生和炎症反应等有关。

三、病理

光镜下可见黑质神经元脱失,残留细胞中有路易小体形成,周围有胶质细胞增生。

四、临床表现

帕金森病多见于 50 岁以后发病,起病缓慢,逐渐进展。常自一侧上肢开始,逐渐扩展到同侧下肢、对侧上肢及下肢。患者早期以肢体震颤、强直和运动迟缓为主,中晚期可出现姿势和步态异常。帕金森病的临床表现包括运动障碍(静止性震颤、肌强直、运动迟缓以及姿势步态异常)和非运动症状(自主神经损伤和认知障碍等)。静止性震颤、肌强直、运动迟缓以及姿势步态异常被认为是帕金森病的"核心体征"。

1.震颤

以静止性震颤为主,部分伴有姿势性和动作性震颤。震颤频率为 4～6 Hz。多自肢体远端开始。手部可表现为规律性的手指屈曲和拇指的"搓丸样"对掌动作。震颤在肢体静止放松时明显,随意运动时可减轻。部分患者震颤可累及下颌、口、唇、舌及头部等。

2.肌强直

伸肌和屈肌张力均增高,呈"铅管样肌强直";合并震颤时表现为"齿轮样肌强直",即伸屈肢体时感到持续阻力伴有断续的停顿感。严重肌强直可导致腰痛、关节痛、肢体疼痛等,容易误诊为骨关节病。

3.运动迟缓和运动减少

这是容易忽略的表现。是否有随意运动的减少和迟缓对于帕金森病的诊断是关键点。患者日常生活中经常做的一些动作出现缓慢。行走中的肢体动作减少,精细动作困难。写字出现越写越小的"写字过小"征。面部表情减少、瞬目动作少、双眼凝视,呈"面具脸"。出现言语缓慢、声调低沉,吞咽缓慢、困难等。

4.自主神经功能障碍

常有便秘、尿频、排尿不畅,以后可出现尿失禁及性功能障碍。中晚期患者可出现直立性低血压表现,汗液分泌异常,头面部皮脂分泌增多。

5.精神障碍和认知功能障碍

多数患者合并抑郁。中晚期患者出现认知障碍,部分患者合并痴呆,以皮质下痴呆为主。

五、辅助检查

采用 SPECT 和 PET 等功能影像方法有助于帕金森病的诊断、鉴别诊断等,示踪剂包括多巴胺受体示踪剂和多巴胺转运体示踪剂等。头颅 MRI 检查则有助于本病与帕金森综合征鉴别诊断。

六、诊断与鉴别诊断

(一)诊断

帕金森病的诊断需根据病史、是否具有核心症状和体征等综合分析判断,需要排除其他帕金森综合征等,临床诊断的准确性为 70%～80%,必要时结合功能影像方法可以提高准确度。诊断的要点包括:中老年以后隐袭起病、缓慢进展,具有静止性震颤、肌强直、运动迟缓和姿势反射异常等表现(一般需具有上述四项中的两项或两项以上),病史中无脑炎、中毒、脑血管病、脑外伤、服用抗精神病药物史等。

(二)鉴别诊断

1.继发性帕金森综合征

有明确的病因,如药物、中毒、感染、外伤和脑卒中等。

(1)药物性:与帕金森病在临床上表现很难区别,重要的是有无吩噻嗪类、丁酰苯类、利血平、锂剂、α-甲基多巴、甲氧氯普胺、氟桂利嗪等用药史。

(2)中毒性:以一氧化碳和锰中毒较为多见,其他有 MPTP、甲醇、汞、氰化物等。

(3)脑炎后:甲型脑炎、乙型脑炎在病愈期也可能呈现帕金森综合征。

(4)外伤性:在频繁遭受脑震荡的患者中较多见。

(5)血管性。

2.帕金森叠加综合征

(1)多系统萎缩(MSA):又称多系统变性,病变累及基底核、脑桥、橄榄、小脑和自主神经系统,临床上除具有帕金森病的锥体外系症状外,尚有小脑系统、锥体系统及自主神经系统损害的多种临床表现。而且绝大多数患者对左旋多巴反应不敏感。

(2)进行性核上性麻痹(PSP):表现为步态姿势不稳、平衡障碍、易跌倒、构音障碍、核上性眼肌麻痹、运动迟缓和肌强直。

(3)皮质基底节变性(CBGD):除表现为肌强直、运动迟缓、姿势不稳、肌阵挛外,尚可表现为皮质复合感觉消失、一侧肢体失用、失语和痴呆等皮质损害症状。

七、治疗

目前,在帕金森病的各种治疗方法中仍以药物治疗最为有效。①掌握好用药时机,若疾病影响患者的日常生活和工作能力时可进行药物治疗。②坚持"细水长流,不求全效"的用药原则。

(一)药物治疗

通过维持纹状体内乙酰胆碱和多巴胺两种神经递质的平衡,使临床症状得以改善。

(1)抗胆碱药:适于震颤突出且年龄较轻的患者。常用药物为苯海索,青光眼和前列腺肥大者禁用。长期使用抗胆碱药物可影响记忆功能,对老年患者尤应引起注意。

(2)金刚烷胺:适用于轻症患者。

(3)多巴胺替代疗法:可补充黑质纹状体内多巴胺的不足,是帕金森病最重要的治疗方法。由于多巴胺不能透过血脑屏障,采用替代疗法补充其前体左旋多巴,当左旋多巴进入脑内被多巴胺能神经元摄取后脱羧转化为多巴胺而发挥作用。复方左旋多巴系由左旋多巴和外周多巴胺脱羧酶抑制剂组成。长期(5~12年)服用左旋多巴出现的主要并发症有症状波动、运动障碍(异动症)。①症状波动:疗效减退或剂末恶化,即每次用药有效时间缩短,症状随血药浓度发生规律性波动。开关现象,即症状在突然缓解(开期)与加重(关期)间波动。②异动症:又称运动障碍,表现为舞蹈症或手足徐动样不自主运动、肌强直或肌阵挛,可累及头面部、四肢和躯干,有时表现为单调刻板的不自主动作或肌张力障碍。

(4)多巴胺受体阻滞剂:多巴胺受体阻滞剂通过直接刺激突触后膜多巴胺受体而发挥作

用。常用药物有溴隐亭、培高利特、吡贝地尔和普拉克索等。

（5）单胺氧化酶B抑制剂：可阻止多巴胺降解，增加脑内多巴胺含量，常用药为司来吉米。

（6）儿茶酚-氧位-甲基转移酶抑制剂：通过抑制左旋多巴在外周代谢，维持左旋多巴血浆浓度的稳定。该类药物单独使用无效，需与多巴丝肼或息宁等合用方可增强疗效，减少症状波动反应。常用的有托卡朋、恩托卡朋。

（二）其他治疗

（1）外科治疗：目前开展的手术有苍白球毁损术、丘脑毁损术、脑深部电刺激术（DBS）等。

（2）细胞移植治疗及基因治疗。

（3）康复治疗。

八、护理

1.躯体移动障碍的护理

（1）家属及医务人员应鼓励早期患者多做主动运动，自己尽量独立完成日常生活的活动，尽量继续工作，培养业余爱好。对晚期卧床不起的患者应勤翻身，维持躯体和四肢的功能位置，在床上做被动运动。

（2）教患者注意身体姿势，保持头颈直立，以防畸形。教患者步行时抬高脚趾，不要拖曳，以脚跟先着地，鼓励患者手臂自然摆动，以较宽的步伐行走，这样能较好地维持躯体平衡。伴有直立性低血压的患者改变体位时，特别是从坐或卧位到站立时应动作缓慢。患者行走时可备拐杖，以防止跌倒。

（3）注意周围环境的安全性，如采用防滑地板，家具摆放整齐，过道上无杂物、无门槛，楼梯两旁加设栏杆，厕所、浴室增设扶手等。

2.语言沟通障碍的护理

在与语言治疗师的合作下，进行面部、舌、软腭等与说话有关的肌肉运动练习和放松肌肉练习。说话时注意保持速度缓慢、语句清晰，句与句之间稍做停顿，可做深呼吸。因患者语音变低，与患者交谈时应避免噪声，同时加强非言语交流，以提高交流的有效性。

3.自我形象紊乱的护理

帕金森病患者表现为无法控制的震颤和慌张步态，特别是在该病的晚期，患者不能独立行走、说话困难、面具脸、流涎等，而患者的认知功能往往正常，很显然地会让患者受窘迫。因此该病患者常表现为自信心消失，害怕交际，精神萎靡。

（1）家属及医务人员应尊重患者，维护患者的自尊，不能强迫患者进入令其尴尬的社交场面。

（2）鼓励患者积极参加灵活性不强的活动，如温和的健身操。强调患者的能力与长处，与患者、家属共同建立切实可行的目标，并协助患者达到预期目标，从而增强患者的自信心。

（3）应注意患者的整洁修饰，帮助其树立一个良好的自我形象。

4.饮食护理

（1）护士应仔细评估患者的咀嚼吞咽功能及摄食能力。

（2）准确评估患者的实际进食量。帕金森病患者进食时往往有一部分食物外漏，因此应准确评估患者的实际进食量。

(3)给予高蛋白、高热量、高维生素的饮食。因流质饮食较固体食物更能引起呛咳,一般吞咽功能稍受损的患者宜给予软食或糊状半流质饮食,嘱其取坐位,头稍向前倾。病情非常严重的患者,吞咽极为困难,在进食或饮水呛咳后可致吸入性肺炎,因此这样的患者应给予鼻饲流质,注意水电解质平衡,每周测量体重一次,必要时记录出入水量。

5.出院指导

(1)因患者的动作渐渐趋于笨拙,所以应注意家庭环境的安全,避免使患者发生跌倒的情形。如家具应摆放整齐;过道上无门槛、无杂物堆放;浴室与厕所增设扶手、防滑垫;升高马桶的坐垫等。

(2)从药物治疗、运动锻炼的方法、生活自理的技巧三个方面,对帕金森病患者和家属进行健康教育。把药名、药物剂量、服用时间、所有药物的不良反应及如何处理药物不良反应的知识告诉患者和家属。督促鼓励患者参与各项康复运动,以期患者能独立完成日常生活活动,同时加强语言交流、吞咽功能的训练。

第四节　蛛网膜下隙出血

蛛网膜下隙出血系指脑底部或脑表面的血管破裂,血液直接流入蛛网膜下隙,又称自发性蛛网膜下隙出血,以先天性脑动脉瘤为多见。由脑实质内或脑外伤出血破入脑室系统或蛛网膜下隙者,称继发性蛛网膜下隙出血。故本病为多种病因引起的临床综合征。

一、病因病理及发病机制

1.病因病理

蛛网膜下隙出血最常见的病因为先天性动脉瘤,其次为动静脉畸形和脑动脉硬化性动脉瘤,再次为各种感染所引起的脑动脉炎、脑肿瘤、血液病、胶原系统疾病、抗凝治疗并发症等。部分病例病因未明。颅内动脉瘤多为单发,多发者仅占15‰。好发于脑基底动脉环交叉处。脑血管畸形多见于天幕上脑凸面或中深部,脑动脉硬化性动脉瘤则多见于脑底部。动脉瘤破裂处脑实质破坏并继发脑血肿、脑水肿。镜下可见动脉变性、纤维增生和坏死。

2.发病机制

由于先天性及病理性血管的管壁薄弱,内弹力层和肌层纤维的中断,有的血管发育不全及变性,尤其在血管分叉处往往承受压力大,在血流冲击下血管易自行破裂,或当血压增高时被冲裂而出血。此外由于血液的直接刺激,或血细胞破坏释放大量促血管痉挛物质(去甲肾上腺素等),使脑动脉痉挛,如果出血量大将会引起严重颅内压增高,甚至脑疝。

二、临床表现

在活动状态下急性起病,任何年龄组均可发病,以青壮年居多,其临床特点如下所述。

1.头痛

患者突感头部剧痛难忍如爆炸样疼痛,先由某一局部开始,继而转向全头剧痛,这往往指向血管破裂部位。

2.呕吐

呕吐常并发于头痛后,患者反复呕吐,多呈喷射性。

3.意识障碍

患者可出现烦躁不安,骚动不宁、谵妄及胡言乱语,意识模糊,甚至昏迷或抽搐,大小便失禁。

4.脑膜刺激征

脑膜刺激征为常见且具有诊断意义的体征。在起病早期或深昏迷状态下可能缺如,应注意密切观察病情变化。

5.其他

定位体征往往不明显,绝大部分病例无偏瘫,但有的可出现附加症状,低热、腰背痛、腹痛、下肢痛等。如为脑血管畸形引起常因病变部位不同,而表现为不同的局灶性体征。如为脑动脉瘤破裂引起,多位于脑底 Willis 环,其临床表现为:①后交通动脉常伴有第Ⅲ脑神经麻痹。②前交通动脉可伴有额叶功能障碍。③大脑中动脉可伴有偏瘫或失语。④颈内动脉可伴有一过性失明,轻偏瘫或无任何症状。

三、辅助检查

1.腰椎穿刺

出血后 2 h,脑脊液压力增高,外观呈均匀,血性且不凝固,此检查具诊断价值。3～4 d 内出现胆红素,使脑脊液黄变,一般持续 3～4 周。

2.心电图

心电图可有心肌缺血缺氧性损伤,房室传导阻滞,房颤等改变。

3.脑血管造影或数字减影

脑血管造影或数字减影以显示有无脑动脉瘤或血管畸形,并进一步了解动脉瘤的部位,大小或血管畸形的供血情况,以利手术治疗。

4.CT 扫描

CT 平扫时可见出血部位、血肿大小及积血范围(脑基底池、外侧裂池、脑穹隆面、脑室等)。增强扫描可发现动脉瘤或血管畸形。

5.经颅多普勒超声波检查

此检查对脑血流状况可做出诊断,并对手术适应证能提供客观指标。

四、诊断与鉴别诊断

1.诊断

(1)病史:各年龄组均可发病,以青壮年居多,青少年以先天性动脉瘤为多,中老年以动脉硬化性动脉瘤出血为多。既往可有头痛史及有关原发病病史。

(2)诱因:可有用力排便、咳嗽、情绪激动、过劳、兴奋紧张等诱因。

(3)临床征象:急性起病,以剧烈头痛、呕吐,脑膜刺激征阳性,绝大部分患者无偏瘫,腰椎穿刺为血性脑脊液即可确诊。但脑动脉瘤和脑血管畸形主要靠脑血管造影或数字减影来判断病变部位、性质及范围大小。

2.鉴别诊断

本病应与脑出血、出血性脑炎及结核性脑膜炎相鉴别,后者具有明显的脑实质受损的定位体征,以及全身症状突出并有特征性脑脊液性状。CT 扫描脑出血显示高密度影,血肿位于脑实质内。

五、治疗

总的治疗原则为控制脑水肿,预防再出血及脑血管痉挛、脑室积水的产生,同时积极进行病因治疗。急性期首先以内科治疗为主。

(1)保持安静,头部冷敷,绝对卧床 4~6 周,烦躁时可选用镇静剂。保持大便通畅,避免用力排便、咳嗽、情绪激动等引起颅内压增高的因素。

(2)减轻脑水肿,降低颅内压,仍是治疗急性出血性脑血管病的关键。发病 2~4 h 内脑水肿可达高峰,严重者导致脑疝而死亡。

(3)止血剂对蛛网膜下隙出血有一定帮助。①6-氨基己酸(EACA)。18~24g 加入 5%~10%葡萄糖液 500~1000 mL 内静脉滴注,1~2 次/d,连续使用 7~14 d 或口服 6~8 g/d,3 周为 1 疗程。但肾功能障碍应慎用。②抗血纤溶芳酸(PAMBA)。可控制纤维蛋白酶的形成。每次 500~1000 mg 溶于5%~10%葡萄糖液 500 mL 内静脉滴注,1~2 次/d,维持2~3周,停药采取渐减。③其他止血剂。酌情适当相应选用如氨甲环酸(AMCHA)、仙鹤草素溶液、卡巴克络(安络血)、酚磺乙胺(止血敏)及云南白药等。

(4)防治继发性脑血管痉挛:在出血后 96 h 左右开始应用钙通道阻滞剂尼莫地平,首次剂量0.35 mg/kg,以后按 0.3 mg/kg,每 4 h 1 次,口服,维持 21 d,疗效颇佳。还可试用前列环素、纳洛酮、血栓素等。

(5)预防再出血:一般首次出血后 2 周内为再出血高峰,第 3 周后渐少。临床上在 4 周内视为再出血的危险期,故需绝对安静卧床,避免激动,用力咳嗽或打喷嚏,并低盐少渣饮食,保持大便通畅。

(6)手术治疗:一旦明确动脉瘤应争取早期手术根除治疗,可选用瘤壁加固术,瘤颈夹闭术,用微导管血管内瘤体填塞等手术,以防瘤体再次破裂出血。动静脉畸形部位浅表,而不影响神经功能障碍,亦可用电凝治疗或手术切除。如出现脑积水可采用侧脑室分流术。

六、护理

(一)主要护理诊断及医护合作性问题

1.疼痛

疼痛与颅内压增高、血液刺激脑膜或继发性脑血管痉挛有关。

2.恐惧

恐惧与剧烈疼痛、担心再次出血有关。

3.潜在并发症

再出血、脑疝。

(二)护理目标

(1)患者的头痛减轻或消失。

(2)患者未发生严重并发症。

(3)患者的基本生活需要得到满足。

(三)护理措施

护理措施与脑出血护理相似,主要是防止再出血。

(1)一般护理:应绝对卧床休息4~6周,抬高床头15°~30°,避免搬动和过早离床活动,保持环境安静,严格限制探视,避免各种刺激。

(2)饮食护理:多食蔬菜、水果,保持大便通畅,避免过度用力排便;避免辛辣刺激性强的食物,戒烟酒。

(3)保持乐观情绪,避免精神刺激和情绪激动。防止咳嗽和打喷嚏,对剧烈头痛和躁动不安者,可应用止痛剂、镇静剂。

(4)密切观察病情,初次发病第2周最易发生再出血。如患者再次出现剧烈头痛、呕吐、昏迷、脑膜刺激征等情况,及时报告医师并处理。

(四)护理评价

患者头痛逐渐得到缓解。患者情绪稳定,未发生严重并发症。

参考文献

[1] 程忠义.急救护理技术[M].北京:科学出版社,2018.

[2] 黄叶莉,宋雁宾,王建荣.基础护理技能实训[M].北京:科学出版社,2018.

[3] 陈雪萍.社区急诊护理[M].杭州:浙江大学出版社,2017.

[4] 王红红.护理学导论[M].长沙:中南大学出版社,2014.

[5] 陈雪萍,李冬梅.社区护理学[M].杭州:浙江大学出版社,2014.

[6] 曹心芳.护理学导论综合训练教程[M].郑州:郑州大学出版社,2014.

[7] 高祝英,杨雪梅.临床常见疾病护理查房手册[M].兰州:甘肃科学技术出版社,2017.

[8] 李馨,谭淑娟.基础护理技能实训教程[M].北京:科学出版社,2018.

[9] 缪景霞.肿瘤内科护理健康教育[M].北京:科学出版社,2018.

[10] 王瑞静,马春霞,秦莹.血液系统疾病护理[M].郑州:河南科学技术出版社,2017.

[11] 徐燕,周兰姝.现代护理学[M].北京:人民军医出版社,2015.

[12] 史云菊,王琰.护理学导论[M].郑州:郑州大学出版社,2015.

[13] 李丹.内科护理学[M].上海:上海科学技术出版社,2016.

[14] 徐桂华,胡慧.中医护理学基础[M].北京:中国中医药出版社,2016.

[15] 孙曙青.内科护理学实训指导[M].杭州:浙江大学出版社,2016.

[16] 熊蕊,王艳,梁超兰.身体护理技术[M].武汉:华中科技大学出版社,2017.

[17] 龙亚香,江月英,刘玉华.基础护理技术[M].武汉:华中科技大学出版社,2017.

[18] 刘允建.内科护理学[M].济南:山东科学技术出版社,2015.

[19] 周玉琴.急救护理学[M].北京:人民军医出版社,2015.

[20] 王静.护理学基础[M].北京:人民军医出版社,2015.

[21] 郭丽.基础护理学[M].济南:山东科学技术出版社,2015.

[22] 刘振华,李保存,赵生秀.内科护理学[M].北京:人民军医出版社,2015.

[23] 黄艺仪,李欣,张美芬,等.临床急诊急救护理学[M].北京:人民军医出版社,2015.

[24] 覃雪,梁娟.内科护理学[M].北京:中央广播电视大学出版社,2016.